妇幼护理华西模式丛书

总主编　刘瀚旻　牛晓宇　罗碧如
总秘书　郭秀静

U0722965

# 妇产科手术配合实践

主　编　袁　琦　陈　理
副主编　周俊英　廖　芯　龚俊铭
编　者（按姓氏笔画排序）

| | | | | |
|---|---|---|---|---|
| 马　利 | 王　琴 | 王　静 | 王国玉 | 文　思 |
| 邓　骏 | 付　娜 | 冯　茜 | 向　瑜 | 向冬梅 |
| 刘　颖 | 严东梅 | 严隆英 | 李　林 | 李　影 |
| 李云飞 | 李济宏 | 李帽俊 | 杨旭好 | 吴　鑫 |
| 吴若梅 | 吴潇湘 | 余小兰 | 沈　姣 | 张少菊 |
| 张佩嘉 | 陈　理 | 陈　梅 | 陈　婧 | 陈　燕 |
| 罗　丹 | 罗　敏 | 罗　群 | 周俊英 | 郑　丹 |
| 孟祥振 | 胡　蝶 | 胡世泉 | 段梦琪 | 姚永华 |
| 贺晓燕 | 秦　敏 | 袁　梅 | 袁　琦 | 徐小凤 |
| 唐　英 | 黄　聪 | 黄晓丹 | 黄晓庆 | 戚　齐 |
| 龚俊铭 | 梁晓杜 | 曾　艳 | 谢　利 | 谢　敏 |
| 廖　芯 | 廖　莎 | | | |

人民卫生出版社
·北京·

**图书在版编目（CIP）数据**

妇产科手术配合实践 / 袁琦，陈理主编 . -- 北京 ：人民卫生出版社，2024. 11. --（妇幼护理华西模式丛书）. -- ISBN 978-7-117-37206-0

Ⅰ. R473.71

中国国家版本馆 CIP 数据核字第 202459CV25 号

| 人卫智网 | www.ipmph.com | 医学教育、学术、考试、健康，购书智慧智能综合服务平台 |
| 人卫官网 | www.pmph.com | 人卫官方资讯发布平台 |

## 妇产科手术配合实践
### Fuchanke Shoushu Peihe Shijian

主　　编：袁　琦　陈　理
出版发行：人民卫生出版社（中继线 010-59780011）
地　　址：北京市朝阳区潘家园南里 19 号
邮　　编：100021
E - mail：pmph @ pmph.com
购书热线：010-59787592　010-59787584　010-65264830
印　　刷：鸿博睿特（天津）印刷科技有限公司
经　　销：新华书店
开　　本：710×1000　1/16　印张：13
字　　数：247 千字
版　　次：2024 年 11 月第 1 版
印　　次：2024 年 11 月第 1 次印刷
标准书号：ISBN 978-7-117-37206-0
定　　价：92.00 元

打击盗版举报电话：010-59787491　E-mail：WQ @ pmph.com
质量问题联系电话：010-59787234　E-mail：zhiliang @ pmph.com
数字融合服务电话：4001118166　E-mail：zengzhi @ pmph.com

# 序

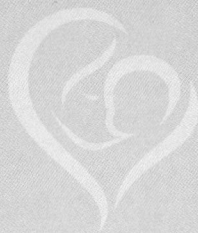

　　随着社会的进步和人类对自身健康需求的关注，"护理"这一常见概念的内涵和外延也有了显著变化。除了通行的定义"护理是诊断和处理人类对现存的和潜在的健康问题的反应"，我认为"护理"一词中的"护"是看护、照料，是健康维持和健康修复的专业举措；"理"是道理，意味着护理探究的是照护的机制和道理。护理学科体系的建设和发展，是一项长期任务，也是所有护理工作者的共同目标。

　　拥有百年文化积淀的华西妇幼护理，一直致力于妇幼群体专科护理高质量发展。一代代的华西妇幼护理人秉承"患者至上、员工至尊、医德至善、技术至精"的核心价值观和"用心、诚信、平等、创新"的护理理念，以优秀的管理、优质的服务、精湛的技术、良好的医德为构建和谐医院、保障患者安全作出了重要贡献，同时积累了丰富的临床护理和管理经验。他们和全院同仁们一起，为我院的高质量发展作出了突出贡献。为了更好地总结这些年我院妇幼护理的经验，在更好地求教于国内外同行的同时，也深刻践行华西经验文化传播的使命，医院从顶层设计的角度组织全院护理专家编撰了本套丛书。丛书由我院妇幼护理领域的资深专家主编，从专业的维度紧紧围绕护理管理和临床护理的重点和难点问题进行深入剖析，力求体系化地为各级各类妇幼机构的护理管理人员和临床护理人员提供指导和参考。他们在繁忙的工作之余，严谨、高效、高质量地完成了丛书的编写。在此，感谢各编写团队的辛勤付出！

　　书稿即将付梓。我们深知因涉及专业范围广泛、时间及水平有限，书中难免存在不足之处，恳请广大读者指正。我们也将继续探索，为妇幼护理的专业化、体系化、规范化作出努力！

　　合抱之木生于毫末，九层之台起于累土。让我们全体妇幼护理人共勉！

刘瀚旻

2024 年 4 月于华西坝上

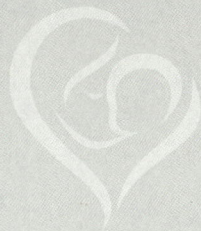

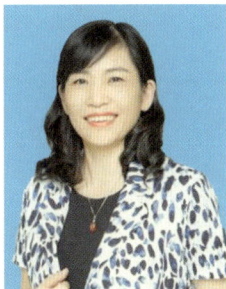

袁琦，副主任护师。现任四川大学华西第二医院手术室护士长。兼任四川省护理学会手术室专业委员会副主任委员、成都市妇幼健康学会手术室护理专业委员会主任委员、四川省妇幼保健机构医院感染防控质量管理中心专家、中国医学装备协会护理装备与材料分会手术装备与材料专业委员会委员、中华护理学会手术室专业委员会专家库成员、中国医药教育协会生殖内分泌外科培训中心常务委员、成都医学会医疗鉴定专家。

主要研究方向为手术室护理管理。从事妇产科手术室护理工作 30 余年，承担手术室护理管理工作 20 余年，对手术配合、护理教学和护理管理有较丰富的临床经验，尤其对妇科腔镜手术配合及器械管理有较深入研究，已成功举办国家级继续教育项目《妇科腔镜手术配合与腔镜器械管理学习班》多期，在核心和统计源期刊发表论文 30 余篇，主编和参编教材 4 本，主持和参与课题 6 项，获得新型实用专利 10 余项。

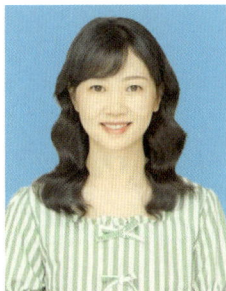

陈理，副主任护师。现任四川大学华西第二医院手术室教学总负责人。兼任中国医药教育协会生殖内分泌专业委员会外科培训中心委员。

主要研究方向为手术室护理管理。具备丰富的妇产科手术护理专业知识及技能，对妇科微创手术护理及手术室护理教学培训工作有较深入的研究。发表论文数篇，其中 SCI 收录 2 篇，主持和参与科研课题 7 项，获得专利 11 项，主编专著 2 部。

# 前　言

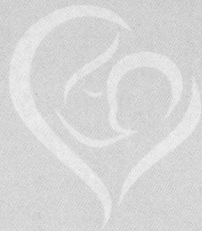

　　随着现代医学及微创技术的迅猛发展,高科技手术仪器的日新月异,妇产科手术治疗的理念、策略和手术技术也在不断进步,特别是微创技术在妇科恶性肿瘤的应用以及盆底功能障碍性疾病新术式的开展,要求手术室护士紧跟手术医生的步伐,及时丰富和更新理论知识,熟练掌握妇产科各种手术的配合技能。为满足手术室护理同仁的需求,多位妇产科手术室护理专家凝聚心血,撰写了《妇产科手术配合实践》一书。

　　《妇产科手术配合实践》全书内容涵盖了妇科手术设备和器械、妇科手术体位管理、宫腔镜手术配合、腹腔镜手术配合、经腹手术配合、外阴及阴道手术配合、产科手术配合、妇科门诊手术配合、机器人控制系统辅助下妇科腹腔镜手术的配合以及妇科高强度聚焦超声消融治疗的配合。该书内容丰富、专业规范,主要以流程图形式清晰,简约地呈现了妇产科手术配合的要点与步骤,文字表达规范简明、通俗易懂,并配以高清直观的彩色实拍照片及原创图片,具有极强的临床指导作用,可供手术室护理同仁借鉴与参考。

　　本书在编写及图片采集过程中得到了四川大学华西第二医院妇产科教授们的大力支持和帮助,再次表示衷心的感谢! 限于编者学识和水平有限,书中难免有不足之处,恳请广大读者提出批评指正!

袁琦　陈理

2024 年 4 月

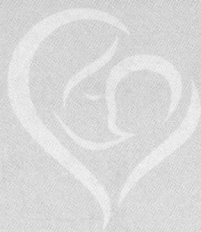

# 目　录

# 第一章 妇科手术设备和器械

## 第一节 妇科手术设备

### (一)腹腔镜设备

妇科腹腔镜手术常用设备包括摄像主机(图 1-1)、摄像头(图 1-2)、监视器(图 1-3)、$CO_2$ 气腹机(图 1-4)、冷光源机(图 1-5)、导光束(图 1-6)。

### (二)宫腔镜设备

妇科宫腔镜手术常用设备包括摄像系统、冷光源机、导光束、膨宫泵(图 1-7)、进水管(图 1-8)。

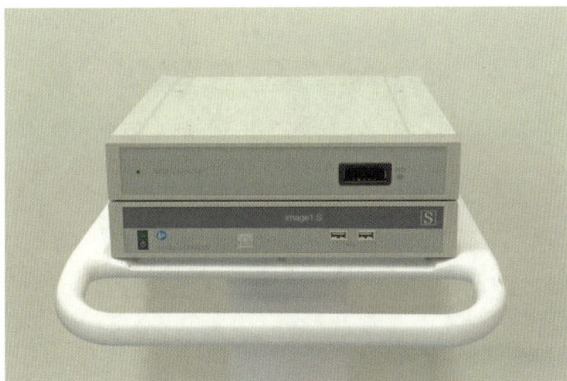

图1-1 摄像主机

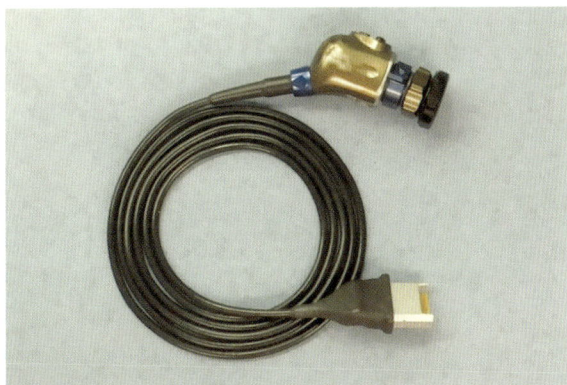

图1-2 摄像头

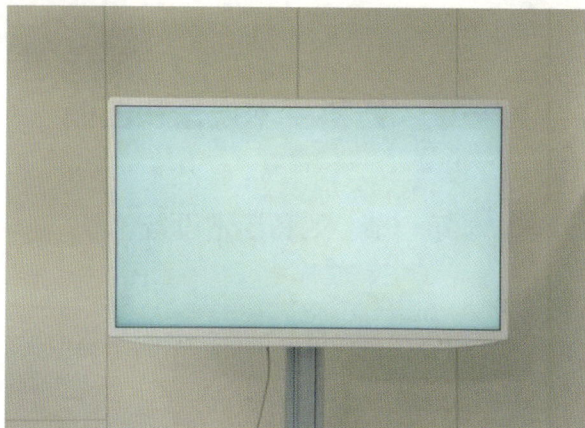

图1-3   监视器

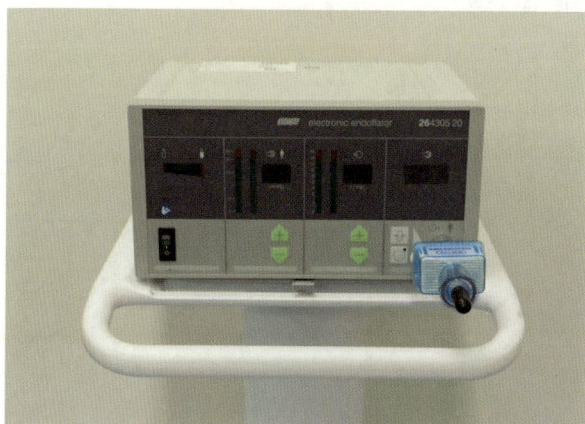

图1-4   $CO_2$ 气腹机

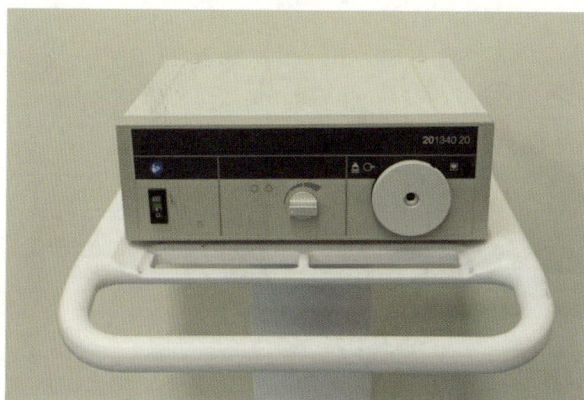

图1-5   冷光源机

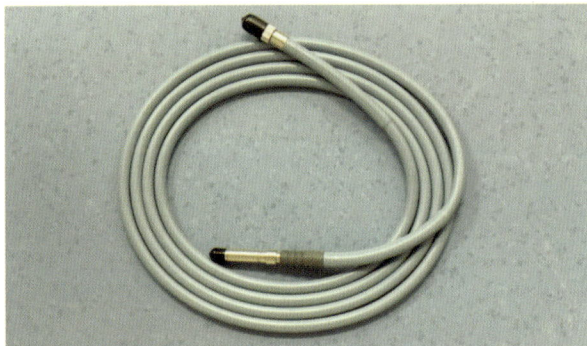

图1-6 导光束

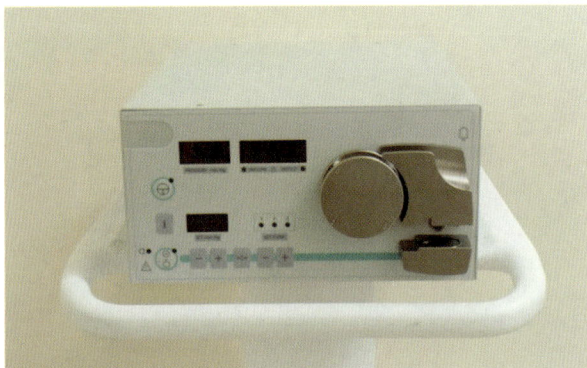

图1-7 膨宫泵

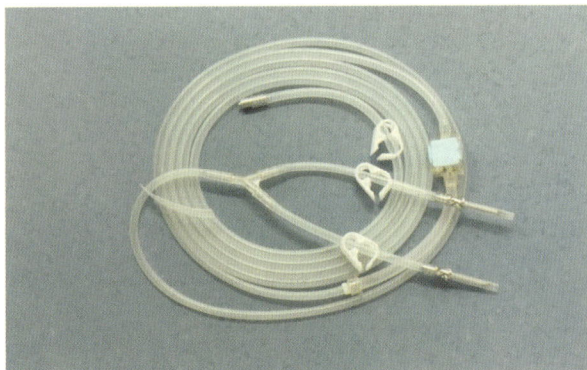

图1-8 进水管

## （三）能量设备

妇科手术常用能量设备包括 PK 刀机器（图 1-9）、超声刀机器（图 1-10）、电外科工作站（图 1-11）。

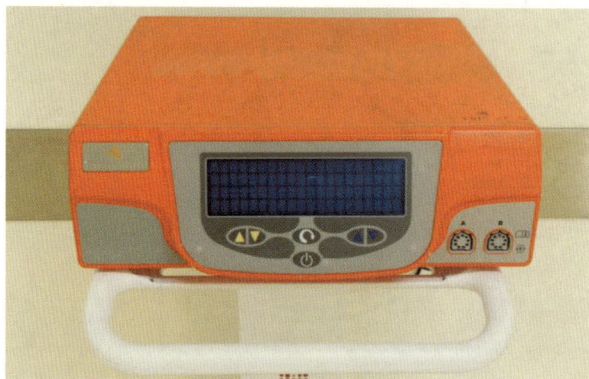

图1-9　PK刀机器

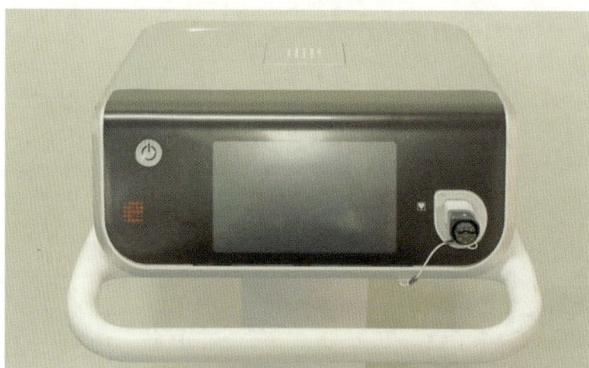

图1-10　超声刀机器

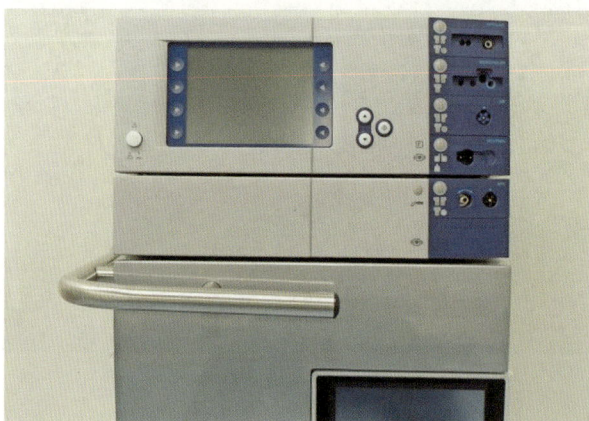

图1-11　电外科工作站

（袁　琦　梁晓杜）

## 第二节　妇科手术器械

### （一）腹腔镜手术器械

1. **通用腹腔镜器械**　30°镜子、气腹针、10mm 穿刺器、5mm 穿刺器、冲洗器、转换器、弯钳（分离钳）、粗齿钳、单极电钩、单极电针、双极钳、精细手术剪、持针器、无损伤钳、举宫器（图 1-12）。

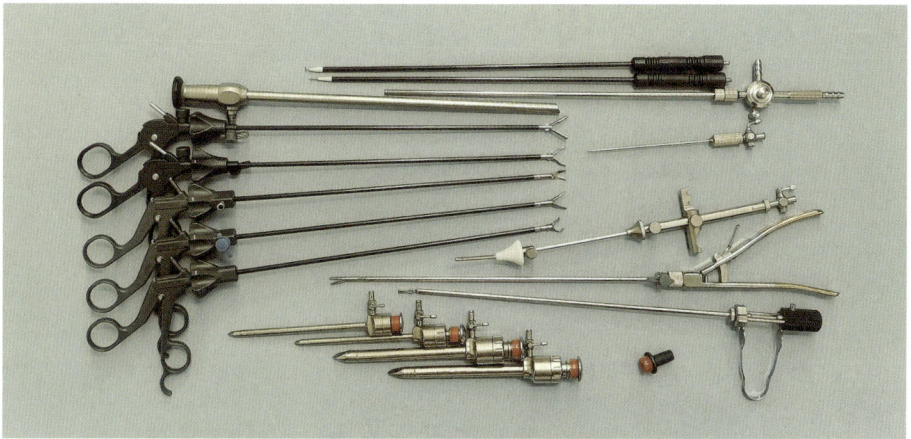

图 1-12　通用腹腔镜器械

2. **特殊腹腔镜器械**　15mm 穿刺器、马达（图 1-13）、旋切器（图 1-14）、10mm 抓钳、5mm 抓钳、打结棒、杯状举宫器（图 1-15）、直角钳、胆石钳、活检钳。

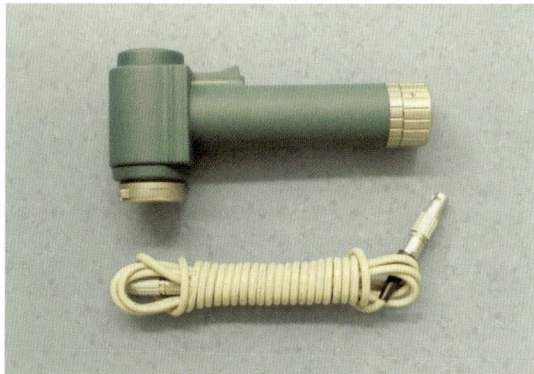

图 1-13　马达

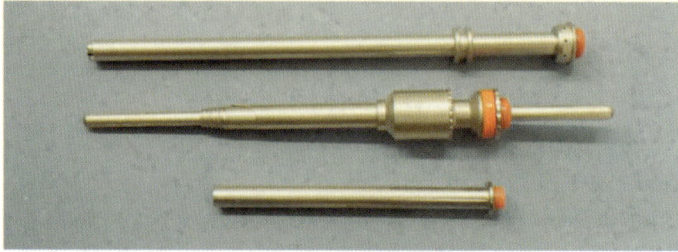

图 1-14　旋切器

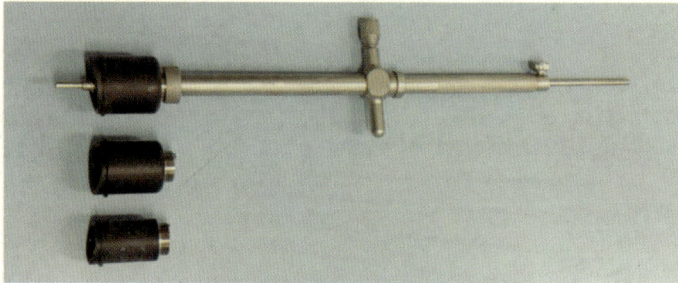

图 1-15　杯状举宫器

3. **能量器械**　超声刀（图 1-16）、PK 弯钳（图 1-17）、PK 电针、腔镜百克钳（图 1-18）、百克剪。

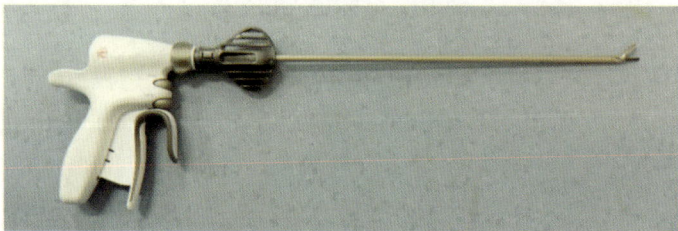

图 1-16　超声刀

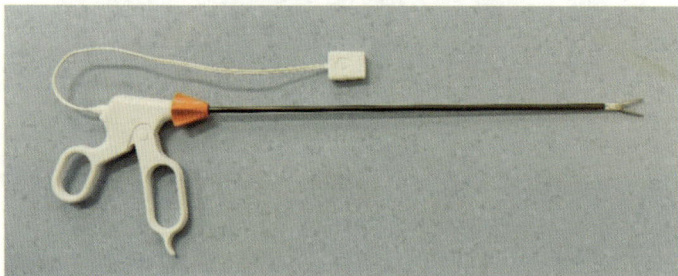

图 1-17　PK 弯钳

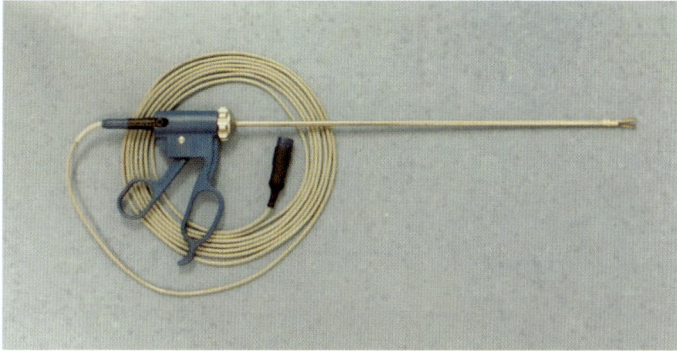

图 1-18　腔镜百克钳

**（二）宫腔镜手术器械**

1. **治疗性宫腔镜器械（图 1-19）**　12°镜子、内管鞘、外管鞘、被动式工作把手、闭孔器、环形电极。

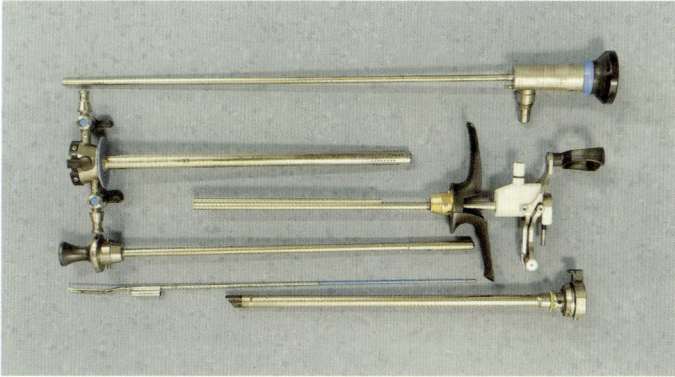

图 1-19　治疗性宫腔镜器械

2. **诊断性宫腔镜器械（图 1-20）**　12°镜子、操作鞘。

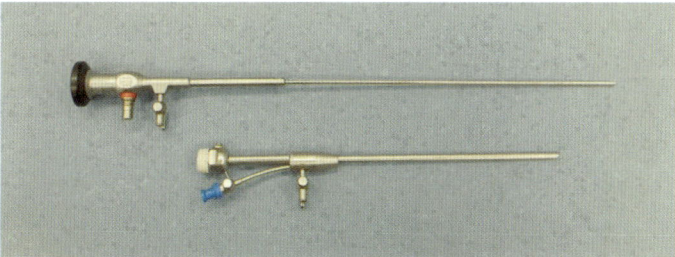

图 1-20　诊断性宫腔镜器械

　　3. **冷刀宫腔镜器械**（图 1-21）　12°镜子及操作外鞘、双开弯剪、强力抓钳、有创抓钳、单开微型剪、左弯分离钳、闭孔器。

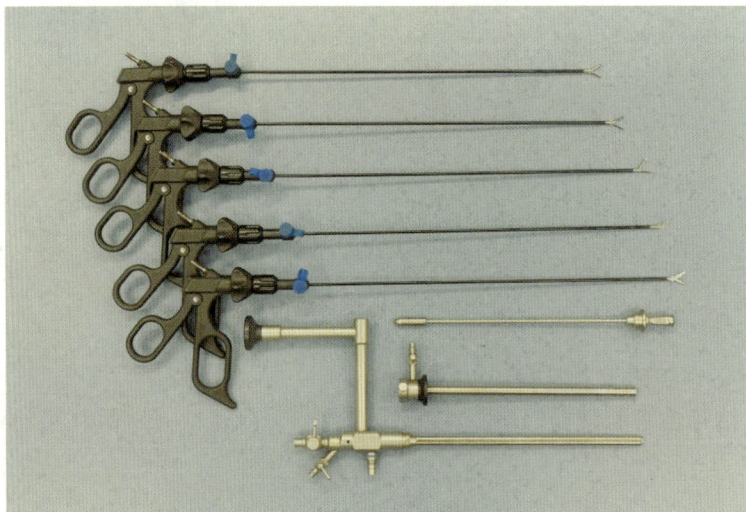

图 1-21　冷刀宫腔镜器械

## （三）开放手术器械

　　1. **腹部手术器械**（图 1-22）　精细手术剪、组织剪（弯）、线剪、手术刀柄、短持针器、长持针器、耻骨联合拉钩、腹部牵开器、双头拉钩、双爪钳、小 S 拉钩、大 S 拉钩、长平镊、有齿短镊、有齿长镊、直有齿血管钳、弯蚊式止血钳、直蚊式止血钳、组织钳、甲状腺拉钩、卵圆钳、巾钳。

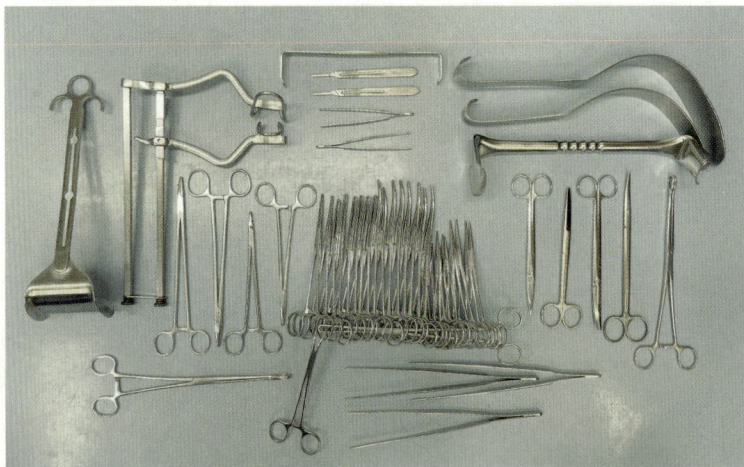

图 1-22　腹部手术器械

2. **阴道手术器械（图 1-23）** 子宫敷料钳、刮匙、4~10.5 号子宫颈扩张器、子宫颈钳、子宫探针、阴道拉钩、巾钳、组织钳、有齿卵圆钳、弯蚊式止血钳、直蚊式止血钳、线剪、组织剪（弯）、精细手术剪、有齿短镊、无齿短镊、持针器、3 号手术刀柄、4 号手术刀柄。

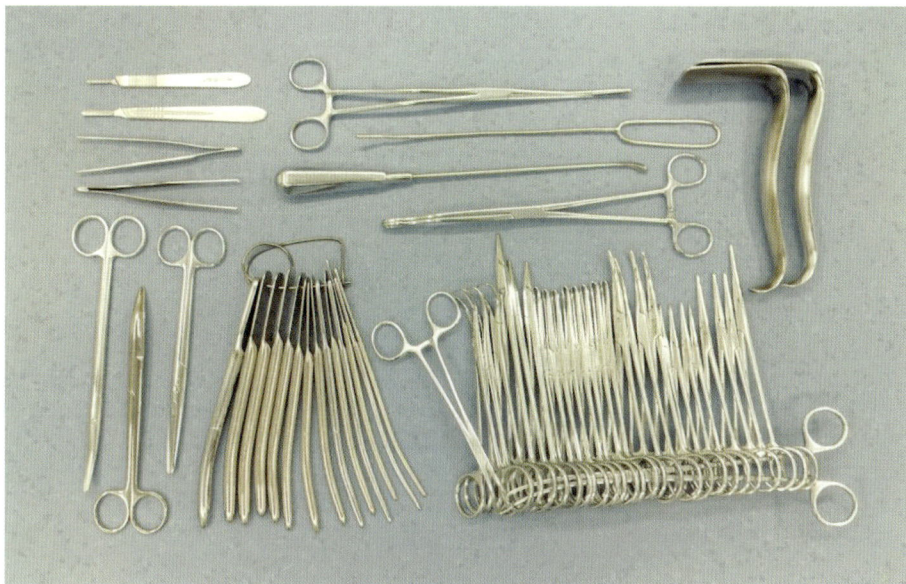

图 1-23 阴道手术器械

3. **能量手术器械** 开放百克钳（图 1-24）、百克剪（图 1-25）、超声刀（图 1-26）、氩气刀（图 1-27）、高频电刀笔（图 1-28）。

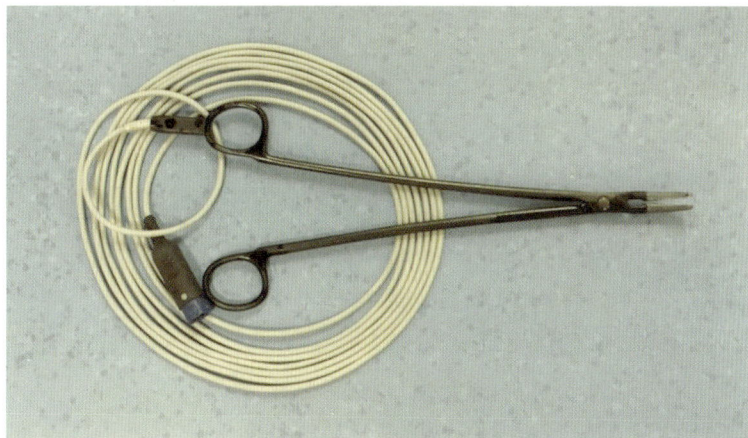

图 1-24 开放百克钳

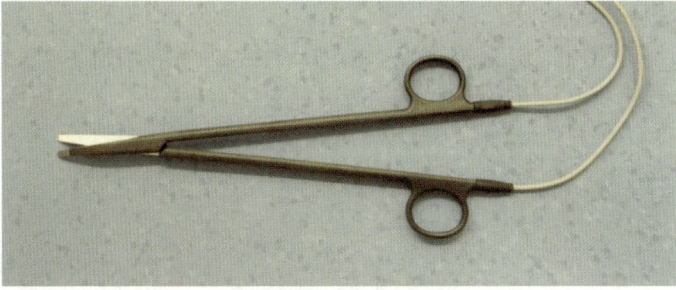

图1-25  百克剪

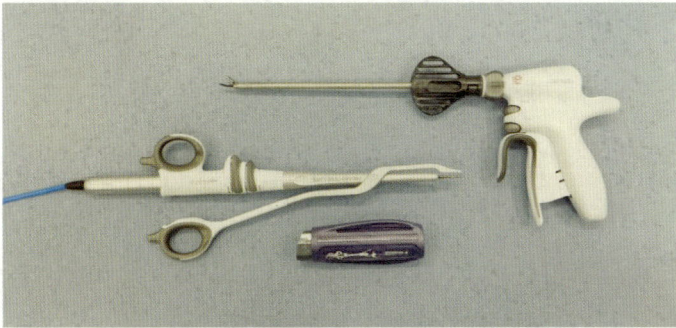

图1-26  超声刀

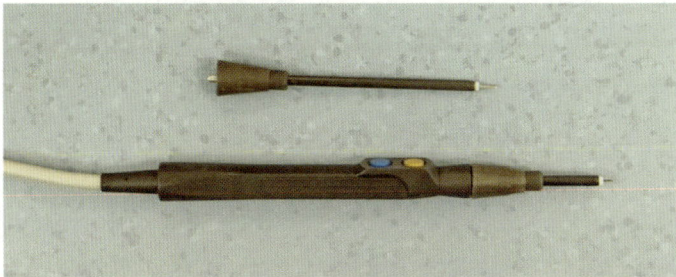

图1-27  氩气刀

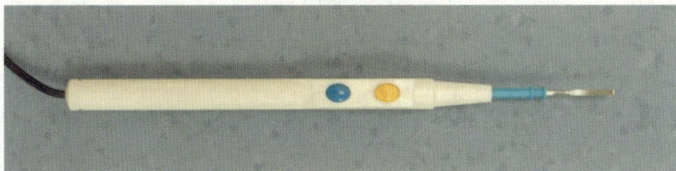

图1-28  高频电刀笔

（袁 琦  梁晓杜）

# 第二章　妇科手术体位管理

## 第一节　人字分腿仰卧位

仰卧位是指患者平卧在外科手术床中线上,双上肢置于身体两侧或自然伸直,头部平放在头枕上,双下肢处于自然伸直状态下的一种体位(图 2-1)。在仰卧位的基础上,将患者双下肢分开的这种特殊的仰卧位称为人字分腿位。该体位双下肢分开以能站立一人为宜,角度不超过 90°(图 2-2)。妇科手术常采用该手术体位。

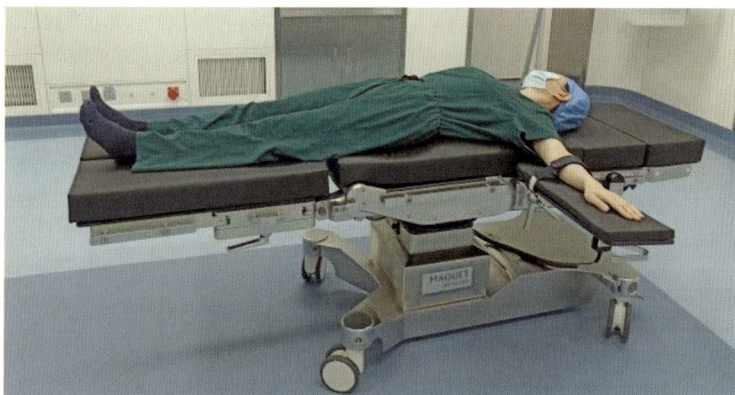

图2-1　仰卧位

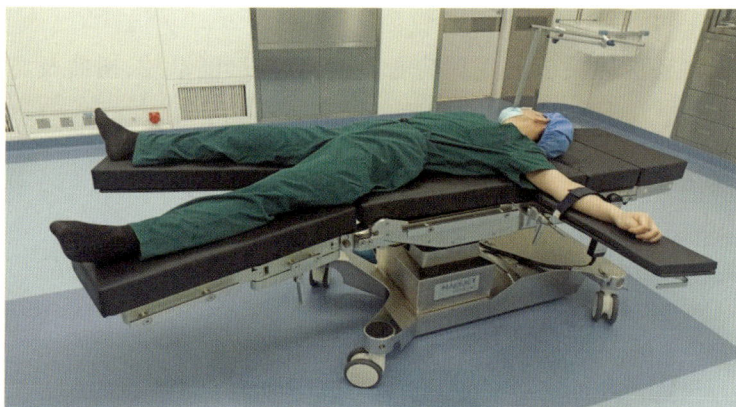

图2-2　人字分腿仰卧位

【适用术式】

妇科开放手术及腔镜手术。

【用物准备】

头枕、垫肩、托手板、上下肢约束带,根据术式、皮肤等情况备各部位体位垫。

【流程】

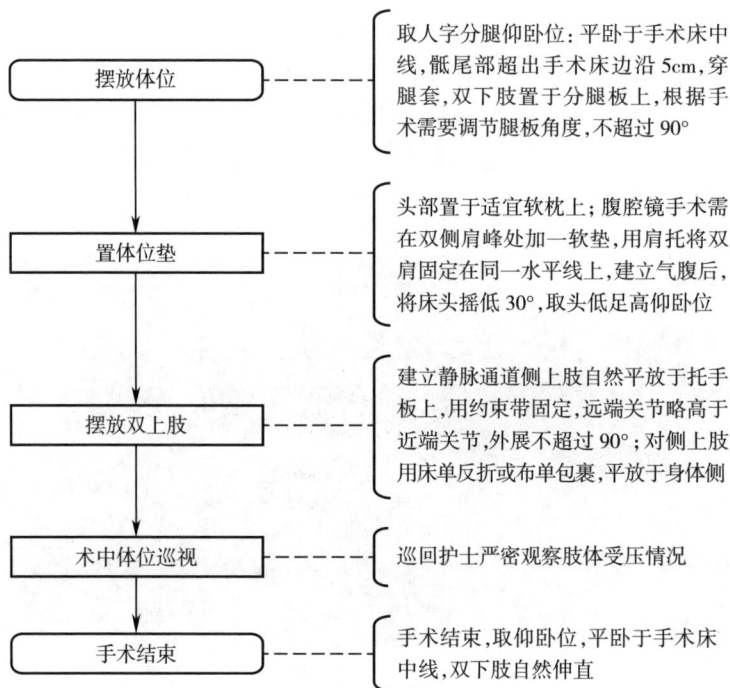

摆放体位 —— 取人字分腿仰卧位:平卧于手术床中线,骶尾部超出手术床边沿5cm,穿腿套,双下肢置于分腿板上,根据手术需要调节腿板角度,不超过90°

置体位垫 —— 头部置于适宜软枕上;腹腔镜手术需在双侧肩峰处加一软垫,用肩托将双肩固定在同一水平线上,建立气腹后,将床头摇低30°,取头低足高仰卧位

摆放双上肢 —— 建立静脉通道侧上肢自然平放于托手板上,用约束带固定,远端关节略高于近端关节,外展不超过90°;对侧上肢用床单反折或布单包裹,平放于身体侧

术中体位巡视 —— 巡回护士严密观察肢体受压情况

手术结束 —— 手术结束,取仰卧位,平卧于手术床中线,双下肢自然伸直

【关键点】

1. 保持各肢体关节的生理功能体位,防止过度牵拉、扭曲及血管神经损伤。

2. 保持患者呼吸通畅,循环稳定。

3. 防止局部长时间受压,保护皮肤完整性。

4. 正确约束患者,松紧度适宜。

（陈理　袁琦）

## 第二节 膀胱截石位

膀胱截石位是指患者仰卧于手术床中线,双手置于身体两侧,双腿分开置于手术床两侧的腿架上,臀部移至手术床边缘,使会阴部充分暴露的一种体位(图 2-3)。妇科手术需要经阴道操作时常用膀胱截石位。

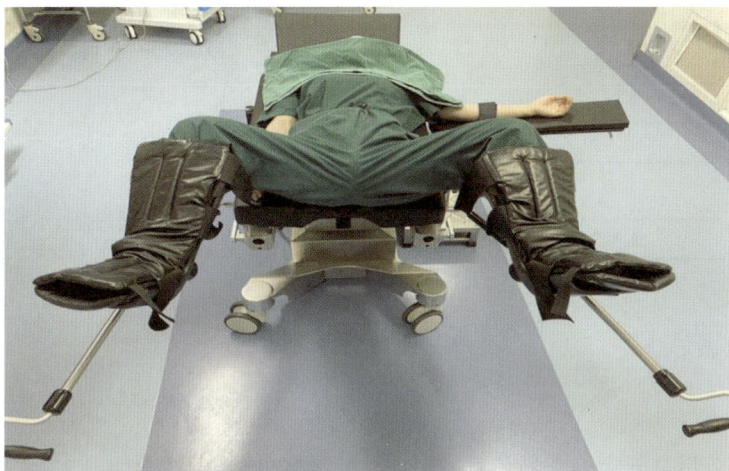

图2-3 膀胱截石位

【适用术式】
妇科腹腔镜手术、宫腔镜手术、外阴及阴道手术。

【用物准备】
头枕、托手板、腿架、上下肢约束带、海绵垫。根据患者皮肤等情况备各部位体位垫。

【流程】

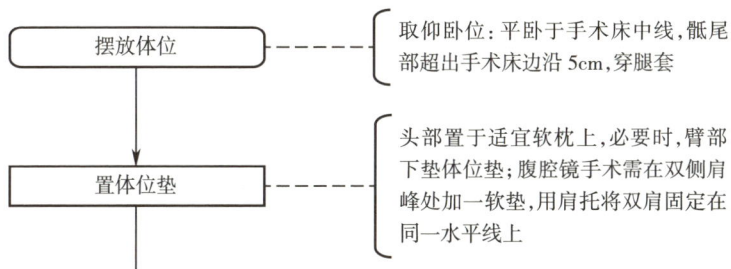

摆放体位 —— 取仰卧位:平卧于手术床中线,骶尾部超出手术床边沿 5cm,穿腿套

置体位垫 —— 头部置于适宜软枕上,必要时,臀部下垫体位垫;腹腔镜手术需在双侧肩峰处加一软垫,用肩托将双肩固定在同一水平线上

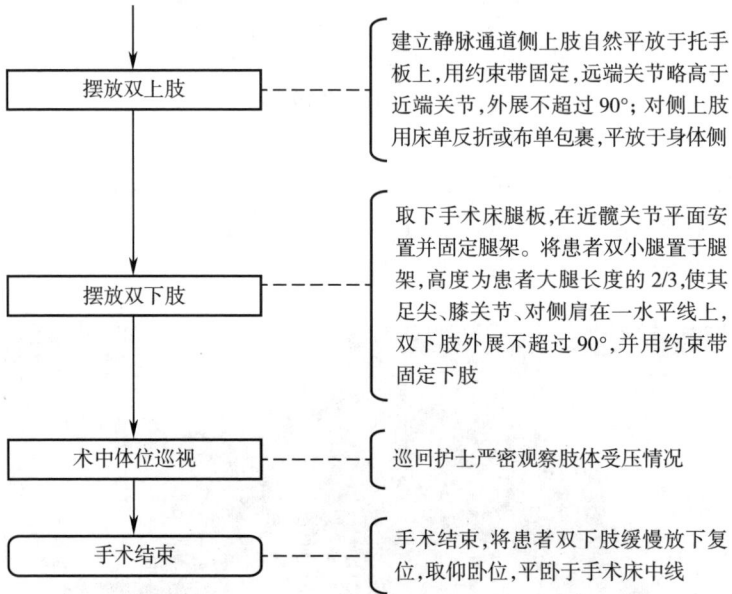

```
         ┌──────────────────┐        建立静脉通道侧上肢自然平放于托手
         │    摆放双上肢      │┈┈┈    板上,用约束带固定,远端关节略高于
         └──────────────────┘        近端关节,外展不超过 90°;对侧上肢
                 │                    用床单反折或布单包裹,平放于身体侧
                 ↓
         ┌──────────────────┐        取下手术床腿板,在近髋关节平面安
         │    摆放双下肢      │┈┈┈    置并固定腿架。将患者双小腿置于腿
         └──────────────────┘        架,高度为患者大腿长度的 2/3,使其
                 │                    足尖、膝关节、对侧肩在一水平线上,
                 ↓                    双下肢外展不超过 90°,并用约束带
                                      固定下肢
         ┌──────────────────┐
         │    术中体位巡视    │┈┈┈    巡回护士严密观察肢体受压情况
         └──────────────────┘
                 │
                 ↓
         ┌──────────────────┐        手术结束,将患者双下肢缓慢放下复
         │    手术结束        │┈┈┈    位,取仰卧位,平卧于手术床中线
         └──────────────────┘
```

【关键点】

1. 双下肢外展 <90°,需要头低足高位时,可加用肩托,防止患者向头端滑动。

2. 必要时腘窝处垫体位垫,防止损伤腘窝血管、神经及腓肠肌。

3. 防止局部长时间受压,保护皮肤完整性。

4. 复位时,双下肢应分别缓慢放下,防止因回心血量减少引起低血压。

(陈 理  袁 琦)

# 第三章  宫腔镜手术配合

## 第一节  宫腔镜下子宫内膜息肉切除术手术配合

子宫内膜息肉是指子宫内膜长期在雌激素的持续作用下形成的局限性增生,由内膜腺体、血管及间质构成,形成单一或多发的带蒂肉质瘤体。子宫内膜息肉常突向子宫腔,表面光滑、呈肉样硬度,蒂长短不一,长者可突出于子宫颈口外(图 3-1)。临床表现为月经量过多、经期延长、阴道不规则出血、绝经后子宫出血、不孕不育等。

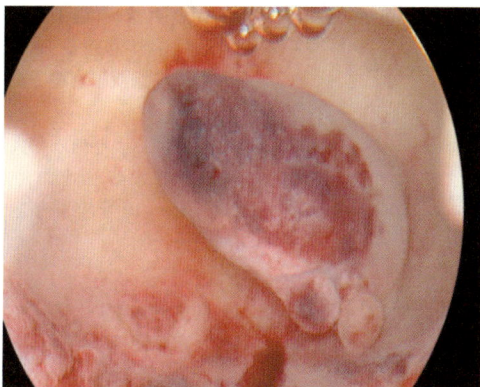

图 3-1  子宫内膜息肉

【手术适应证】
1. 子宫不规则出血,月经淋漓不尽者。
2. 内膜息肉较大,且有生育要求者。
【手术用物准备】
1. **布类及一次性用物**  手术盆、手术衣、腿套、医用手术薄膜(脑科)等。
2. **手术器械**  宫腔镜手术器械。
3. **手术设备**  宫腔镜手术设备、能量设备。
【手术体位】
膀胱截石位或人字分腿仰卧位。

## 【手术步骤及配合】

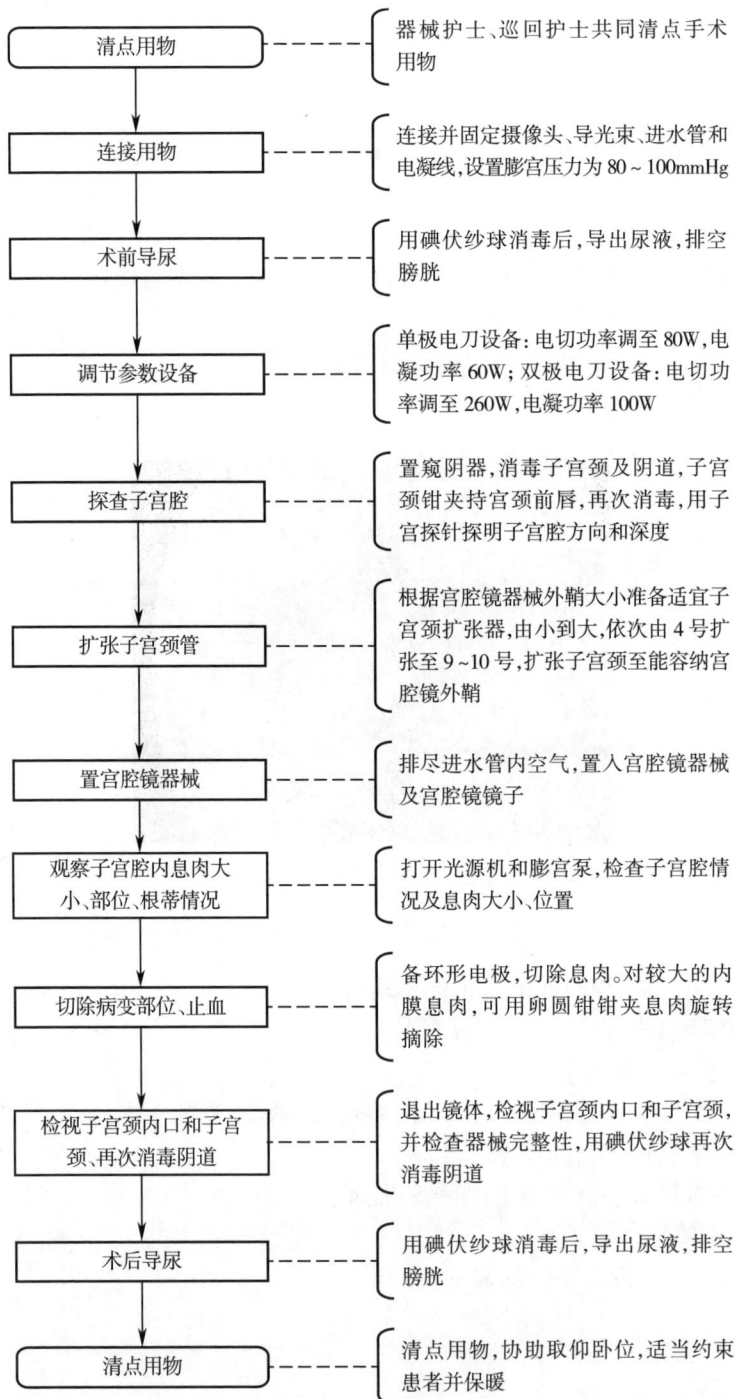

| | | |
|---|---|---|
| 清点用物 | ─ ─ | 器械护士、巡回护士共同清点手术用物 |
| 连接用物 | ─ ─ | 连接并固定摄像头、导光束、进水管和电凝线,设置膨宫压力为 80~100mmHg |
| 术前导尿 | ─ ─ | 用碘伏纱球消毒后,导出尿液,排空膀胱 |
| 调节参数设备 | ─ ─ | 单极电刀设备:电切功率调至 80W,电凝功率 60W;双极电刀设备:电切功率调至 260W,电凝功率 100W |
| 探查子宫腔 | ─ ─ | 置窥阴器,消毒子宫颈及阴道,子宫颈钳夹持宫颈前唇,再次消毒,用子宫探针探明子宫腔方向和深度 |
| 扩张子宫颈管 | ─ ─ | 根据宫腔镜器械外鞘大小准备适宜子宫颈扩张器,由小到大,依次由 4 号扩张至 9~10 号,扩张子宫颈至能容纳宫腔镜外鞘 |
| 置宫腔镜器械 | ─ ─ | 排尽进水管内空气,置入宫腔镜器械及宫腔镜镜子 |
| 观察子宫腔内息肉大小、部位、根蒂情况 | ─ ─ | 打开光源机和膨宫泵,检查子宫腔情况及息肉大小、位置 |
| 切除病变部位、止血 | ─ ─ | 备环形电极,切除息肉。对较大的内膜息肉,可用卵圆钳钳夹息肉旋转摘除 |
| 检视子宫颈内口和子宫颈、再次消毒阴道 | ─ ─ | 退出镜体,检视子宫颈内口和子宫颈,并检查器械完整性,用碘伏纱球再次消毒阴道 |
| 术后导尿 | ─ ─ | 用碘伏纱球消毒后,导出尿液,排空膀胱 |
| 清点用物 | ─ ─ | 清点用物,协助取仰卧位,适当约束患者并保暖 |

【关键点】

1. **防止患者体位损伤**　采用马镫形腿架安置膀胱截石位,将患者双腿摆放成舒适的功能性体位,避免手术时间过长造成患者腿部神经损伤。

2. **较大息肉的处理**　对较大的内膜息肉,可用卵圆钳钳夹息肉旋转摘除。

(陈 理　李 林)

## 第二节　宫腔镜下子宫黏膜下肌瘤切除术手术配合

子宫黏膜下肌瘤(图3-2,图3-3)是指肌瘤向子宫腔方向生长,突出于子宫腔,表面仅覆盖子宫内膜。黏膜下肌瘤易形成蒂,可引起子宫异常收缩,引起痛经,并伴有月经量多及周期紊乱等症状。若肌瘤继续向子宫腔发展,会压迫邻近器官,当肌瘤发生红色变性或扭转时,可造成剧烈腹痛。

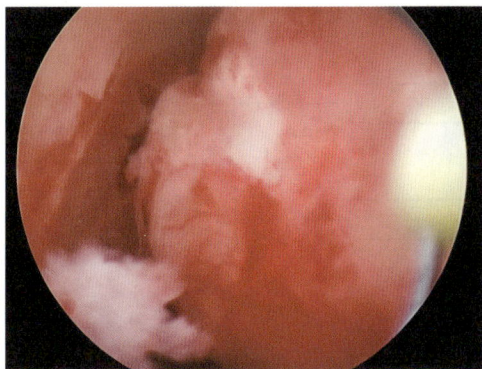

图3-2　子宫肌瘤

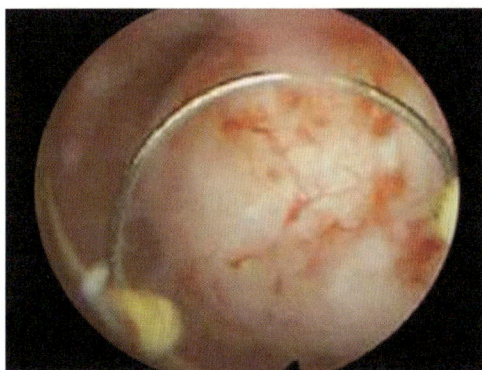

图3-3　子宫黏膜下肌瘤

【手术适应证】

1. 有月经过多或异常子宫出血症状者。
2. 子宫<妊娠 10 孕周,子宫腔深度<12cm 者。
3. 肌瘤大小一般限制于 5cm 以内者。
4. 排除子宫恶性疾患者。
5. 对多发性子宫肌瘤患者,以黏膜下肌瘤为主且有生育要求者。

【手术用物准备】

1. **布类及一次性用物**　手术盆、手术衣、腿套、医用手术薄膜(脑科)等。
2. **手术器械**　宫腔镜手术器械、卵圆钳、抓钳。
3. **手术设备**　宫腔镜手术设备、能量设备。

【手术体位】

膀胱截石位或人字分腿仰卧位。

【手术步骤及配合】

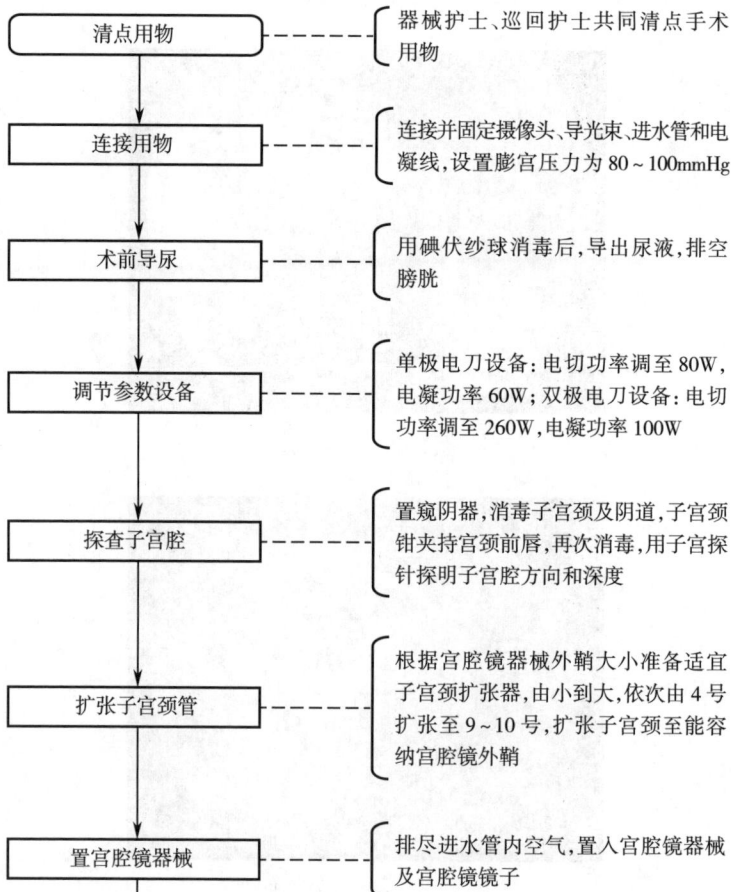

| 清点用物 | ⟵‑‑‑ | 器械护士、巡回护士共同清点手术用物 |
| 连接用物 | ⟵‑‑‑ | 连接并固定摄像头、导光束、进水管和电凝线,设置膨宫压力为 80~100mmHg |
| 术前导尿 | ⟵‑‑‑ | 用碘伏纱球消毒后,导出尿液,排空膀胱 |
| 调节参数设备 | ⟵‑‑‑ | 单极电刀设备:电切功率调至 80W,电凝功率 60W;双极电刀设备:电切功率调至 260W,电凝功率 100W |
| 探查子宫腔 | ⟵‑‑‑ | 置窥阴器,消毒子宫颈及阴道,子宫颈钳夹持宫颈前唇,再次消毒,用子宫探针探明子宫腔方向和深度 |
| 扩张子宫颈管 | ⟵‑‑‑ | 根据宫腔镜器械外鞘大小准备适宜子宫颈扩张器,由小到大,依次由 4 号扩张至 9~10 号,扩张子宫颈至能容纳宫腔镜外鞘 |
| 置宫腔镜器械 | ⟵‑‑‑ | 排尽进水管内空气,置入宫腔镜器械及宫腔镜镜子 |

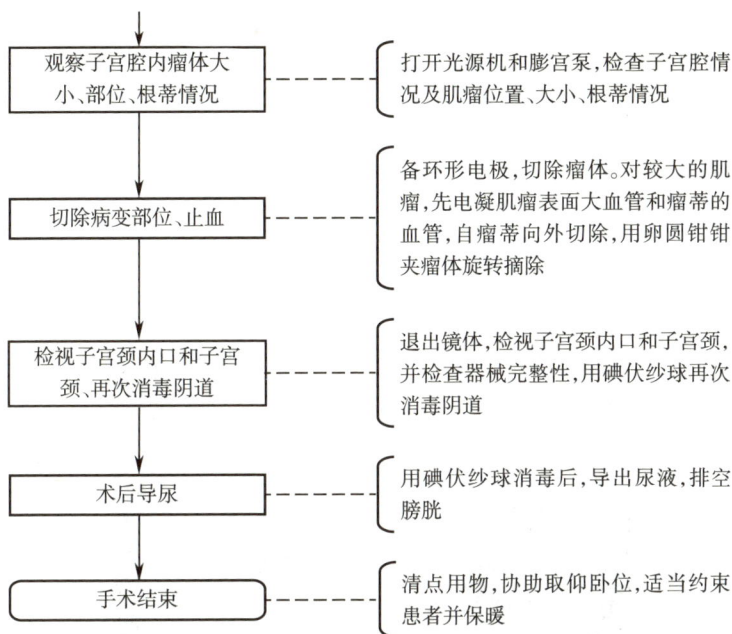

| 观察子宫腔内瘤体大小、部位、根蒂情况 | ----→ | 打开光源机和膨宫泵，检查子宫腔情况及肌瘤位置、大小、根蒂情况 |
| 切除病变部位、止血 | ----→ | 备环形电极，切除瘤体。对较大的肌瘤，先电凝肌瘤表面大血管和瘤蒂的血管，自瘤蒂向外切除，用卵圆钳钳夹瘤体旋转摘除 |
| 检视子宫颈内口和子宫颈、再次消毒阴道 | ----→ | 退出镜体，检视子宫颈内口和子宫颈，并检查器械完整性，用碘伏纱球再次消毒阴道 |
| 术后导尿 | ----→ | 用碘伏纱球消毒后，导出尿液，排空膀胱 |
| 手术结束 | ----→ | 清点用物，协助取仰卧位，适当约束患者并保暖 |

【关键点】

1. **正确选择能量设备** 宫腔镜下黏膜下肌瘤切除术，建议选择双极（等离子）电刀，因为该手术时间较长，容易导致水中毒的发生，而双极可使用 0.9% 氯化钠膨宫液，可有效降低稀释性低钠血症的发生。

2. **正确选择膨宫液** 根据手术使用的能量设备选择合适的膨宫液，单极电刀选用 5% 的葡萄糖或甘露醇溶液，双极（等离子）电刀选用 0.9% 氯化钠溶液，建议均采用 3 000ml/ 袋的大容量袋装膨宫液（图 3-4）。

3. **防止患者体位损伤** 采用马镫形腿架安置膀胱截石位，将患者双腿摆放成舒适的功能性体位，避免手术时间过长患者腿部神经损伤。

4. **做好术中出血准备** 备子宫收缩药及球囊等止血用物。

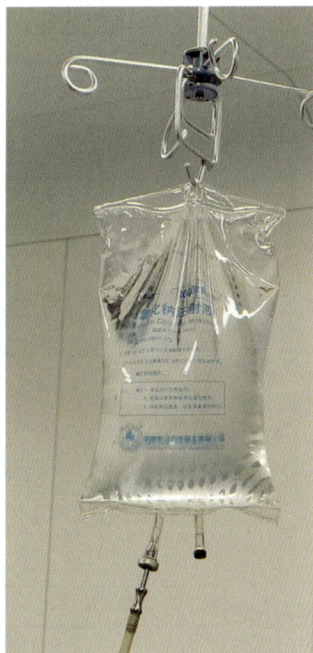

图 3-4 大容量袋装膨宫液

（李 林 陈 理）

## 第三节　宫腔镜下宫腔粘连分离术手术配合

宫腔粘连是指子宫腔或子宫颈管的内膜基底层受损后瘢痕愈合,使子宫壁、子宫颈、子宫峡部相互粘连,导致内膜腔变小,有效内膜容积减少。宫腔粘连(图 3-5)可引起月经量减少,甚至闭经、不孕、胎儿生长受限、胎盘异常种植等症状。宫腔镜下宫腔粘连分离术被认为是目前诊治宫腔粘连的标准术式。

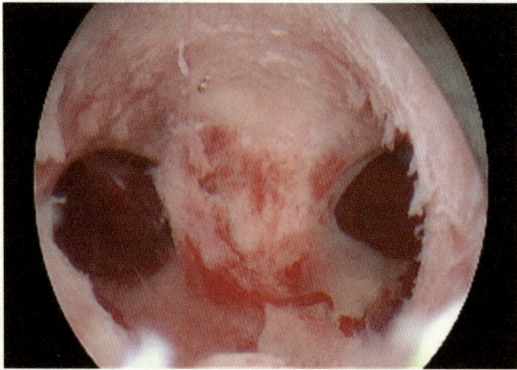

图 3-5　宫腔粘连

【手术适应证】
1. 宫腔粘连且伴月经量改变者。
2. 宫腔粘连且有生育要求者。
【手术用物准备】
1. **布类及一次性用物**　手术盆、手术衣、腿套、医用手术薄膜(脑科)等。
2. **手术器械**　宫腔镜手术器械、针状电极。
3. **手术设备**　宫腔镜手术设备、能量设备。
【手术体位】
膀胱截石位或人字分腿仰卧位。
【手术步骤及配合】

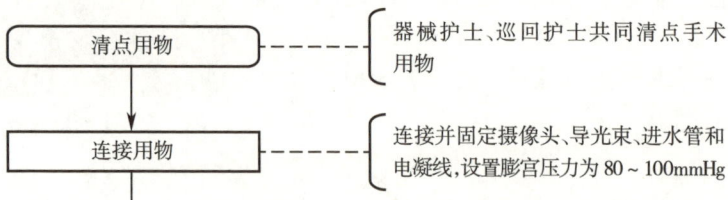

```
┌──────────┐      器械护士、巡回护士共同清点手术
│  清点用物  │----  用物
└──────────┘

     ↓

┌──────────┐      连接并固定摄像头、导光束、进水管和
│  连接用物  │----  电凝线,设置膨宫压力为 80～100mmHg
└──────────┘
     ↓
```

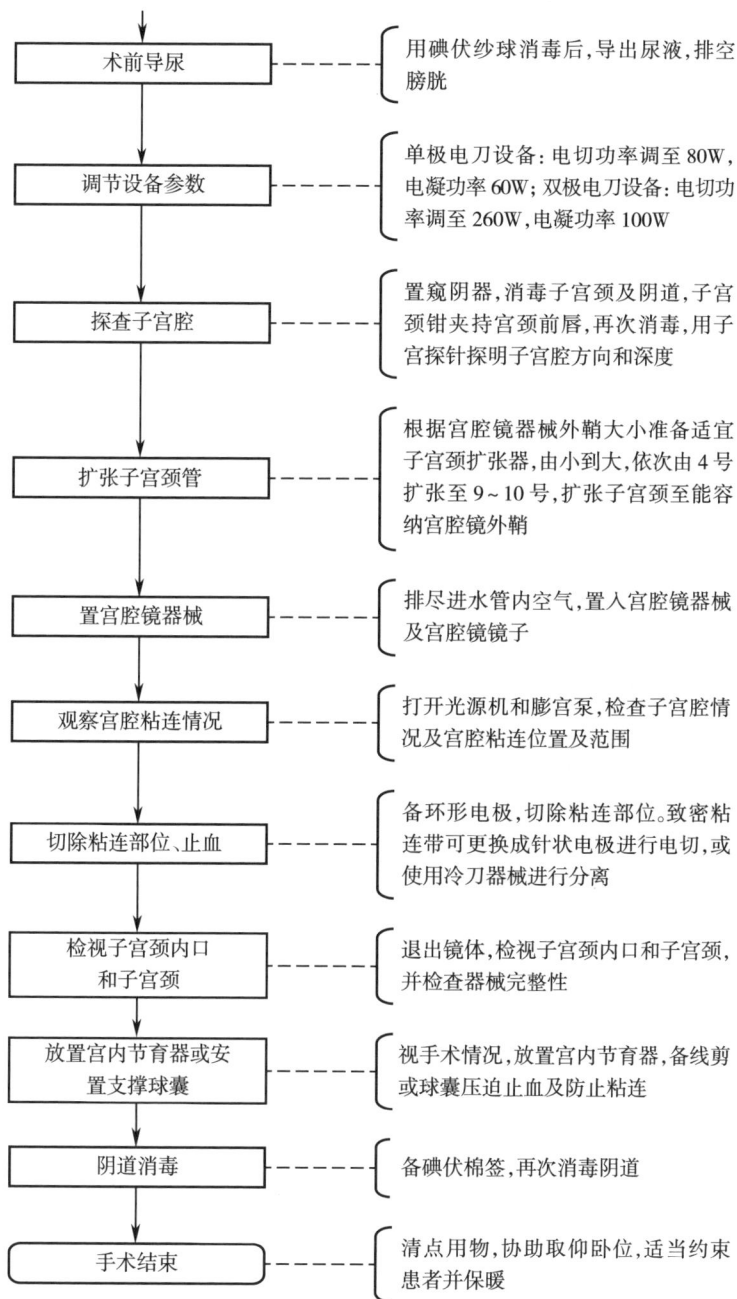

| 术前导尿 | 用碘伏纱球消毒后,导出尿液,排空膀胱 |

| 调节设备参数 | 单极电刀设备:电切功率调至80W,电凝功率60W;双极电刀设备:电切功率调至260W,电凝功率100W |

| 探查子宫腔 | 置窥阴器,消毒子宫颈及阴道,子宫颈钳夹持宫颈前唇,再次消毒,用子宫探针探明子宫腔方向和深度 |

| 扩张子宫颈管 | 根据宫腔镜器械外鞘大小准备适宜子宫颈扩张器,由小到大,依次由4号扩张至9~10号,扩张子宫颈至能容纳宫腔镜外鞘 |

| 置宫腔镜器械 | 排尽进水管内空气,置入宫腔镜器械及宫腔镜镜子 |

| 观察宫腔粘连情况 | 打开光源机和膨宫泵,检查子宫腔情况及宫腔粘连位置及范围 |

| 切除粘连部位、止血 | 备环形电极,切除粘连部位。致密粘连带可更换成针状电极进行电切,或使用冷刀器械进行分离 |

| 检视子宫颈内口和子宫颈 | 退出镜体,检视子宫颈内口和子宫颈,并检查器械完整性 |

| 放置宫内节育器或安置支撑球囊 | 视手术情况,放置宫内节育器,备线剪或球囊压迫止血及防止粘连 |

| 阴道消毒 | 备碘伏棉签,再次消毒阴道 |

| 手术结束 | 清点用物,协助取仰卧位,适当约束患者并保暖 |

【关键点】

**1. 准备针状电极或冷刀**    备针状电极或冷刀切除粘连。

**2. 防止再次粘连**    对严重粘连者,术后可宫腔注射防粘剂、放置宫内节育器或球囊防止再次粘连。

（陈 理 李 林）

# 第四节  宫腔镜下子宫纵隔切除术手术配合

子宫纵隔是一种先天性子宫发育异常,是最常见的子宫畸形,是指由于某种原因使副中肾管中间的隔膜不消失或消失不完全,可形成程度不同的子宫纵隔,即为完全纵隔子宫和不完全纵隔子宫。临床上主要表现为影响育龄期妇女的妊娠结局,包括反复流产、早产、胎膜早破等表现,可通过宫腔镜手术切除纵隔。

【手术适应证】

1. 有≥2次自然流产史者。

2. 相关检查诊断为子宫纵隔且有生育要求者。

【手术用物准备】

**1. 布类及一次性用物**    手术盆、手术衣、腿套、医用手术薄膜(脑科)等。

**2. 手术器械**    宫腔镜手术器械、针状电极。

**3. 手术设备**    宫腔镜手术设备、能量设备。

【手术体位】

膀胱截石位或人字分腿仰卧位。

【手术步骤及配合】

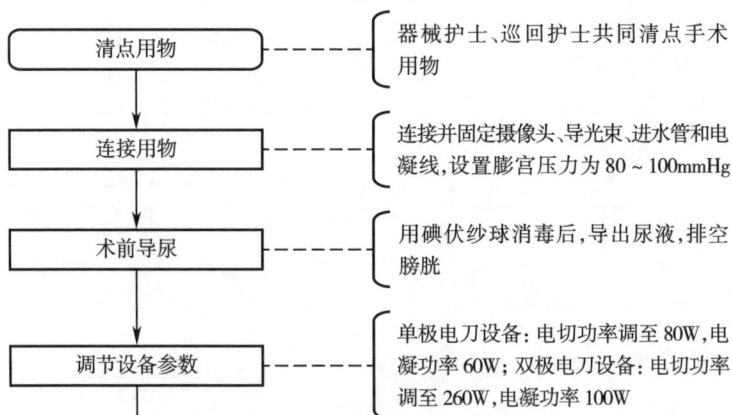

| 清点用物 | 器械护士、巡回护士共同清点手术用物 |
| --- | --- |
| 连接用物 | 连接并固定摄像头、导光束、进水管和电凝线,设置膨宫压力为 80~100mmHg |
| 术前导尿 | 用碘伏纱球消毒后,导出尿液,排空膀胱 |
| 调节设备参数 | 单极电刀设备:电切功率调至 80W,电凝功率 60W;双极电刀设备:电切功率调至 260W,电凝功率 100W |

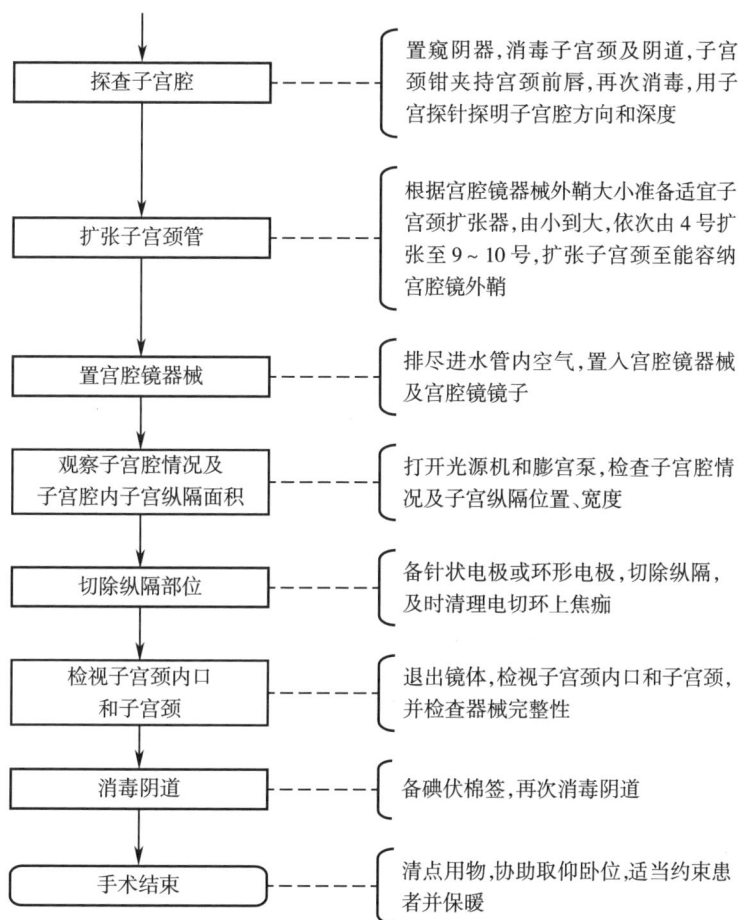

| | |
|---|---|
| 探查子宫腔 | 置窥阴器,消毒子宫颈及阴道,子宫颈钳夹持宫颈前唇,再次消毒,用子宫探针探明子宫腔方向和深度 |
| 扩张子宫颈管 | 根据宫腔镜器械外鞘大小准备适宜子宫颈扩张器,由小到大,依次由4号扩张至9~10号,扩张子宫颈至能容纳宫腔镜外鞘 |
| 置宫腔镜器械 | 排尽进水管内空气,置入宫腔镜器械及宫腔镜镜子 |
| 观察子宫腔情况及子宫腔内子宫纵隔面积 | 打开光源机和膨宫泵,检查子宫腔情况及子宫纵隔位置、宽度 |
| 切除纵隔部位 | 备针状电极或环形电极,切除纵隔,及时清理电切环上焦痂 |
| 检视子宫颈内口和子宫颈 | 退出镜体,检视子宫颈内口和子宫颈,并检查器械完整性 |
| 消毒阴道 | 备碘伏棉签,再次消毒阴道 |
| 手术结束 | 清点用物,协助取仰卧位,适当约束患者并保暖 |

【关键点】

1. **准备针状电极** 备针状电极切除纵隔。

2. **防止患者体位损伤** 采用马镫形腿架安置膀胱截石位,将患者双腿摆放成舒适的功能性体位,避免手术时间过长造成患者腿部神经损伤。

(黄晓庆 李云飞)

## 第五节　宫腔镜下宫内节育器取出术手术配合

临床中盲视操作下宫内节育器取出时易出现取出失败、节育器残留,甚至出现子宫穿孔、肠管损伤等严重并发症。宫内节育器形态多样(图3-6),在宫腔镜下取出宫内节育器可直接观察节育器的形态及其在子宫腔内的位置及深度,能有效保护正常的子宫内膜。宫腔镜下节育器取出术具有直观、定位准确、实用性强、微创等优点。

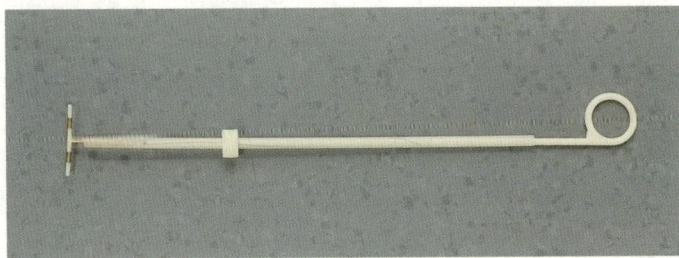

图3-6　T形节育器

【手术适应证】

1. 盲视经阴道宫内节育器取出失败。

2. 宫内节育器残留。

3. 宫内节育器嵌顿。

4. 宫内节育器迷失或断裂。

【手术用物准备】

1. **布类及一次性用物**　手术盆、手术衣、腿套、医用手术薄膜(脑科)等。

2. **手术器械**　宫腔镜手术器械、取环钩、异物钳、宫腔镜抓钳、冷刀宫腔镜手术器械。

3. **手术设备**　宫腔镜手术设备、能量设备。

【手术体位】

膀胱截石位或人字分腿仰卧位。

【手术步骤及配合】

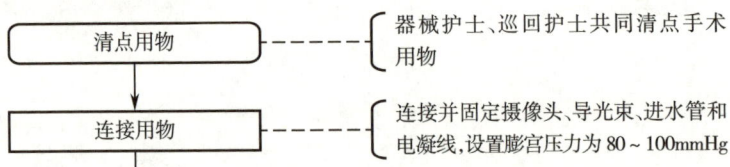

| 清点用物 | --- | 器械护士、巡回护士共同清点手术用物 |
| 连接用物 | --- | 连接并固定摄像头、导光束、进水管和电凝线,设置膨宫压力为 80～100mmHg |

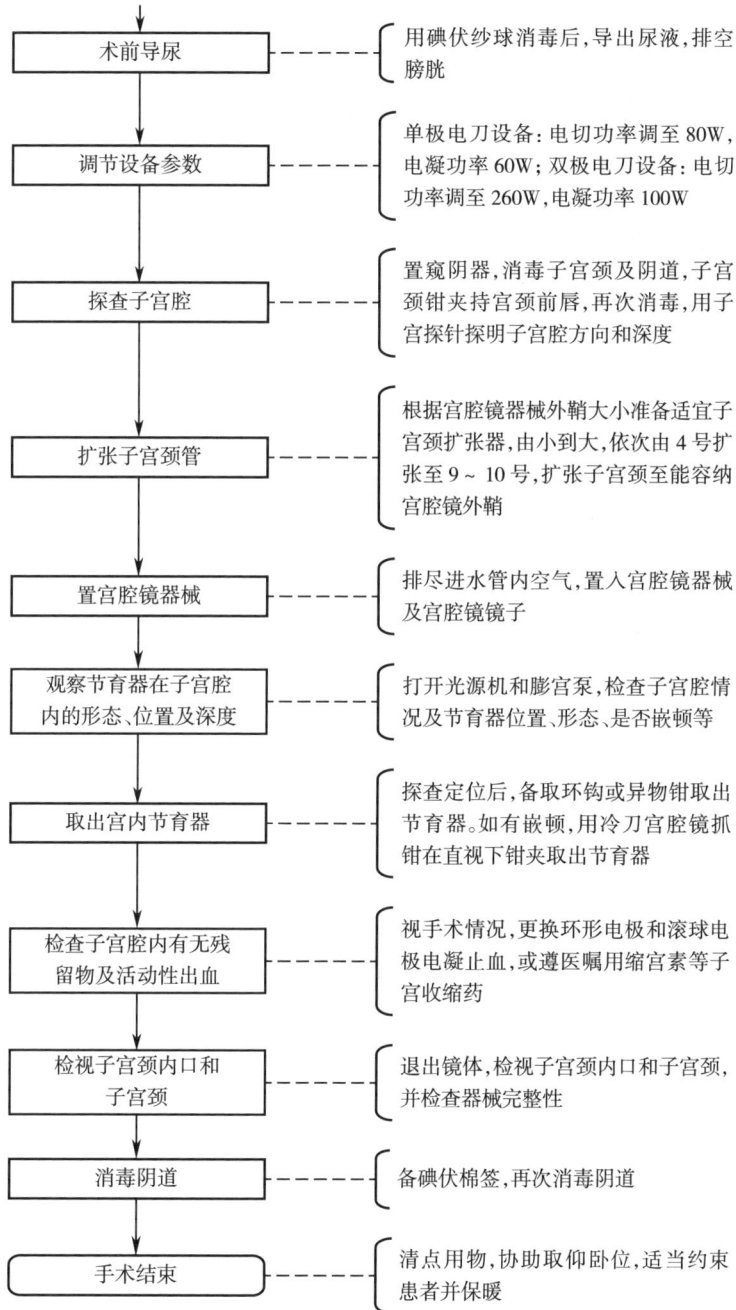

| | | |
|---|---|---|
| 术前导尿 | ┤ | 用碘伏纱球消毒后,导出尿液,排空膀胱 |
| 调节设备参数 | ┤ | 单极电刀设备:电切功率调至80W,电凝功率60W;双极电刀设备:电切功率调至260W,电凝功率100W |
| 探查子宫腔 | ┤ | 置窥阴器,消毒子宫颈及阴道,子宫颈钳夹持宫颈前唇,再次消毒,用子宫探针探明子宫腔方向和深度 |
| 扩张子宫颈管 | ┤ | 根据宫腔镜器械外鞘大小准备适宜子宫颈扩张器,由小到大,依次由4号扩张至9～10号,扩张子宫颈至能容纳宫腔镜外鞘 |
| 置宫腔镜器械 | ┤ | 排尽进水管内空气,置入宫腔镜器械及宫腔镜镜子 |
| 观察节育器在子宫腔内的形态、位置及深度 | ┤ | 打开光源机和膨宫泵,检查子宫腔情况及节育器位置、形态、是否嵌顿等 |
| 取出宫内节育器 | ┤ | 探查定位后,备取环钩或异物钳取出节育器。如有嵌顿,用冷刀宫腔镜抓钳在直视下钳夹取出节育器 |
| 检查子宫腔内有无残留物及活动性出血 | ┤ | 视手术情况,更换环形电极和滚球电极电凝止血,或遵医嘱用缩宫素等子宫收缩药 |
| 检视子宫颈内口和子宫颈 | ┤ | 退出镜体,检视子宫颈内口和子宫颈,并检查器械完整性 |
| 消毒阴道 | ┤ | 备碘伏棉签,再次消毒阴道 |
| 手术结束 | ┤ | 清点用物,协助取仰卧位,适当约束患者并保暖 |

【关键点】

1. 准备冷刀宫腔镜抓钳（图 3-7）。

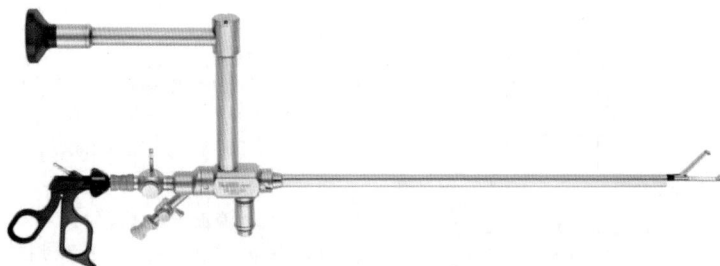

图3-7　冷刀宫腔镜抓钳

2. **检查宫内节育器完整性**　宫内节育器取出后注意检查其完整性及子宫腔有无残留。

（李 林　李云飞）

# 第四章　腹腔镜手术配合

## 第一节　腹腔镜下输卵管开窗术手术配合

输卵管开窗术是指在输卵管异位妊娠着床的部位做一个切口,将输卵管内的胚胎组织取出。相比传统的输卵管切除术,具有保留输卵管、提高受孕概率等优势。

【手术适应证】

1. 输卵管壶腹部妊娠未破裂,需要保留输卵管的患者(图 4-1)。

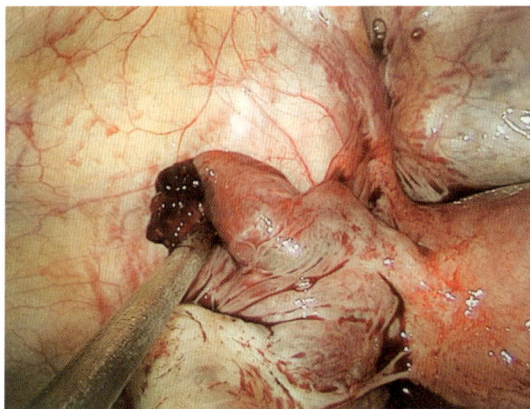

图 4-1　输卵管壶腹部妊娠

2. 输卵管壶腹部妊娠破裂,但破口较小、有条件保留输卵管的患者。

【手术用物准备】

1. **布类及一次性用物**　手术盆、手术衣、剖腹单、手套、手术刀片、可吸收缝线、一次性吸引管、腹腔镜套等。

2. **手术器械**　腹腔镜手术器械、能量器械。

3. **手术设备**　腹腔镜手术设备、能量设备。

【手术体位】

仰卧位。

【手术步骤及配合】

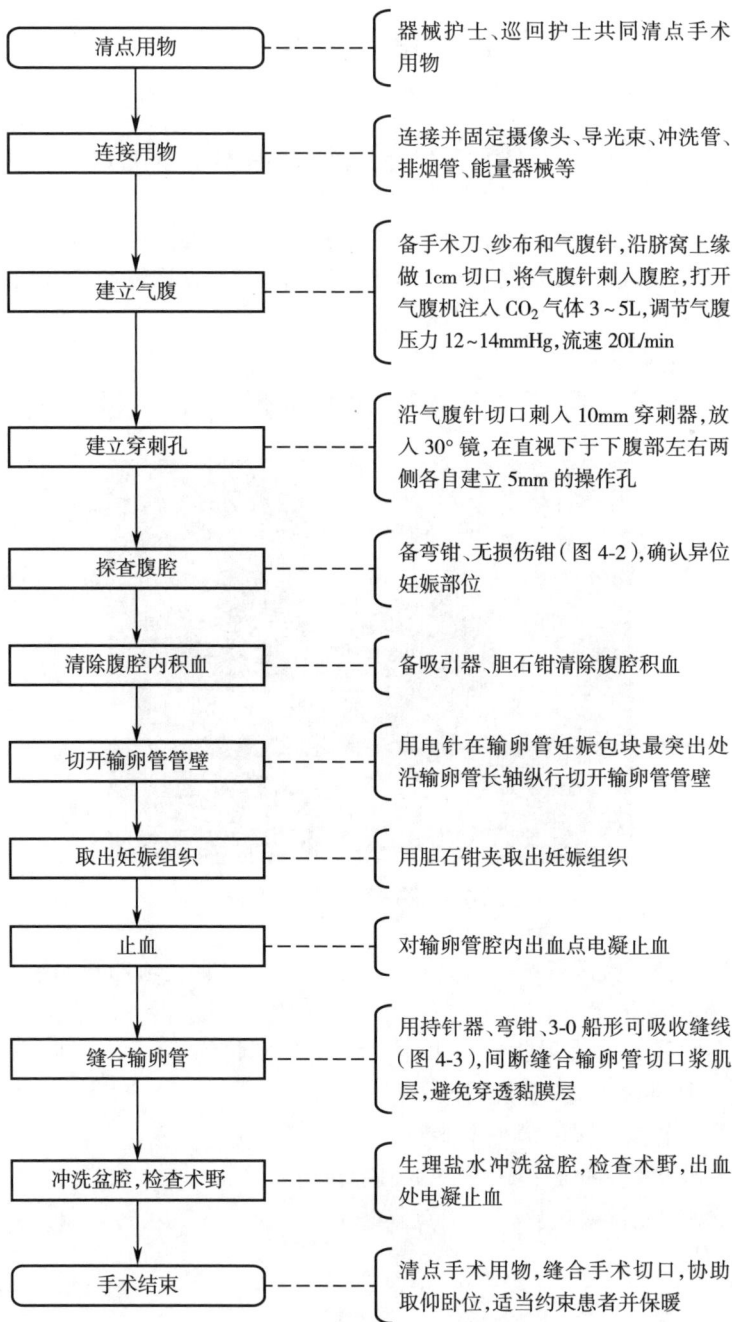

| 清点用物 | 器械护士、巡回护士共同清点手术用物 |
|---|---|
| 连接用物 | 连接并固定摄像头、导光束、冲洗管、排烟管、能量器械等 |
| 建立气腹 | 备手术刀、纱布和气腹针,沿脐窝上缘做 1cm 切口,将气腹针刺入腹腔,打开气腹机注入 $CO_2$ 气体 3~5L,调节气腹压力 12~14mmHg,流速 20L/min |
| 建立穿刺孔 | 沿气腹针切口刺入 10mm 穿刺器,放入 30° 镜,在直视下于下腹部左右两侧各自建立 5mm 的操作孔 |
| 探查腹腔 | 备弯钳、无损伤钳(图 4-2),确认异位妊娠部位 |
| 清除腹腔内积血 | 备吸引器、胆石钳清除腹腔积血 |
| 切开输卵管管壁 | 用电针在输卵管妊娠包块最突出处沿输卵管长轴纵行切开输卵管管壁 |
| 取出妊娠组织 | 用胆石钳夹取出妊娠组织 |
| 止血 | 对输卵管腔内出血点电凝止血 |
| 缝合输卵管 | 用持针器、弯钳、3-0 船形可吸收缝线(图 4-3),间断缝合输卵管切口浆肌层,避免穿透黏膜层 |
| 冲洗盆腔,检查术野 | 生理盐水冲洗盆腔,检查术野,出血处电凝止血 |
| 手术结束 | 清点手术用物,缝合手术切口,协助取仰卧位,适当约束患者并保暖 |

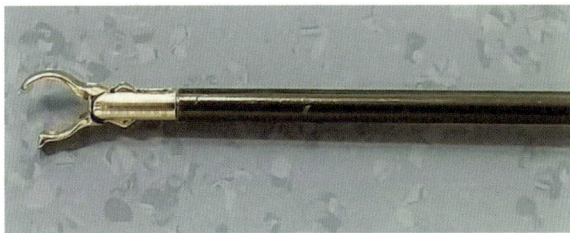

图 4-2 无损伤钳

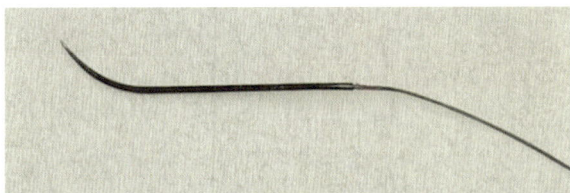

图 4-3 3-0 船形可吸收缝线

【关键点】

彻底清除妊娠残留组织：将妊娠组织清除干净,避免遗留腹腔。

（龚俊铭 李云飞）

## 第二节 腹腔镜下输卵管切除术手术配合

输卵管切除术主要适用于输卵管严重病变者,如输卵管妊娠（图 4-4）,输卵管结核,经保守治疗无效的慢性输卵管炎及输卵管积脓、积血或积水（图 4-5）的患者等。

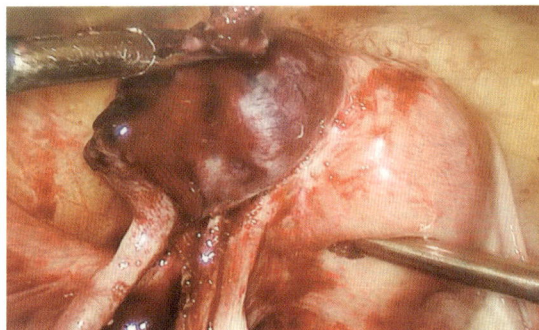

图 4-4 输卵管峡部妊娠

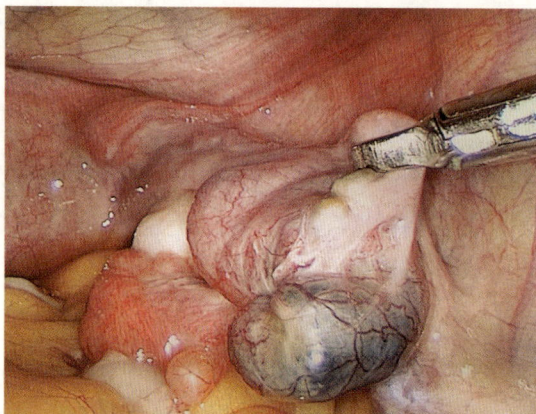

图 4-5    输卵管积水

【手术适应证】

1. 输卵管严重病变者。

2. 输卵管妊娠者。

3. 输卵管积水或积脓者。

4. 输卵管结核者。

5. 慢性输卵管炎经保守治疗无效者。

【手术用物准备】

1. **布类及一次性用物**    手术盆、手术衣、剖腹单、手套、手术刀片、可吸收缝线、一次性吸引管、腹腔镜套等。

2. **手术器械**    腹腔镜手术器械、能量器械。

3. **手术设备**    腹腔镜手术设备、能量设备。

【手术体位】

仰卧位。

【手术步骤及配合】

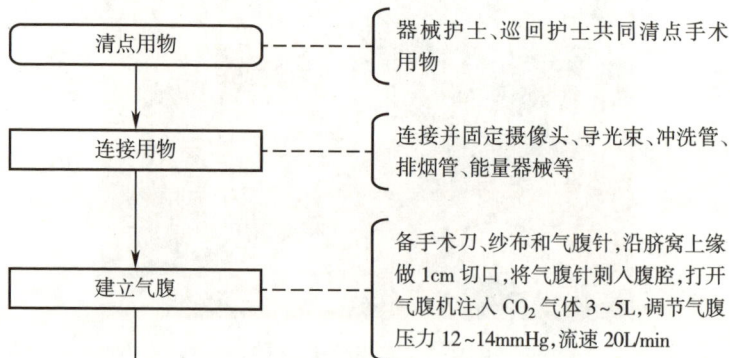

```
┌──────────────┐      ⎧ 器械护士、巡回护士共同清点手术
│   清点用物    │ ---- ⎨ 用物
└──────────────┘      ⎩
        │
        ▼
┌──────────────┐      ⎧ 连接并固定摄像头、导光束、冲洗管、
│   连接用物    │ ---- ⎨ 排烟管、能量器械等
└──────────────┘      ⎩
        │
        ▼
┌──────────────┐      ⎧ 备手术刀、纱布和气腹针,沿脐窝上缘
│   建立气腹    │ ---- ⎨ 做 1cm 切口,将气腹针刺入腹腔,打开
└──────────────┘      │ 气腹机注入 $CO_2$ 气体 3~5L,调节气腹
        │             ⎩ 压力 12~14mmHg,流速 20L/min
        ▼
```

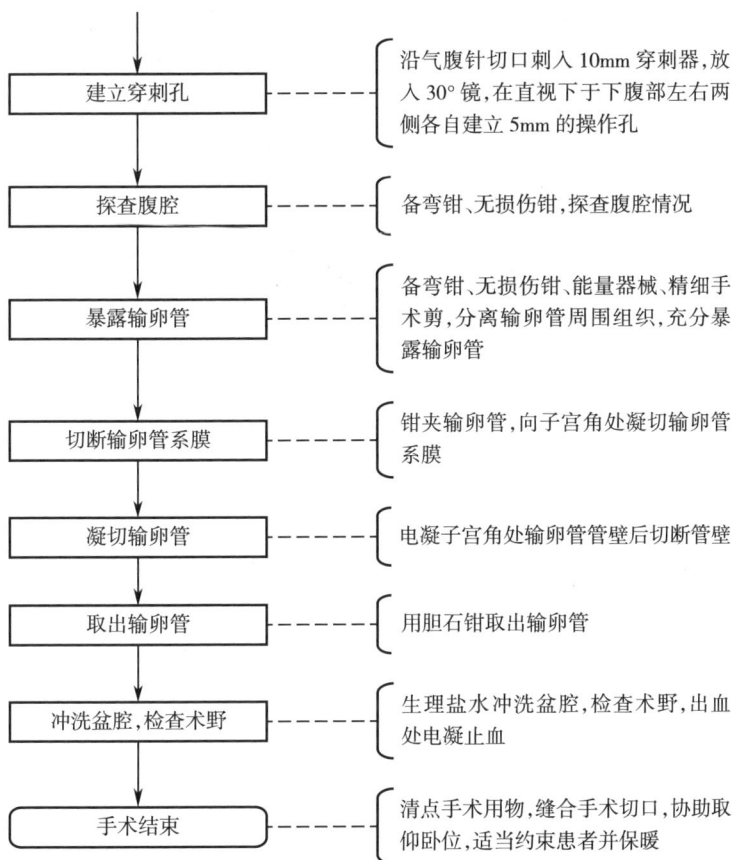

| | | |
|---|---|---|
| 建立穿刺孔 | - - - - - | 沿气腹针切口刺入 10mm 穿刺器,放入 30° 镜,在直视下于下腹部左右两侧各自建立 5mm 的操作孔 |
| 探查腹腔 | - - - - - | 备弯钳、无损伤钳,探查腹腔情况 |
| 暴露输卵管 | - - - - - | 备弯钳、无损伤钳、能量器械、精细手术剪,分离输卵管周围组织,充分暴露输卵管 |
| 切断输卵管系膜 | - - - - - | 钳夹输卵管,向子宫角处凝切输卵管系膜 |
| 凝切输卵管 | - - - - - | 电凝子宫角处输卵管管壁后切断管壁 |
| 取出输卵管 | - - - - - | 用胆石钳取出输卵管 |
| 冲洗盆腔,检查术野 | - - - - - | 生理盐水冲洗盆腔,检查术野,出血处电凝止血 |
| 手术结束 | - - - - - | 清点手术用物,缝合手术切口,协助取仰卧位,适当约束患者并保暖 |

【关键点】

正确选择能量器械：使用超声刀等能量器械可减少手术出血,缩短手术时间。

（严隆英　龚俊铭）

## 第三节　腹腔镜下输卵管结扎术手术配合

育龄期女性为了达到绝育的目的,可以进行腹腔镜下输卵管结扎术（图 4-6）。

【手术适应证】

育龄期女性,且夫妻双方自愿。

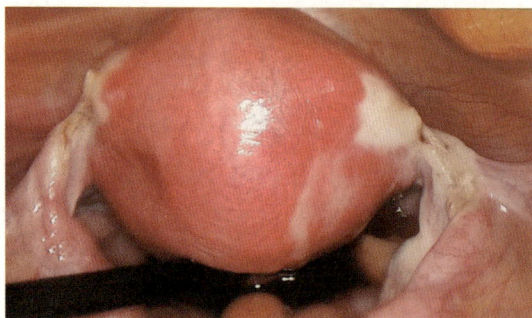

图 4-6   输卵管结扎

【手术用物准备】

　1. **布类及一次性用物**   手术盆、手术衣、剖腹单、手套、手术刀片、一次性吸引管、腹腔镜套等。

　2. **手术器械**   腹腔镜手术器械、能量器械。

　3. **手术设备**   腹腔镜手术设备、能量设备。

【手术体位】

仰卧位。

【手术步骤及配合】

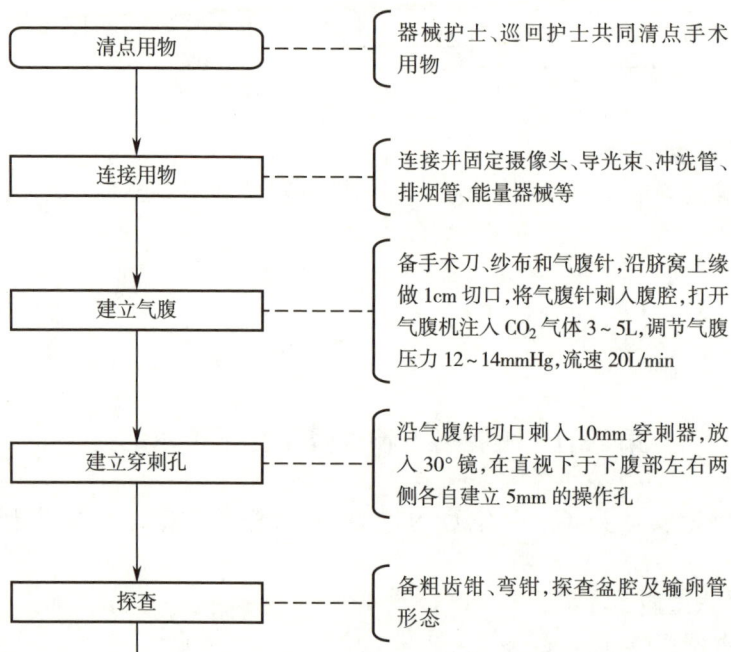

```
┌─────────────┐        ┌ 器械护士、巡回护士共同清点手术
│  清点用物    │-------┤ 用物
└─────────────┘        └
       │
       ▼
┌─────────────┐        ┌ 连接并固定摄像头、导光束、冲洗管、
│  连接用物    │-------┤ 排烟管、能量器械等
└─────────────┘        └
       │
       ▼
┌─────────────┐        ┌ 备手术刀、纱布和气腹针,沿脐窝上缘
│  建立气腹    │-------┤ 做 1cm 切口,将气腹针刺入腹腔,打开
└─────────────┘        │ 气腹机注入 CO₂ 气体 3~5L,调节气腹
                       └ 压力 12~14mmHg,流速 20L/min
       │
       ▼
┌─────────────┐        ┌ 沿气腹针切口刺入 10mm 穿刺器,放
│  建立穿刺孔  │-------┤ 入 30° 镜,在直视下于下腹部左右两
└─────────────┘        └ 侧各自建立 5mm 的操作孔
       │
       ▼
┌─────────────┐        ┌ 备粗齿钳、弯钳,探查盆腔及输卵管
│    探查      │-------┤ 形态
└─────────────┘        └
       │
```

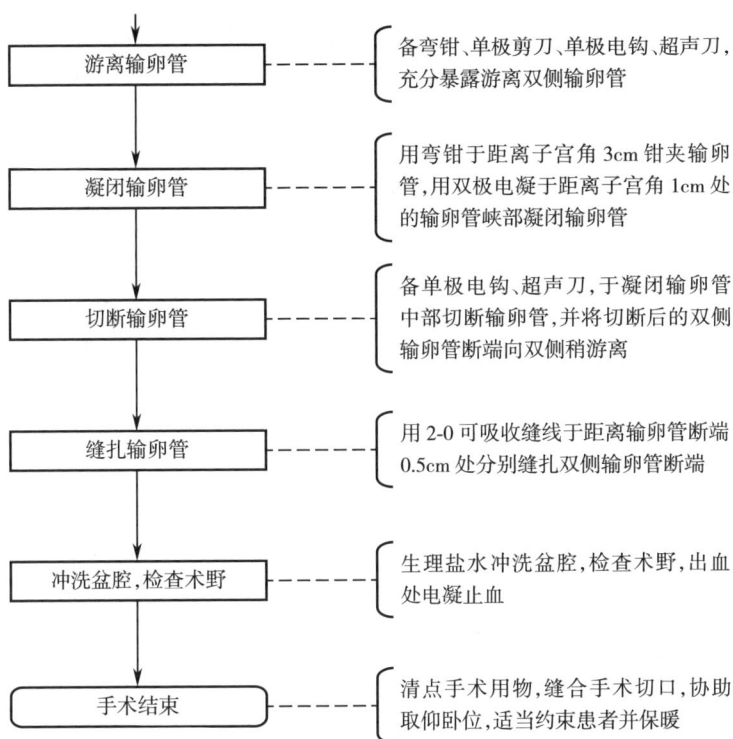

| 游离输卵管 | 备弯钳、单极剪刀、单极电钩、超声刀，充分暴露游离双侧输卵管 |
| 凝闭输卵管 | 用弯钳于距离子宫角3cm钳夹输卵管，用双极电凝于距离子宫角1cm处的输卵管峡部凝闭输卵管 |
| 切断输卵管 | 备单极电钩、超声刀，于凝闭输卵管中部切断输卵管，并将切断后的双侧输卵管断端向双侧稍游离 |
| 缝扎输卵管 | 用2-0可吸收缝线于距离输卵管断端0.5cm处分别缝扎双侧输卵管断端 |
| 冲洗盆腔，检查术野 | 生理盐水冲洗盆腔，检查术野，出血处电凝止血 |
| 手术结束 | 清点手术用物，缝合手术切口，协助取仰卧位，适当约束患者并保暖 |

【关键点】

手术中使用三通排烟管，减少室内废气污染，保持术野的清晰。

（秦　敏　梁晓杜）

## 第四节　腹腔镜下输卵管修复整形术手术配合

输卵管修复整形术适用于输卵管伞端闭塞及输卵管积水的不孕患者（图4-7）。

【手术适应证】

1. 输卵管伞端闭塞。

2. 输卵管积水的不孕患者。

【手术用物准备】

1. **布类及一次性用物**　手术盆、手术衣、剖腹单、手套、手术刀片、可吸收缝线、一次性吸引管、腹腔镜套等。

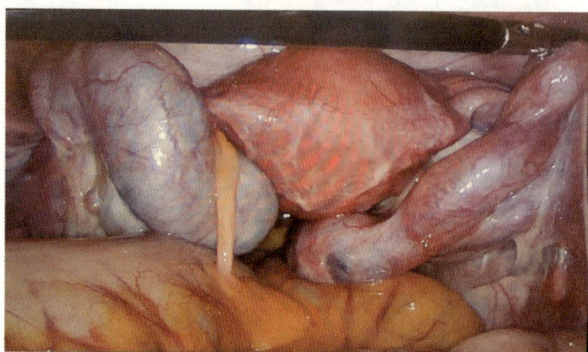

图 4-7    输卵管伞端闭塞

2. **手术器械**    腹腔镜手术器械、能量器械。

3. **手术设备**    腹腔镜手术设备、能量设备。

【手术体位】

仰卧位。

【手术步骤及配合】

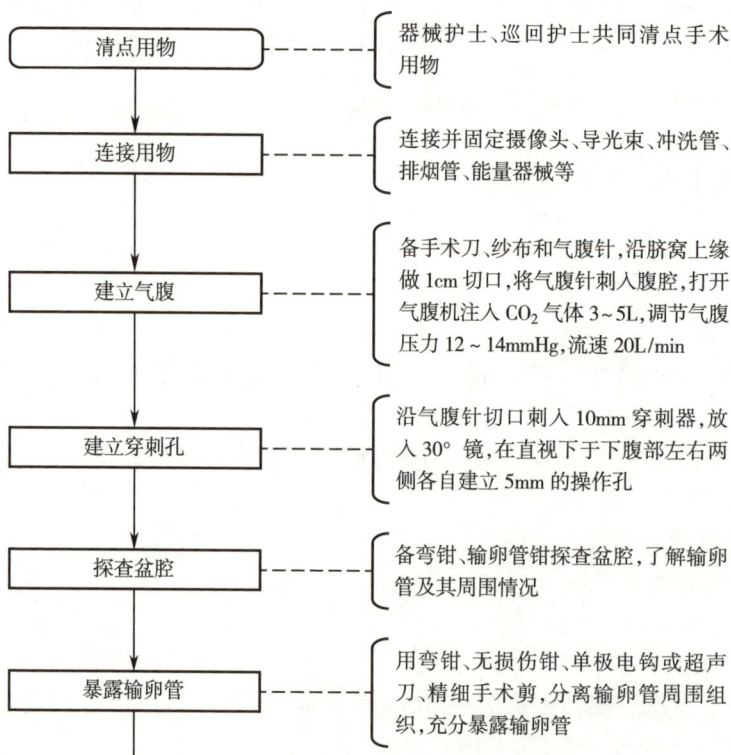

| 清点用物 | 器械护士、巡回护士共同清点手术用物 |

| 连接用物 | 连接并固定摄像头、导光束、冲洗管、排烟管、能量器械等 |

| 建立气腹 | 备手术刀、纱布和气腹针,沿脐窝上缘做 1cm 切口,将气腹针刺入腹腔,打开气腹机注入 $CO_2$ 气体 3～5L,调节气腹压力 12～14mmHg,流速 20L/min |

| 建立穿刺孔 | 沿气腹针切口刺入 10mm 穿刺器,放入 30° 镜,在直视下于下腹部左右两侧各自建立 5mm 的操作孔 |

| 探查盆腔 | 备弯钳、输卵管钳探查盆腔,了解输卵管及其周围情况 |

| 暴露输卵管 | 用弯钳、无损伤钳、单极电钩或超声刀、精细手术剪,分离输卵管周围组织,充分暴露输卵管 |

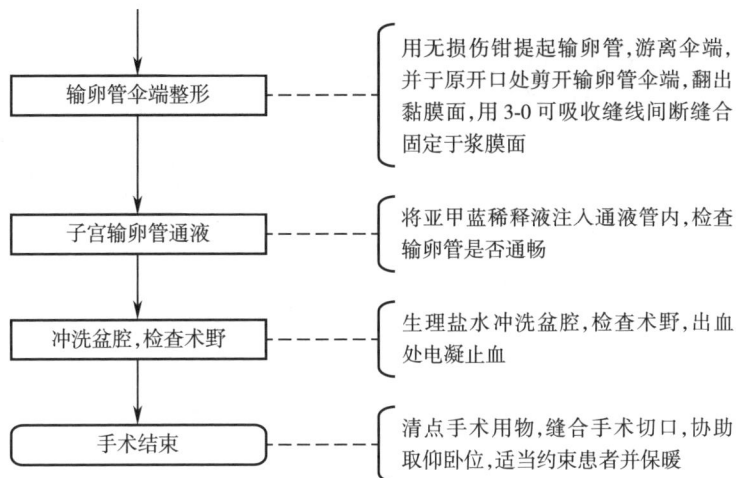

```
                ↓
┌─────────────────────┐       ⎧ 用无损伤钳提起输卵管,游离伞端,
│   输卵管伞端整形     │- - - - ⎨ 并于原开口处剪开输卵管伞端,翻出
└─────────────────────┘       ⎩ 黏膜面,用 3-0 可吸收缝线间断缝合
                ↓                固定于浆膜面
┌─────────────────────┐       ⎧ 将亚甲蓝稀释液注入通液管内,检查
│   子宫输卵管通液     │- - - - ⎨ 输卵管是否通畅
└─────────────────────┘       ⎩
                ↓
┌─────────────────────┐       ⎧ 生理盐水冲洗盆腔,检查术野,出血
│   冲洗盆腔,检查术野  │- - - - ⎨ 处电凝止血
└─────────────────────┘       ⎩
                ↓
╭─────────────────────╮       ⎧ 清点手术用物,缝合手术切口,协助
│     手术结束         │- - - - ⎨ 取仰卧位,适当约束患者并保暖
╰─────────────────────╯       ⎩
```

【关键点】

1. **正确选择缝线**　输卵管伞端缝合宜选用 3-0 船形可吸收缝线,其针型适合输卵管和输卵管伞端的缝合。

2. **术中注意输卵管保护**　牵拉输卵管选用无损伤钳,操作过程中动作轻柔,尽可能减少输卵管损伤。

（严隆英　龚俊铭）

# 第五节　腹腔镜下输卵管吻合术手术配合

切除输卵管阻塞部分(图 4-8)并连接输卵管两断端的手术被称为输卵管吻合术,临床常见的输卵管吻合术有输卵管端 - 端吻合术、子宫输卵管吻合术(输卵管宫角植入术)两种。腹腔镜下输卵管吻合术,能够精确切除输卵管阻塞和病变部分,具有创面对合好、组织损伤少的优点,有效减少盆腔粘连,提高了术后输卵管的通畅率和妊娠率。

【手术适应证】

1. 输卵管结扎术后要求恢复生育能力者。

2. 输卵管峡部和间质部阻塞要求恢复生育能力者。

【手术用物准备】

1. **布类及一次性用物**　手术盆、手术衣、剖腹单、手套、手术刀片、可吸收缝线、一次性吸引管、腹腔镜套等。

2. **手术器械**　腹腔镜手术器械、能量器械。

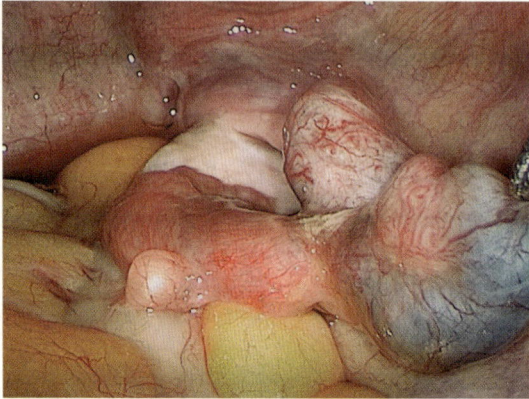

图 4-8    输卵管阻塞

3. **手术设备**    腹腔镜手术设备、能量设备。

【手术体位】

仰卧位。

【手术步骤及配合】

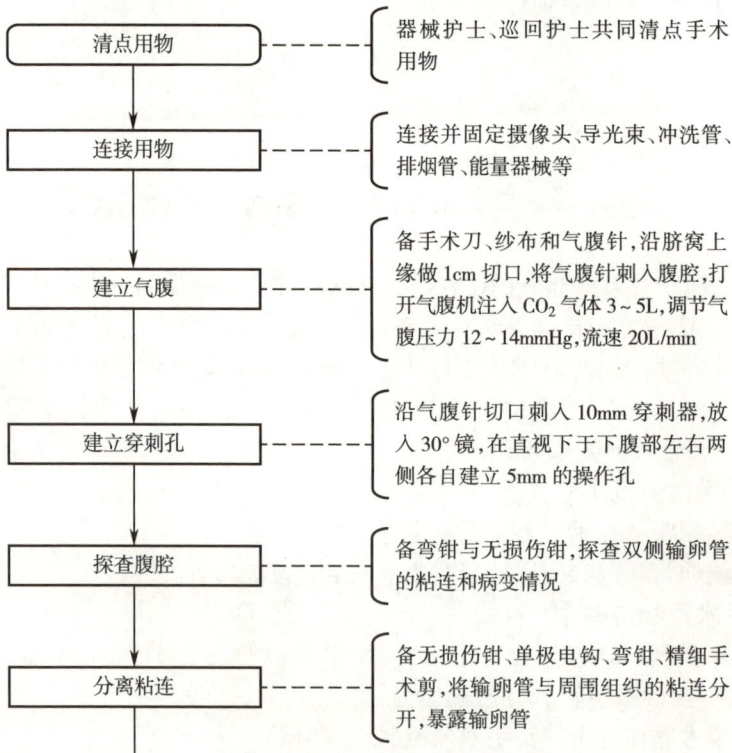

| 清点用物 | 器械护士、巡回护士共同清点手术用物 |
| --- | --- |
| 连接用物 | 连接并固定摄像头、导光束、冲洗管、排烟管、能量器械等 |
| 建立气腹 | 备手术刀、纱布和气腹针,沿脐窝上缘做 1cm 切口,将气腹针刺入腹腔,打开气腹机注入 $CO_2$ 气体 3~5L,调节气腹压力 12~14mmHg,流速 20L/min |
| 建立穿刺孔 | 沿气腹针切口刺入 10mm 穿刺器,放入 30° 镜,在直视下于下腹部左右两侧各自建立 5mm 的操作孔 |
| 探查腹腔 | 备弯钳与无损伤钳,探查双侧输卵管的粘连和病变情况 |
| 分离粘连 | 备无损伤钳、单极电钩、弯钳、精细手术剪,将输卵管与周围组织的粘连分开,暴露输卵管 |

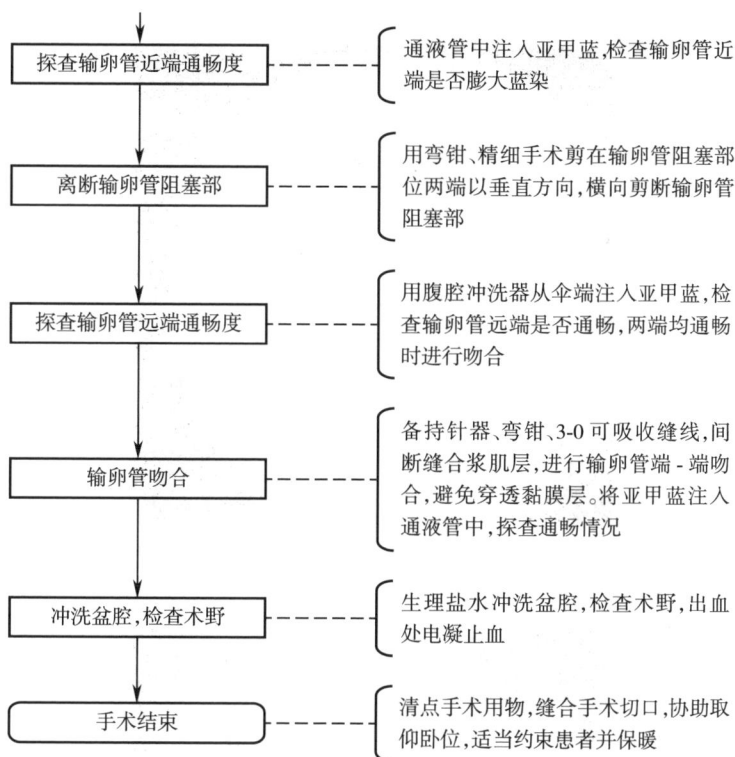

```
┌─────────────────────┐     ┌ 通液管中注入亚甲蓝,检查输卵管近
│ 探查输卵管近端通畅度 │ ─ ─ ┤ 端是否膨大蓝染
└─────────────────────┘     └
          │
          ▼
┌─────────────────────┐     ┌ 用弯钳、精细手术剪在输卵管阻塞部
│   离断输卵管阻塞部   │ ─ ─ ┤ 位两端以垂直方向,横向剪断输卵管
└─────────────────────┘     └ 阻塞部
          │
          ▼
┌─────────────────────┐     ┌ 用腹腔冲洗器从伞端注入亚甲蓝,检
│ 探查输卵管远端通畅度 │ ─ ─ ┤ 查输卵管远端是否通畅,两端均通畅
└─────────────────────┘     └ 时进行吻合
          │
          ▼                        备持针器、弯钳、3-0 可吸收缝线,间
┌─────────────────────┐     ┌ 断缝合浆肌层,进行输卵管端 - 端吻
│     输卵管吻合       │ ─ ─ ┤ 合,避免穿透黏膜层。将亚甲蓝注入
└─────────────────────┘     └ 通液管中,探查通畅情况
          │
          ▼
┌─────────────────────┐     ┌ 生理盐水冲洗盆腔,检查术野,出血
│ 冲洗盆腔,检查术野    │ ─ ─ ┤ 处电凝止血
└─────────────────────┘     └
          │
          ▼
╭─────────────────────╮     ┌ 清点手术用物,缝合手术切口,协助取
│     手术结束         │ ─ ─ ┤ 仰卧位,适当约束患者并保暖
╰─────────────────────╯     └
```

【关键点】

输卵管吻合可选用 3-0 船形可吸收缝线或 4-0 可吸收缝线缝合,其针型适合输卵管和输卵管伞端的缝合。

（龚俊铭　李云飞）

## 第六节　宫腹腔镜下输卵管插管联合导丝介入术手术配合

宫腹腔镜下输卵管插管联合导丝介入术（图 4-9）是指在腹腔镜监视下,使用宫腔镜经阴道、子宫颈、子宫角向输卵管插入输卵管导管,进行输卵管插管和疏通,再通过导丝对堵塞的输卵管（图 4-10）进行复通分离的治疗过程。

【手术适应证】

1. 输卵管峡部、间质部、壶腹部近端堵塞。
2. 输卵管通而不畅,过细或者扭曲。

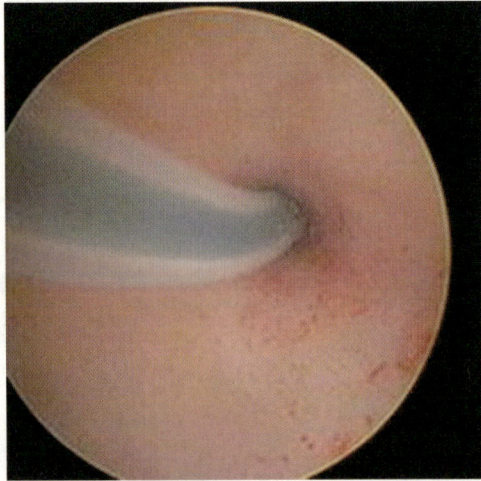

图 4-9　宫腹腔镜下输卵管插管联合导丝介入术

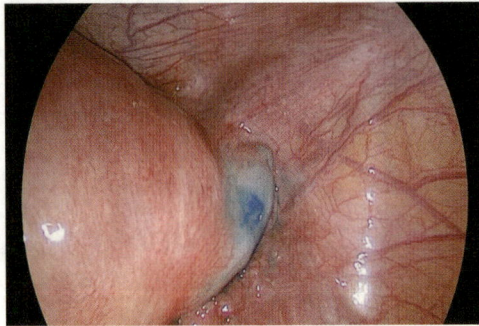

图 4-10　输卵管峡部堵塞

【手术用物准备】

1. **布类及一次性用物**　手术盆、手术衣、剖腹单、手套、手术刀片、可吸收缝线、一次性吸引管、腹腔镜套、医用手术薄膜(脑科)、一次性子宫角套管(图 4-11~ 图 4-12)等。

2. **手术器械**　腹腔镜手术器械、宫腔镜手术器械、能量器械。

3. **手术设备**　腹腔镜手术设备、宫腔镜手术设备、能量设备。

【手术体位】

仰卧位。

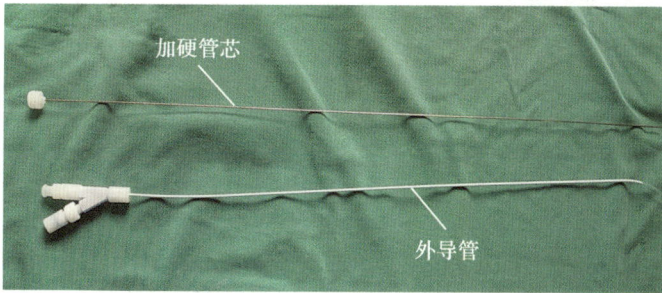

图 4-11　输卵管介入用外导管及加硬管芯

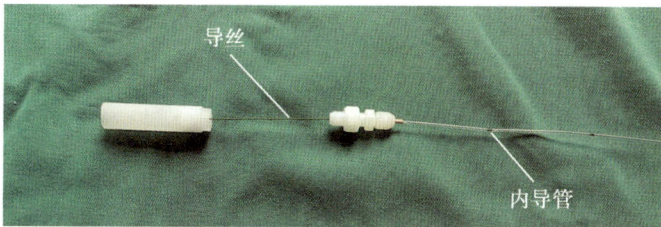

图 4-12　输卵管介入用内导管及导丝

【手术步骤及配合】

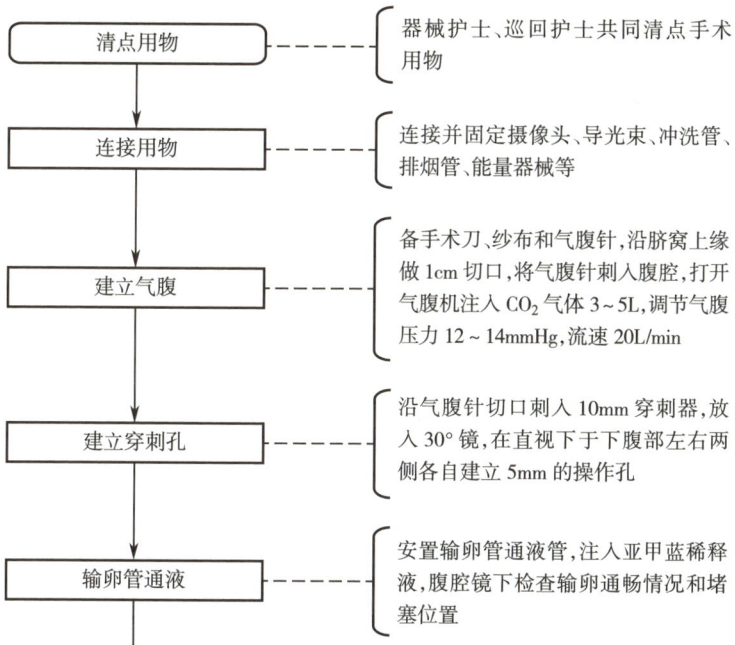

| 清点用物 | ----- | 器械护士、巡回护士共同清点手术用物 |
| 连接用物 | ----- | 连接并固定摄像头、导光束、冲洗管、排烟管、能量器械等 |
| 建立气腹 | ----- | 备手术刀、纱布和气腹针,沿脐窝上缘做 1cm 切口,将气腹针刺入腹腔,打开气腹机注入 $CO_2$ 气体 3~5L,调节气腹压力 12~14mmHg,流速 20L/min |
| 建立穿刺孔 | ----- | 沿气腹针切口刺入 10mm 穿刺器,放入 30° 镜,在直视下于下腹部左右两侧各自建立 5mm 的操作孔 |
| 输卵管通液 | ----- | 安置输卵管通液管,注入亚甲蓝稀释液,腹腔镜下检查输卵通畅情况和堵塞位置 |

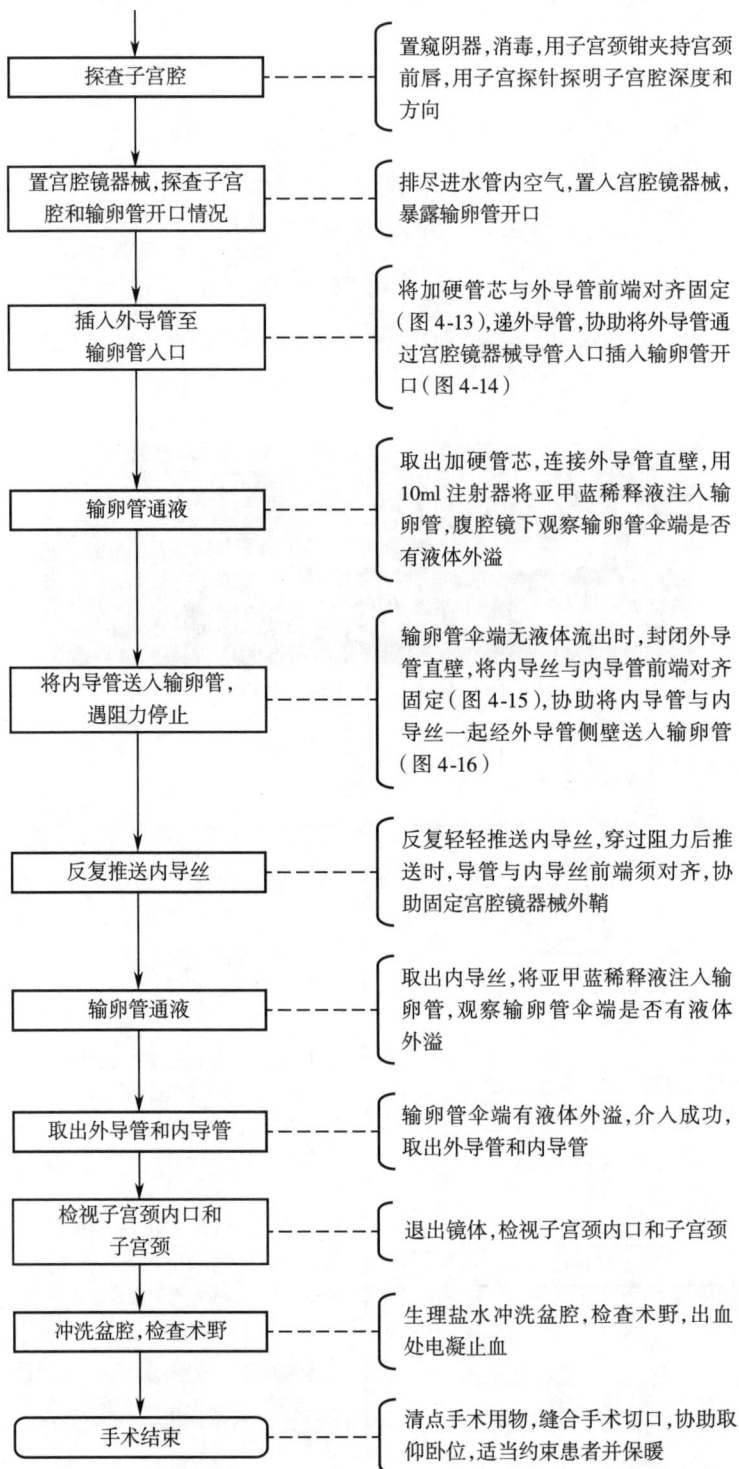

```
        │
        ▼
┌─────────────────┐        ┌ 置窥阴器,消毒,用子宫颈钳夹持宫颈
│   探查子宫腔     │ ─ ─ ─ ┤ 前唇,用子宫探针探明子宫腔深度和
└─────────────────┘        └ 方向
        │
        ▼
┌─────────────────┐        ┌ 排尽进水管内空气,置入宫腔镜器械,
│ 置宫腔镜器械,探查子宫│ ─ ─ ─ ┤ 暴露输卵管开口
│ 腔和输卵管开口情况 │        └
└─────────────────┘
        │
        ▼
┌─────────────────┐        ┌ 将加硬管芯与外导管前端对齐固定
│   插入外导管至    │ ─ ─ ─ ┤ (图4-13),递外导管,协助将外导管通
│   输卵管入口     │        │ 过宫腔镜器械导管入口插入输卵管开
└─────────────────┘        └ 口(图4-14)
        │
        ▼
┌─────────────────┐        ┌ 取出加硬管芯,连接外导管直壁,用
│   输卵管通液     │ ─ ─ ─ ┤ 10ml注射器将亚甲蓝稀释液注入输
└─────────────────┘        │ 卵管,腹腔镜下观察输卵管伞端是否
                           └ 有液体外溢
        │
        ▼
┌─────────────────┐        ┌ 输卵管伞端无液体流出时,封闭外导
│ 将内导管送入输卵管, │ ─ ─ ─ ┤ 管直壁,将内导丝与内导管前端对齐
│   遇阻力停止     │        │ 固定(图4-15),协助将内导管与内导
└─────────────────┘        │ 丝一起经外导管侧壁送入输卵管
                           └ (图4-16)
        │
        ▼
┌─────────────────┐        ┌ 反复轻轻推送内导丝,穿过阻力后推
│   反复推送内导丝  │ ─ ─ ─ ┤ 送时,导管与内导丝前端须对齐,协
└─────────────────┘        │ 助固定宫腔镜器械外鞘
                           └
        │
        ▼
┌─────────────────┐        ┌ 取出内导丝,将亚甲蓝稀释液注入输
│   输卵管通液     │ ─ ─ ─ ┤ 卵管,观察输卵管伞端是否有液体
└─────────────────┘        │ 外溢
                           └
        │
        ▼
┌─────────────────┐        ┌ 输卵管伞端有液体外溢,介入成功,
│  取出外导管和内导管 │ ─ ─ ─ ┤ 取出外导管和内导管
└─────────────────┘        └
        │
        ▼
┌─────────────────┐        ┌ 退出镜体,检视子宫颈内口和子宫颈
│  检视子宫颈内口和  │ ─ ─ ─ ┤
│   子宫颈       │        └
└─────────────────┘
        │
        ▼
┌─────────────────┐        ┌ 生理盐水冲洗盆腔,检查术野,出血
│ 冲洗盆腔,检查术野 │ ─ ─ ─ ┤ 处电凝止血
└─────────────────┘        └
        │
        ▼
╭─────────────────╮        ┌ 清点手术用物,缝合手术切口,协助取
│   手术结束      │ ─ ─ ─ ┤ 仰卧位,适当约束患者并保暖
╰─────────────────╯        └
```

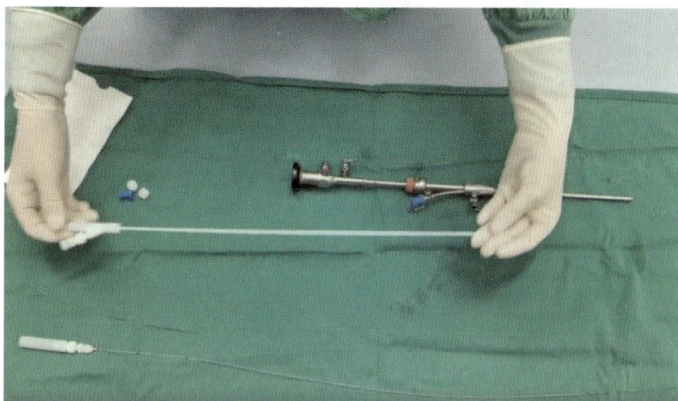

图 4-13　对齐固定加硬管芯与外导管前端

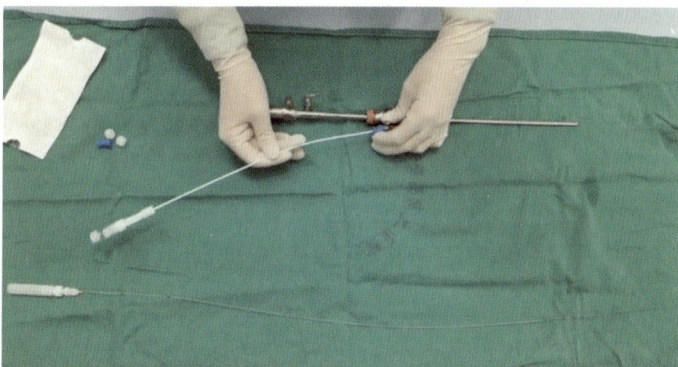

图 4-14　将外导管插入宫腔镜器械导管入口

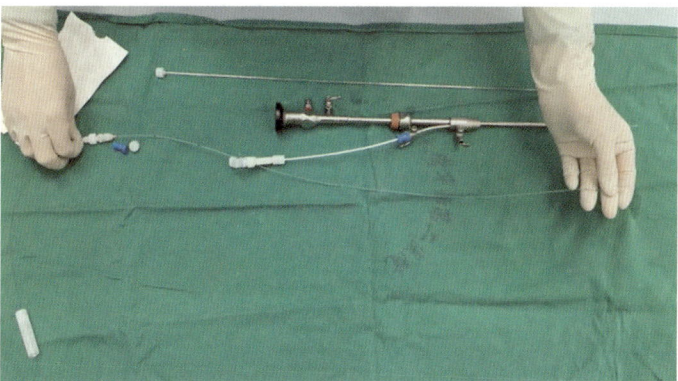

图 4-15　对齐固定内导丝与内导管前端

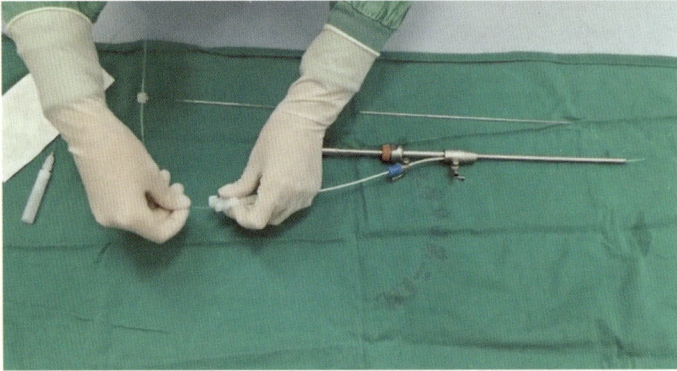

图 4-16　将内导管与内导丝插入外导管侧壁

【关键点】

1. 备两套腔镜摄像设备。
2. 使用硬导丝时,注意不要超出外导管,避免损伤子宫角。

（黄晓庆　陈　理）

## 第七节　腹腔镜下卵巢输卵管切除术手术配合

卵巢输卵管切除术是治疗卵巢肿瘤（图 4-17）的主要手段,多用于输卵管、卵巢均有病变时一并切除,同时应根据患者年龄、有无生育要求等综合因素考虑。

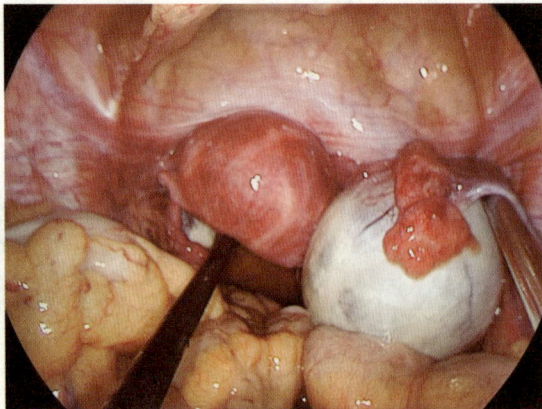

图 4-17　卵巢良性肿瘤

【手术适应证】

1. 卵巢良性或交界性肿瘤无法保留卵巢患者。

2. 输卵管卵巢等妇科炎症,保守治疗无效果患者。

3. 卵巢肿瘤扭转或破裂不能保留卵巢患者。

4. 乳腺癌等须行卵巢去势手术者。

【手术用物准备】

1. **布类及一次性用物**　手术盆、手术衣、剖腹单、手套、手术刀片、可吸收缝线、一次性吸引管、腹腔镜套等。

2. **手术器械**　腹腔镜手术器械、能量器械。

3. **手术设备**　腹腔镜手术设备、能量设备。

【手术体位】

仰卧位。

【手术步骤及配合】

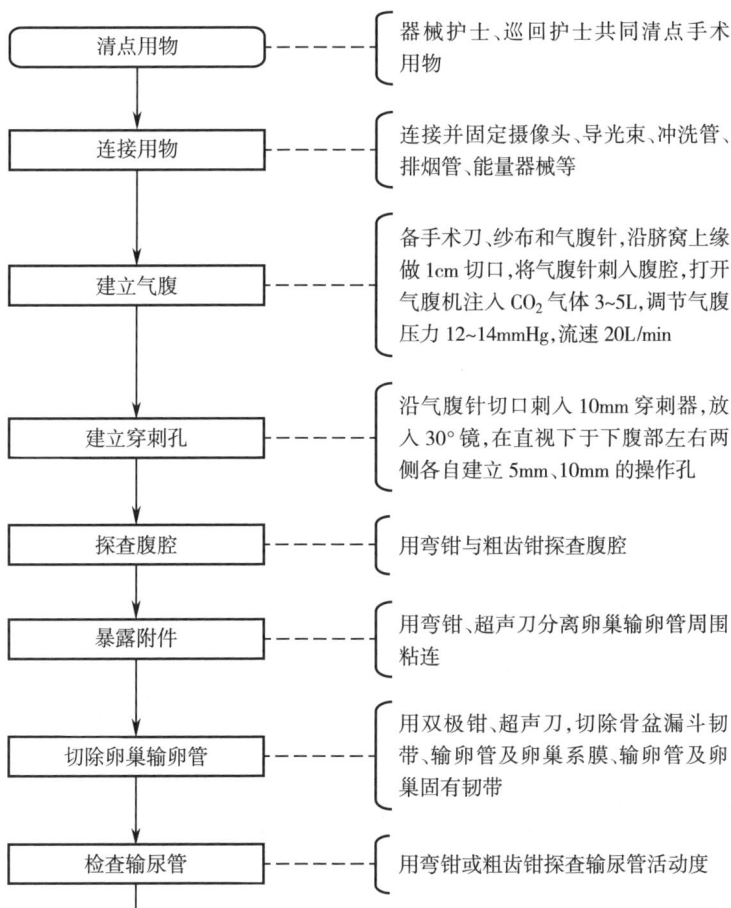

| 步骤 | 配合 |
| --- | --- |
| 清点用物 | 器械护士、巡回护士共同清点手术用物 |
| 连接用物 | 连接并固定摄像头、导光束、冲洗管、排烟管、能量器械等 |
| 建立气腹 | 备手术刀、纱布和气腹针,沿脐窝上缘做 1cm 切口,将气腹针刺入腹腔,打开气腹机注入 $CO_2$ 气体 3~5L,调节气腹压力 12~14mmHg,流速 20L/min |
| 建立穿刺孔 | 沿气腹针切口刺入 10mm 穿刺器,放入 30° 镜,在直视下于下腹部左右两侧各自建立 5mm、10mm 的操作孔 |
| 探查腹腔 | 用弯钳与粗齿钳探查腹腔 |
| 暴露附件 | 用弯钳、超声刀分离卵巢输卵管周围粘连 |
| 切除卵巢输卵管 | 用双极钳、超声刀,切除骨盆漏斗韧带、输卵管及卵巢系膜、输卵管及卵巢固有韧带 |
| 检查输尿管 | 用弯钳或粗齿钳探查输尿管活动度 |

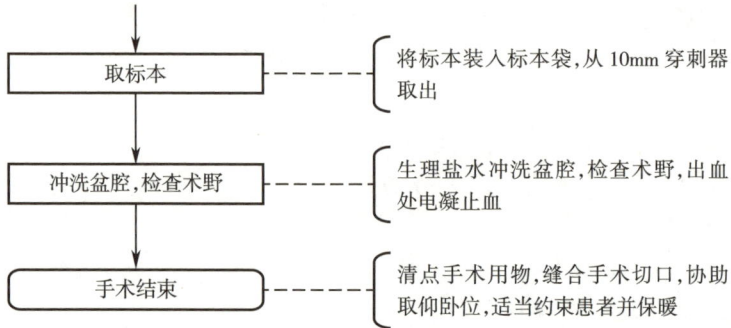

```
     ↓
┌─────────────────┐      ┌ 将标本装入标本袋,从 10mm 穿刺器
│     取标本       │╌╌╌╌╌┤ 取出
└─────────────────┘      └
     ↓
┌─────────────────┐      ┌ 生理盐水冲洗盆腔,检查术野,出血
│ 冲洗盆腔,检查术野 │╌╌╌╌╌┤ 处电凝止血
└─────────────────┘      └
     ↓
┌─────────────────┐      ┌ 清点手术用物,缝合手术切口,协助
│    手术结束      │╌╌╌╌╌┤ 取仰卧位,适当约束患者并保暖
└─────────────────┘      └
```

【关键点】

检查标本袋完整性:取出标本后,立即检查其完整性,如有缺损,立即进行查找,防止标本袋破损部分遗留患者体腔。

(黄晓丹　胡世泉)

## 第八节　腹腔镜下多囊卵巢打孔术手术配合

多囊卵巢综合征是育龄期妇女内分泌及代谢异常所致的一种常见的、复杂的妇科疾病,以雄激素过高的临床或生化表现、卵巢多囊改变、持续无排卵为特征(图 4-18)。临床上主要表现为月经周期不规律、不孕、多毛或痤疮。腹腔镜下多囊卵巢打孔术是指在腹腔镜的监视下,在卵巢皮质上多处打孔,从而诱导排卵,提高妊娠率,是目前治疗多囊卵巢综合征相对安全有效的微创手术方式。

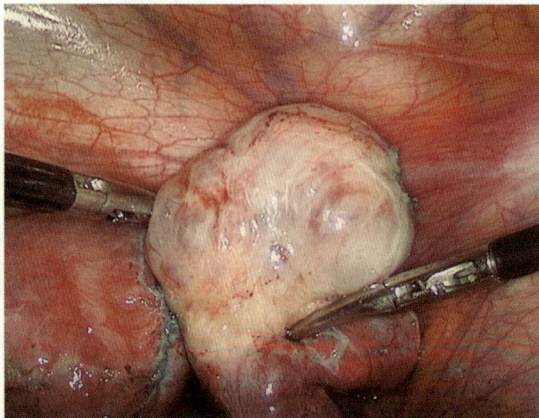

图 4-18　多囊卵巢综合征

【手术用物准备】

1. **布类及一次性用物** 手术盆、手术衣、剖腹单、手套、手术刀片、可吸收缝线、一次性吸引管、腹腔镜套等。

2. **手术器械** 腹腔镜手术器械、能量器械、针状电极。

3. **手术设备** 腹腔镜手术设备、能量设备。

【手术体位】

仰卧位。

【手术步骤及配合】

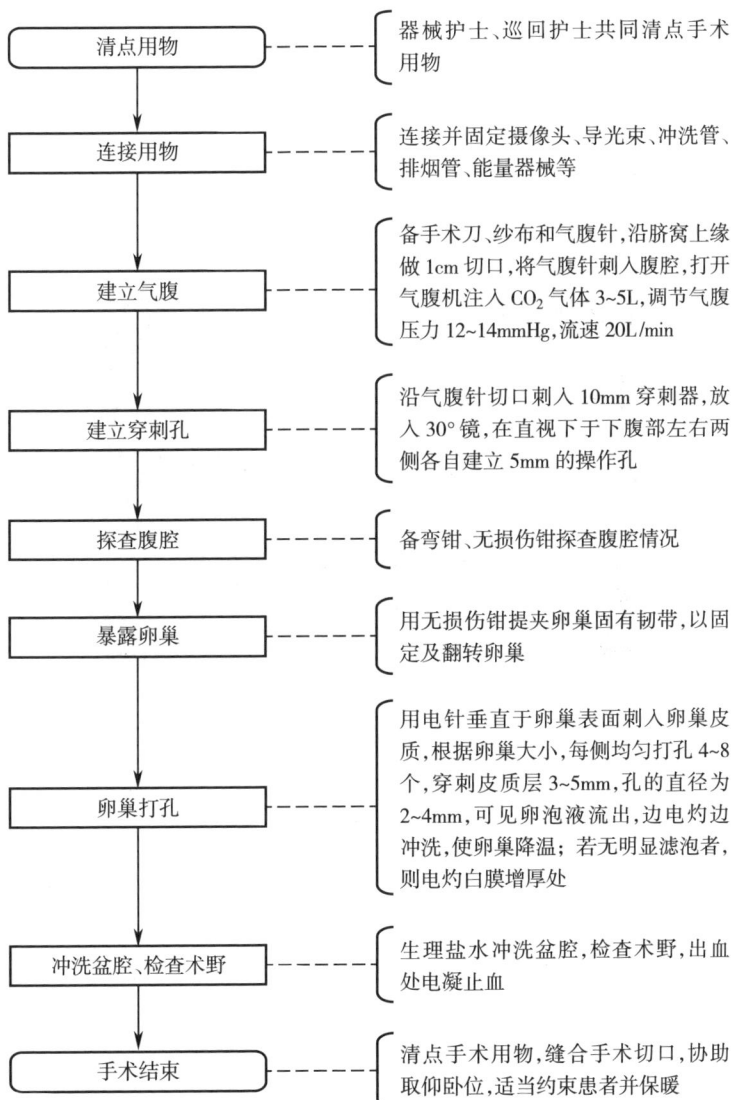

| 步骤 | 配合 |
|---|---|
| 清点用物 | 器械护士、巡回护士共同清点手术用物 |
| 连接用物 | 连接并固定摄像头、导光束、冲洗管、排烟管、能量器械等 |
| 建立气腹 | 备手术刀、纱布和气腹针,沿脐窝上缘做 1cm 切口,将气腹针刺入腹腔,打开气腹机注入 $CO_2$ 气体 3~5L,调节气腹压力 12~14mmHg,流速 20L/min |
| 建立穿刺孔 | 沿气腹针切口刺入 10mm 穿刺器,放入 30° 镜,在直视下于下腹部左右两侧各自建立 5mm 的操作孔 |
| 探查腹腔 | 备弯钳、无损伤钳探查腹腔情况 |
| 暴露卵巢 | 用无损伤钳提夹卵巢固有韧带,以固定及翻转卵巢 |
| 卵巢打孔 | 用电针垂直于卵巢表面刺入卵巢皮质,根据卵巢大小,每侧均匀打孔 4~8 个,穿刺皮质层 3~5mm,孔的直径为 2~4mm,可见卵泡液流出,边电灼边冲洗,使卵巢降温;若无明显滤泡者,则电灼白膜增厚处 |
| 冲洗盆腔、检查术野 | 生理盐水冲洗盆腔,检查术野,出血处电凝止血 |
| 手术结束 | 清点手术用物,缝合手术切口,协助取仰卧位,适当约束患者并保暖 |

【关键点】

1. **减少高温对卵巢的损伤**　电灼打孔时,用生理盐水冲洗降温,避免温度过高损伤卵巢。

2. **打孔数目**　具体数目需视卵巢大小而定,一侧卵巢上打孔不宜过多,通常打孔4~8个。

3. **正确使用电针**　由于电针尖部非常锐利,在进出腹腔时,应注意防止针尖损伤其他组织,用后及时检查电针针尖完整性。

（黄晓丹　向冬梅）

## 第九节　腹腔镜下卵巢楔形切除术手术配合

多囊卵巢综合征（图4-19）可导致月经不调、不孕、多毛等症状,部分患者经保守治疗后效果不佳。腹腔镜下卵巢楔形切除术可诱导排卵,提高妊娠率。

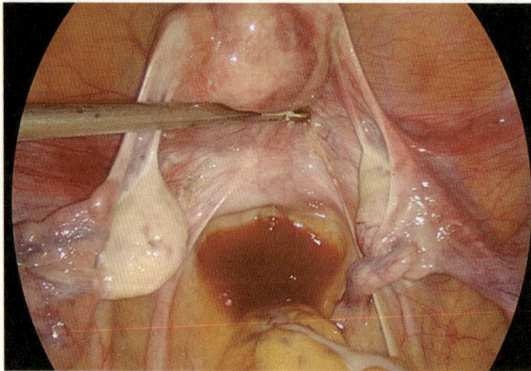

图4-19　卵巢多囊样改变

【手术适应证】

1. 多囊卵巢综合征患者。

2. 卵巢过度刺激综合征需要切除部分卵巢者。

3. 保留双侧卵巢的年轻宫颈癌患者。

【手术用物准备】

1. **布类及一次性用物**　手术盆、手术衣、剖腹单、手套、手术刀片、可吸收缝线、一次性吸引管、腹腔镜套等。

2. **手术器械**　腹腔镜手术器械、能量器械、针状电极。

3. **手术设备**　腹腔镜手术设备、能量设备。

【手术体位】
仰卧位。
【手术步骤及配合】

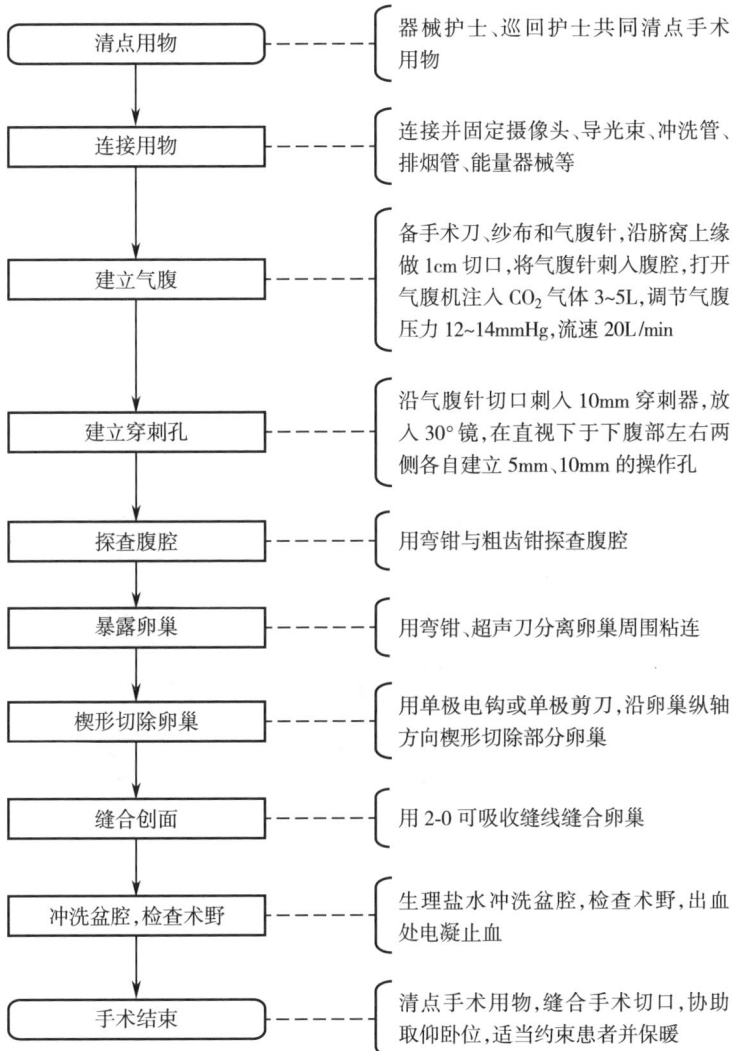

| 清点用物 | 器械护士、巡回护士共同清点手术用物 |
|---|---|
| 连接用物 | 连接并固定摄像头、导光束、冲洗管、排烟管、能量器械等 |
| 建立气腹 | 备手术刀、纱布和气腹针,沿脐窝上缘做 1cm 切口,将气腹针刺入腹腔,打开气腹机注入 $CO_2$ 气体 3~5L,调节气腹压力 12~14mmHg,流速 20L/min |
| 建立穿刺孔 | 沿气腹针切口刺入 10mm 穿刺器,放入 30° 镜,在直视下于下腹部左右两侧各自建立 5mm、10mm 的操作孔 |
| 探查腹腔 | 用弯钳与粗齿钳探查腹腔 |
| 暴露卵巢 | 用弯钳、超声刀分离卵巢周围粘连 |
| 楔形切除卵巢 | 用单极电钩或单极剪刀,沿卵巢纵轴方向楔形切除部分卵巢 |
| 缝合创面 | 用 2-0 可吸收缝线缝合卵巢 |
| 冲洗盆腔,检查术野 | 生理盐水冲洗盆腔,检查术野,出血处电凝止血 |
| 手术结束 | 清点手术用物,缝合手术切口,协助取仰卧位,适当约束患者并保暖 |

【关键点】
及时清洁电凝器械:电凝器械钳端血痂影响器械的使用性能,器械护士应及时清理。

（邓　骏　胡世泉）

## 第十节　腹腔镜下卵巢子宫内膜异位囊肿剥除术手术配合

子宫内膜异位症是指子宫体以外的部位出现了具有生长功能的子宫内膜组织(腺体和间质),其中以卵巢、直肠子宫陷凹和子宫骶韧带部位最为常见。子宫内膜异位症的特点为:生育年龄妇女较多见,可引起疼痛及不孕;发病率呈明显上升趋势;症状与体征及疾病的严重程度不成比例;病灶范围广、形态多样;浸润性极强,可形成广泛、严重的粘连;为激素依赖性,易复发。异位于卵巢的子宫内膜会随月经周期反复出血,在卵巢内形成含有陈旧性积血的囊肿,陈旧性积血呈咖啡色,黏稠如糊状,似巧克力样,又称"巧克力囊肿"(图4-20)。该囊肿容易破裂,导致盆腔内出血,久之形成不同程度的盆腹腔粘连。

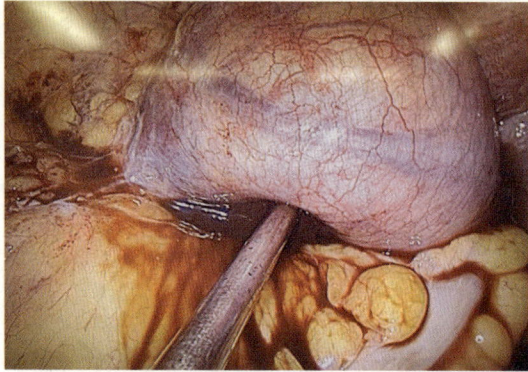

图4-20　巧克力囊肿

【手术适应证】
1. 有痛经和慢性盆腔痛症状者。
2. 卵巢囊肿达到或超过5cm者。
3. 月经异常、不孕者。
4. 急腹痛患者。
5. 其他特殊部位症状者。

【手术用物准备】
1. **布类及一次性用物**　手术盆、手术衣、剖腹单、手套、手术刀片、可吸收缝线、一次性吸引管、腹腔镜套等。
2. **手术器械**　腹腔镜手术器械、能量器械。
3. **手术设备**　腹腔镜手术设备、能量设备。

【手术体位】

仰卧位。

【手术步骤及配合】

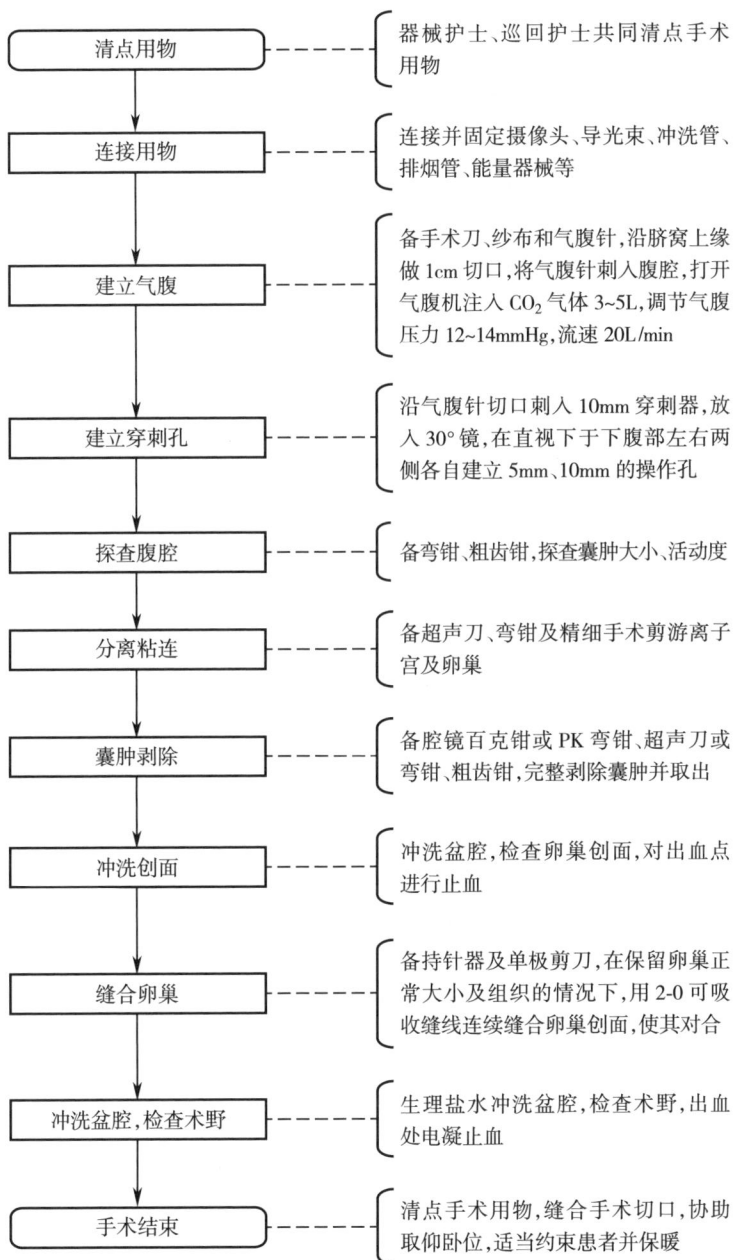

| 清点用物 | ---- | 器械护士、巡回护士共同清点手术用物 |
|---|---|---|
| 连接用物 | ---- | 连接并固定摄像头、导光束、冲洗管、排烟管、能量器械等 |
| 建立气腹 | ---- | 备手术刀、纱布和气腹针,沿脐窝上缘做 1cm 切口,将气腹针刺入腹腔,打开气腹机注入 $CO_2$ 气体 3~5L,调节气腹压力 12~14mmHg,流速 20L/min |
| 建立穿刺孔 | ---- | 沿气腹针切口刺入 10mm 穿刺器,放入 30° 镜,在直视下于下腹部左右两侧各自建立 5mm、10mm 的操作孔 |
| 探查腹腔 | ---- | 备弯钳、粗齿钳,探查囊肿大小、活动度 |
| 分离粘连 | ---- | 备超声刀、弯钳及精细手术剪游离子宫及卵巢 |
| 囊肿剥除 | ---- | 备腔镜百克钳或 PK 弯钳、超声刀或弯钳、粗齿钳,完整剥除囊肿并取出 |
| 冲洗创面 | ---- | 冲洗盆腔,检查卵巢创面,对出血点进行止血 |
| 缝合卵巢 | ---- | 备持针器及单极剪刀,在保留卵巢正常大小及组织的情况下,用 2-0 可吸收缝线连续缝合卵巢创面,使其对合 |
| 冲洗盆腔,检查术野 | ---- | 生理盐水冲洗盆腔,检查术野,出血处电凝止血 |
| 手术结束 | ---- | 清点手术用物,缝合手术切口,协助取仰卧位,适当约束患者并保暖 |

【关键点】

彻底冲洗术野及盆腔：对于破裂的囊肿，可以充分吸出其囊液，用 37~40℃生理盐水反复冲洗术野及盆腔，避免内膜异位病灶种植。

（黄晓丹　戚　齐）

## 第十一节　腹腔镜下子宫悬吊术手术配合

腹腔镜下子宫悬吊术是指通过缩短子宫圆韧带，使子宫呈前倾前屈位，又称圆韧带悬吊术。

【手术适应证】

后位子宫有生育要求的年轻女性患者。

【手术用物准备】

1. **布类及一次性用物**　手术盆、手术衣、剖腹单、手套、手术刀片、可吸收缝线、一次性吸引管、腹腔镜套、0号带针丝线等。

2. **手术器械**　腹腔镜手术器械、能量器械。

3. **手术设备**　腹腔镜手术设备、能量设备。

【手术体位】

仰卧位。

【手术步骤及配合】

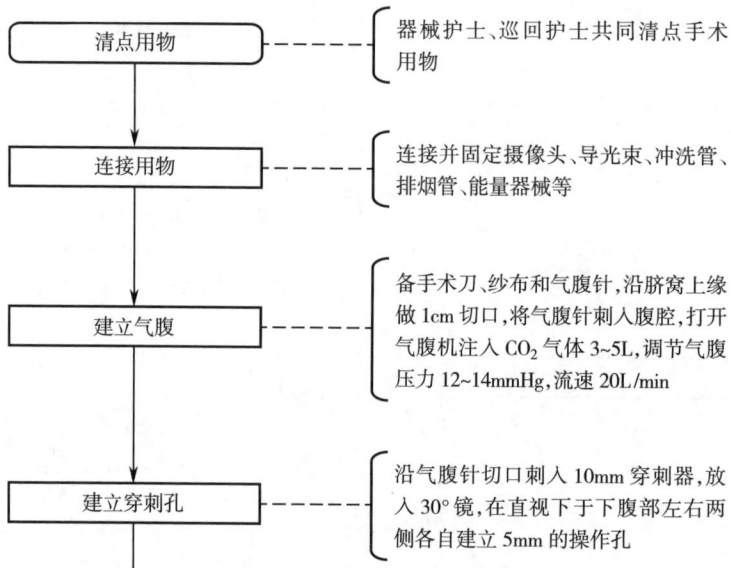

| 清点用物 | ┈ | 器械护士、巡回护士共同清点手术用物 |
|---|---|---|
| 连接用物 | ┈ | 连接并固定摄像头、导光束、冲洗管、排烟管、能量器械等 |
| 建立气腹 | ┈ | 备手术刀、纱布和气腹针，沿脐窝上缘做1cm切口，将气腹针刺入腹腔，打开气腹机注入$CO_2$气体3~5L，调节气腹压力12~14mmHg，流速20L/min |
| 建立穿刺孔 | ┈ | 沿气腹针切口刺入10mm穿刺器，放入30°镜，在直视下于下腹部左右两侧各自建立5mm的操作孔 |

```
          │
          ▼
┌──────────────────┐          备腔镜弯钳,钳夹子宫圆韧带边缘。
│   缝合子宫圆韧带   │- - - -  用 0 号带针丝线(图 4-21)将子宫圆
└──────────────────┘          韧带紧缩缝合(图 4-22),同法处理对
          │                   侧子宫圆韧带(图 4-23)
          ▼
┌──────────────────┐          生理盐水冲洗盆腔,检查术野,出血
│  冲洗盆腔、检查术野 │- - - -  处电凝止血
└──────────────────┘
          │
          ▼
┌──────────────────┐          清点手术用物,缝合手术切口,协助
│     手术结束       │- - - -  取仰卧位,适当约束患者并保暖
└──────────────────┘
```

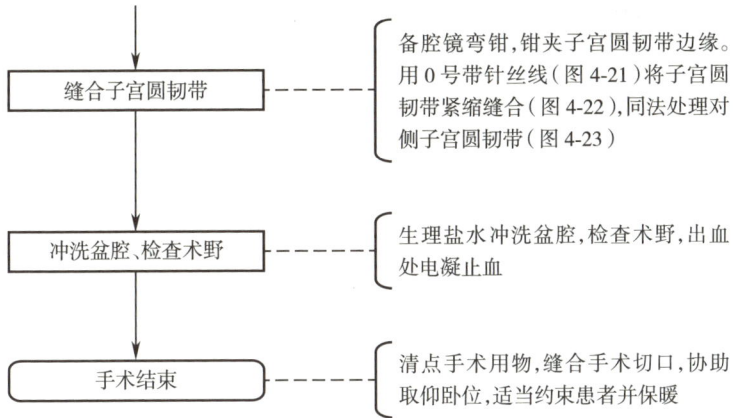

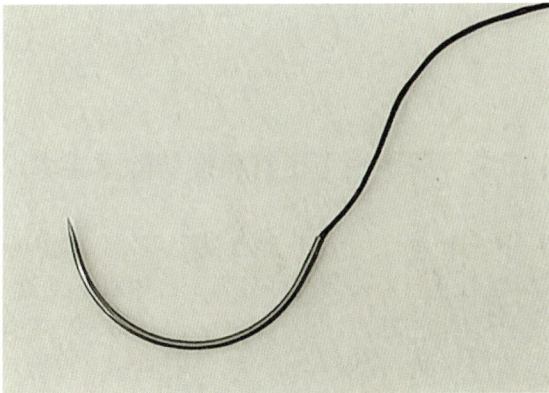

图 4-21　子宫悬吊缝线

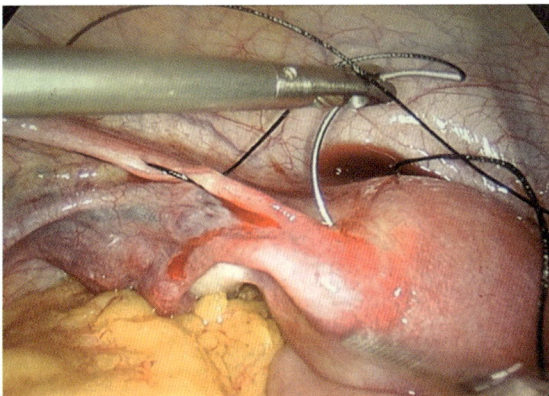

图 4-22　缝合子宫圆韧带

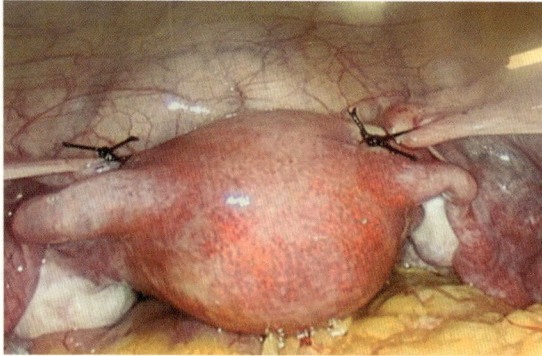

图 4-23    子宫悬吊完毕示图

【关键点】
正确选择缝线：选择不可吸收 0 号带针丝线缝合子宫圆韧带。

（郑 丹    贺晓燕）

## 第十二节    腹腔镜下子宫肌瘤切除术手术配合

子宫肌瘤由平滑肌组织增生形成，是女性生殖器最常见的良性肿瘤，多见于育龄期妇女。根据肌瘤的生长部位可分为子宫体肌瘤、子宫阔韧带肌瘤、子宫颈部肌瘤，其中子宫体肌瘤最常见，约占 90%。根据子宫肌瘤的发展方向可分为肌壁间肌瘤、浆膜下肌瘤（图 4-24）、黏膜下肌瘤。多数子宫肌瘤症状不明显，仅在超声检查或盆腔检查时发现。子宫肌瘤的治疗需根据患者年龄、生育需求、症状及肌瘤的大小综合考虑选择适当的治疗方式。

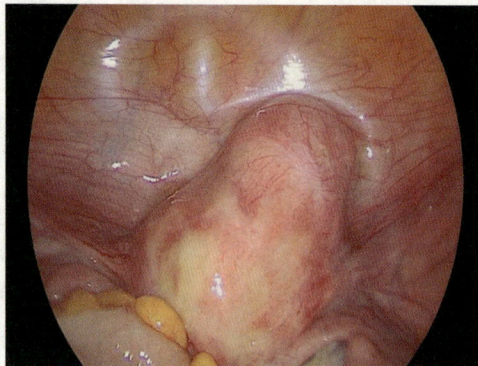

图 4-24    子宫浆膜下肌瘤

【手术适应证】

1. 单个或多个子宫肌瘤,影响生育者。

2. 子宫肌瘤引起月经紊乱,经量过多、合并贫血、肌瘤较大,需要保留生育功能或年龄 <40 岁的患者。

【手术用物准备】

1. **布类及一次性用物**　手术盆、手术衣、剖腹单、手套、手术刀片、一次性吸引管、腹腔镜套、0 号可吸收缝线等。

2. **手术器械**　腹腔镜手术器械、能量器械、肌瘤旋切器、10mm 抓钳、15mm 或 18mm 穿刺器、穿刺针。

3. **手术设备**　腹腔镜手术设备、能量设备、电动子宫切除器。

【手术体位】

仰卧位。

【手术步骤及配合】

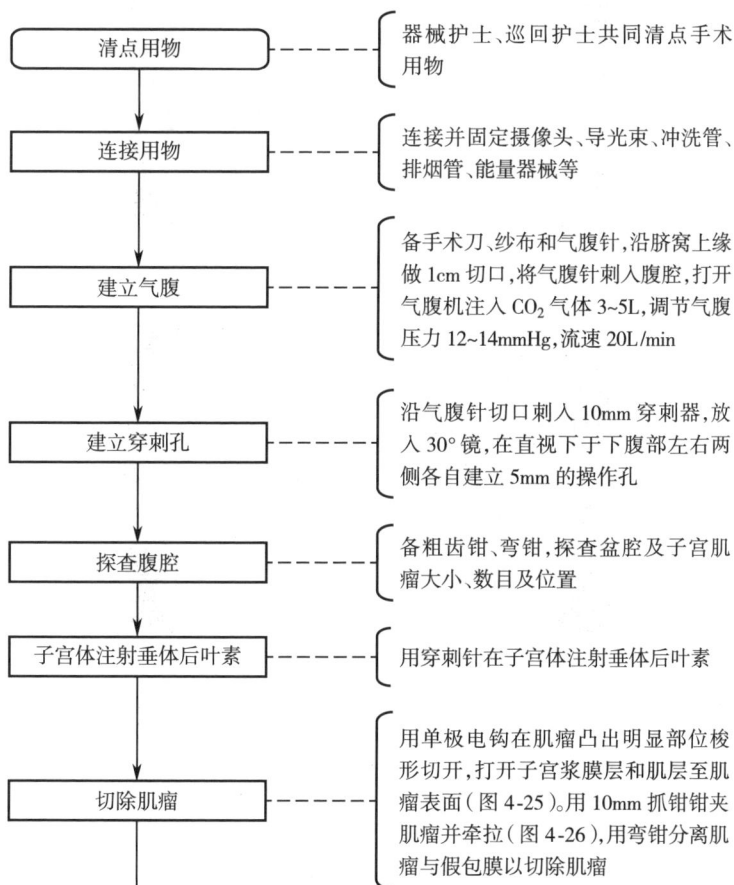

| | |
|---|---|
| 清点用物 | 器械护士、巡回护士共同清点手术用物 |
| 连接用物 | 连接并固定摄像头、导光束、冲洗管、排烟管、能量器械等 |
| 建立气腹 | 备手术刀、纱布和气腹针,沿脐窝上缘做 1cm 切口,将气腹针刺入腹腔,打开气腹机注入 $CO_2$ 气体 3~5L,调节气腹压力 12~14mmHg,流速 20L/min |
| 建立穿刺孔 | 沿气腹针切口刺入 10mm 穿刺器,放入 30° 镜,在直视下于下腹部左右两侧各自建立 5mm 的操作孔 |
| 探查腹腔 | 备粗齿钳、弯钳,探查盆腔及子宫肌瘤大小、数目及位置 |
| 子宫体注射垂体后叶素 | 用穿刺针在子宫体注射垂体后叶素 |
| 切除肌瘤 | 用单极电钩在肌瘤凸出明显部位梭形切开,打开子宫浆膜层和肌层至肌瘤表面(图 4-25)。用 10mm 抓钳钳夹肌瘤并牵拉(图 4-26),用弯钳分离肌瘤与假包膜以切除肌瘤 |

```
                          ↓
              ┌──────────────────┐       ┌ 备持针器、0号可吸收缝线缝合创面
              │   缝合子宫创面    │ ─ ─ ─ ┤
              └──────────────────┘       └
                          ↓
              ┌──────────────────┐       ┌ 取出左下腹 5mm 穿刺器，置入 15mm
              │    旋切肌瘤       │ ─ ─ ─ ┤ 或 18mm 穿刺器，用 10mm 抓钳、肌瘤
              └──────────────────┘       └ 旋切器旋切肌瘤并取出
                          ↓
              ┌──────────────────┐       ┌ 生理盐水冲洗盆腔，检查术野，出血
              │ 冲洗盆腔,检查术野 │ ─ ─ ─ ┤ 处电凝止血（图4-27）
              └──────────────────┘       └
                          ↓
              ┌──────────────────┐       ┌ 清点手术用物，缝合手术切口，协助
              │    手术结束       │ ─ ─ ─ ┤ 取仰卧位，适当约束患者并保暖
              └──────────────────┘       └
```

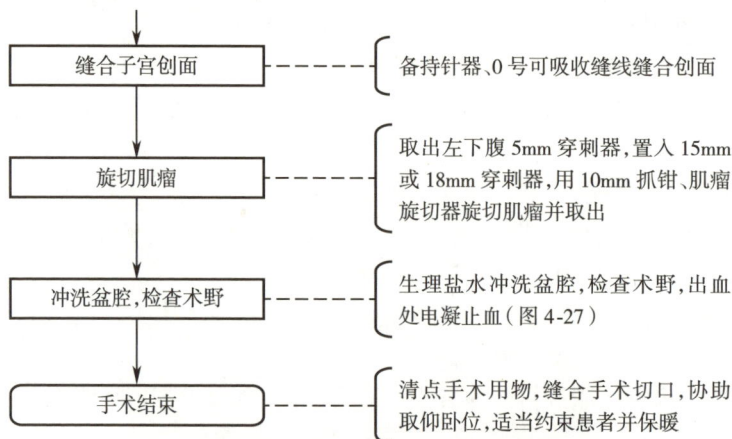

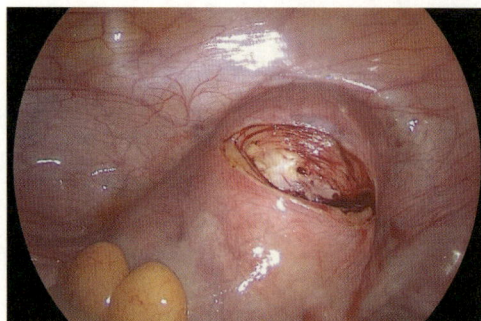

图4-25　打开子宫浆膜层、肌层

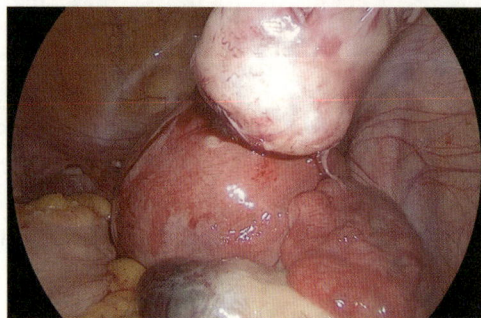

图4-26　牵拉肌瘤

【关键点】

1. **子宫体注射垂体后叶素**　备穿刺针，遵医嘱按比例稀释垂体后叶素，注射前告知麻醉医师，严密监测患者生命体征变化，心脑血管疾病患者可选择缩宫素。

2. **正确选择缝线**　据创面大小、深浅选择适宜型号的可吸收缝线。

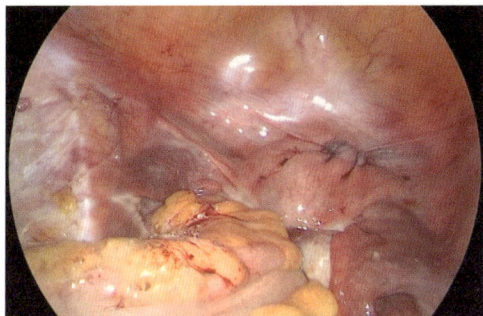

图 4-27 术毕术野

3. **浆膜下带蒂肌瘤的处理** 浆膜下带蒂肌瘤可先进行套扎再切除。套扎环制作方法见图 4-28。

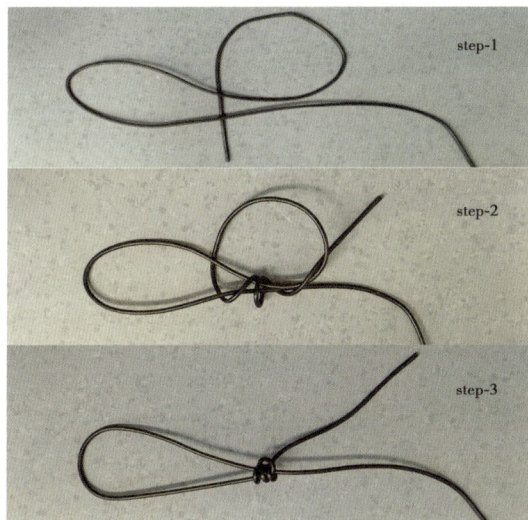

图 4-28 套扎环制作方法

（马 利 陈 理）

## 第十三节 腹腔镜下子宫次全切除术手术配合

腹腔镜下子宫次全切除术是在子宫颈内口的水平处切除子宫体,保留健康子宫颈的手术。子宫颈在调节机体内分泌中有一定作用,对因子宫病变需要切除子宫的患者若子宫颈健康,可保留子宫颈,从而降低对个体盆底功能以及性生活质量的影响。

【手术适应证】

1. 子宫肌瘤、子宫功能性出血、子宫腺肌瘤,子宫颈健康的年轻患者(≤45 岁),要求保留子宫颈的患者。

2. 因各种原因需切除子宫,但切除子宫颈有困难者。

【手术用物准备】

1. **布类及一次性用物** 手术盆、手术衣、中单、剖腹单、手套、手术刀片、可吸收缝线、一次性吸引管、腹腔镜套等。

2. **手术器械** 腹腔镜手术器械、杯状举宫器、打结棒、肌瘤旋切器、10mm 抓钳、15mm 或 18mm 穿刺器、马达、能量器械。

3. **手术设备** 腹腔镜手术设备、电动子宫切除器、能量设备。

【手术体位】

人字分腿仰卧位或膀胱截石位。

【手术步骤及配合】

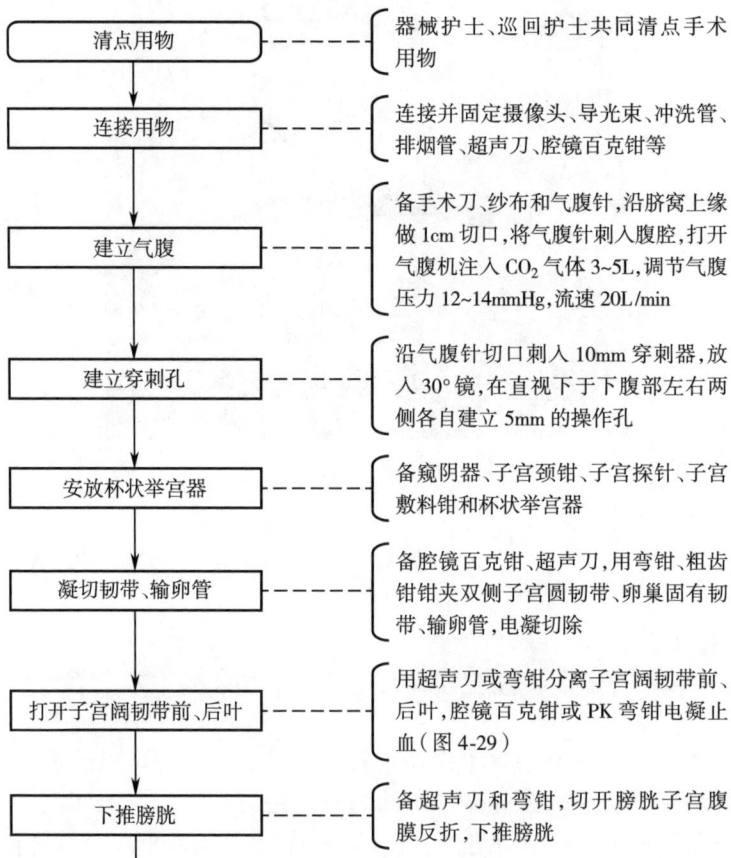

| 清点用物 | 器械护士、巡回护士共同清点手术用物 |
|---|---|
| 连接用物 | 连接并固定摄像头、导光束、冲洗管、排烟管、超声刀、腔镜百克钳等 |
| 建立气腹 | 备手术刀、纱布和气腹针,沿脐窝上缘做 1cm 切口,将气腹针刺入腹腔,打开气腹机注入 $CO_2$ 气体 3~5L,调节气腹压力 12~14mmHg,流速 20L/min |
| 建立穿刺孔 | 沿气腹针切口刺入 10mm 穿刺器,放入 30° 镜,在直视下于下腹部左右两侧各自建立 5mm 的操作孔 |
| 安放杯状举宫器 | 备窥阴器、子宫颈钳、子宫探针、子宫敷料钳和杯状举宫器 |
| 凝切韧带、输卵管 | 备腔镜百克钳、超声刀,用弯钳、粗齿钳钳夹双侧子宫圆韧带、卵巢固有韧带、输卵管,电凝切除 |
| 打开子宫阔韧带前、后叶 | 用超声刀或弯钳分离子宫阔韧带前、后叶,腔镜百克钳或 PK 弯钳电凝止血(图 4-29) |
| 下推膀胱 | 备超声刀和弯钳,切开膀胱子宫腹膜反折,下推膀胱 |

套扎子宫动脉,取出举宫器 ---- 用 1 号可吸收缝线做套扎环套扎子宫动脉(图 4-30)。经阴道取出举宫器放置在固定位置,防止污染

旋切子宫体 ---- 取出左下腹 5mm 穿刺器,穿入 15mm 或 18mm 穿刺器,用 10mm 抓钳和肌瘤旋切器在结扎线上端旋切子宫体并取出(图 4-31)

处理子宫颈 ---- PK 电针修剪子宫颈(图 4-32),再次制作套扎环套扎子宫颈断端

冲洗盆腔、检查术野 ---- 生理盐水冲洗盆腔,检查术野,出血处电凝止血

手术结束 ---- 清点手术用物,安置引流管,缝合手术切口,协助取仰卧位,适当约束患者并保暖

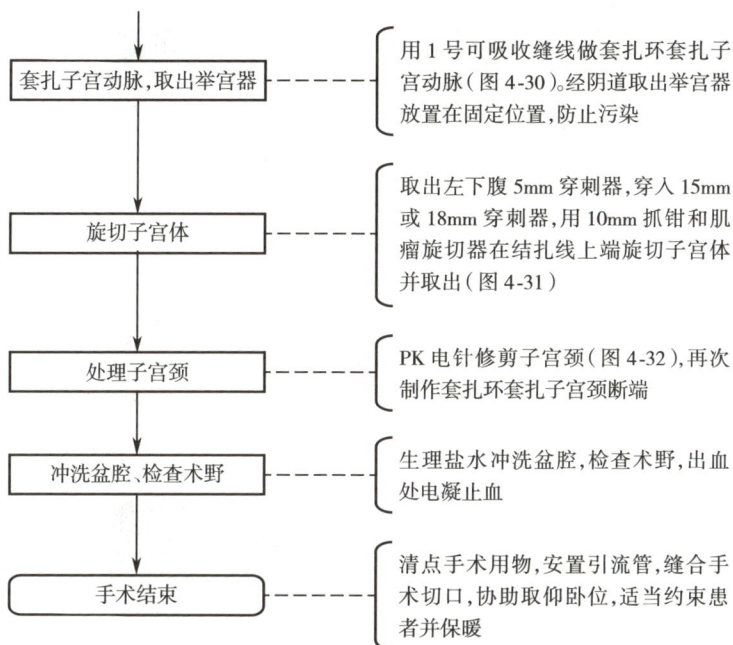

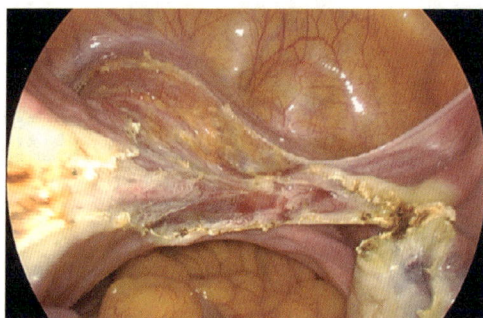

图 4-29　打开子宫阔韧带前、后叶

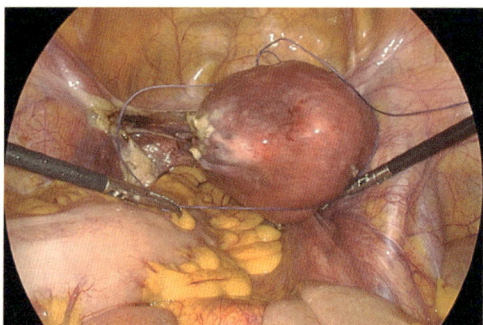

图 4-30　套扎子宫动脉

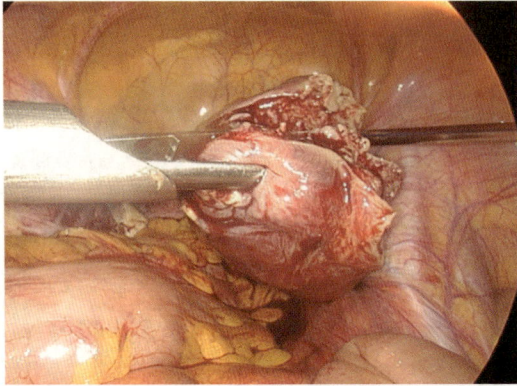

图 4-31　旋切子宫体

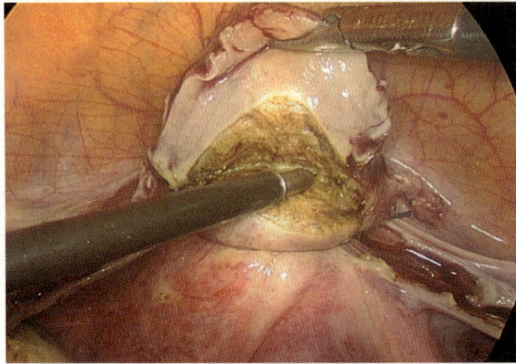

图 4-32　修剪子宫颈

【关键点】

套扎子宫动脉及子宫颈断端：自制套扎环套扎子宫动脉及子宫颈断端，套扎后需拉紧套扎线后再打结。

（余小兰　唐　英）

## 第十四节　腹腔镜下全子宫＋双附件切除术手术配合

腹腔镜下全子宫＋双附件切除术常用于患有卵巢肿瘤且局限性扩散到子宫、输卵管和子宫阔韧带，或年龄较大无生育要求需要切除子宫、双附件等的患者。该手术方式治疗Ⅰ期子宫内膜癌具有创伤小、术后恢复快、并发症少的优点，且患者 3 年复发率、远处转移率较低，具有较高的生存率。

【手术适应证】

1. 子宫肌瘤。

2. 子宫腺肌病。

3. 子宫恶性肿瘤、卵巢或输卵管恶性肿瘤。

4. 顽固性功能性子宫出血并伴有附件病变患者。

5. 不需要保留子宫和双附件患者。

【手术用物准备】

**1. 布类及一次性用物**　包括手术盆、手术衣、中单、剖腹单、手套、手术刀片、可吸收缝线、一次性吸引管等。

**2. 手术器械**　腹腔镜手术器械、杯状举宫器、能量器械、阴道拉钩。

**3. 手术设备**　腹腔镜手术设备、能量设备。

【手术体位】

人字分腿仰卧位或膀胱截石位。

【手术步骤及配合】

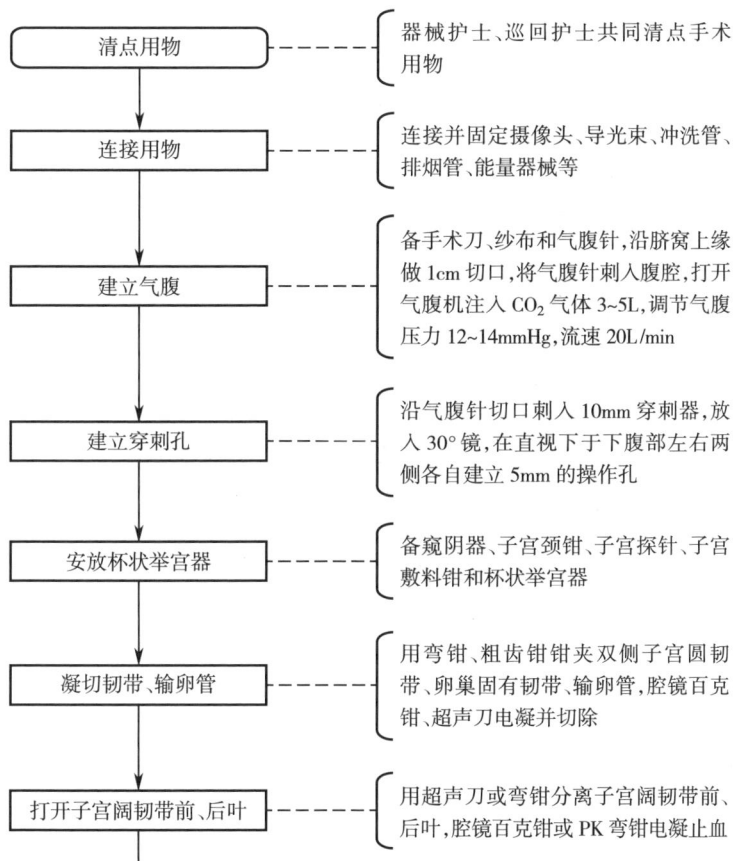

| 清点用物 | 器械护士、巡回护士共同清点手术用物 |
|---|---|
| 连接用物 | 连接并固定摄像头、导光束、冲洗管、排烟管、能量器械等 |
| 建立气腹 | 备手术刀、纱布和气腹针,沿脐窝上缘做 1cm 切口,将气腹针刺入腹腔,打开气腹机注入 $CO_2$ 气体 3~5L,调节气腹压力 12~14mmHg,流速 20L/min |
| 建立穿刺孔 | 沿气腹针切口刺入 10mm 穿刺器,放入 30° 镜,在直视下于下腹部左右两侧各自建立 5mm 的操作孔 |
| 安放杯状举宫器 | 备窥阴器、子宫颈钳、子宫探针、子宫敷料钳和杯状举宫器 |
| 凝切韧带、输卵管 | 用弯钳、粗齿钳钳夹双侧子宫圆韧带、卵巢固有韧带、输卵管,腔镜百克钳、超声刀电凝并切除 |
| 打开子宫阔韧带前、后叶 | 用超声刀或弯钳分离子宫阔韧带前、后叶,腔镜百克钳或 PK 弯钳电凝止血 |

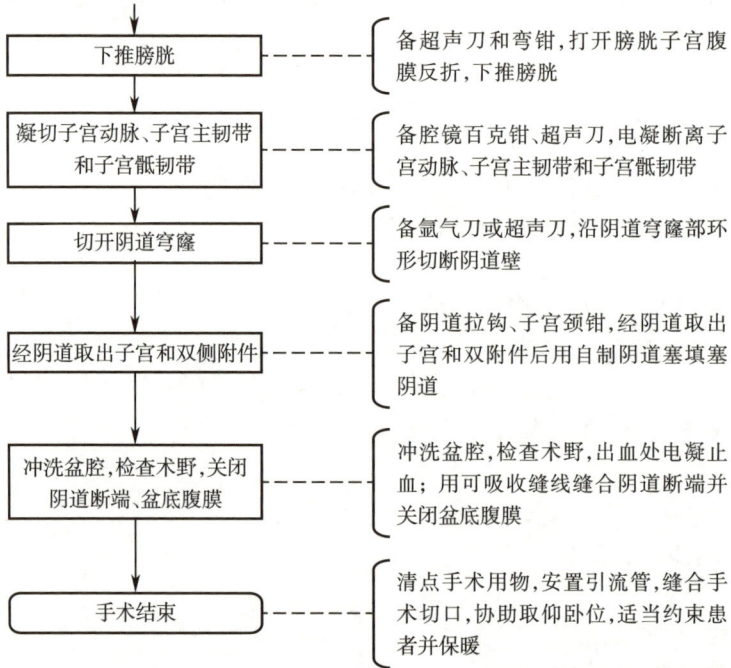

| 下推膀胱 | {备超声刀和弯钳,打开膀胱子宫腹膜反折,下推膀胱 |
|---|---|
| 凝切子宫动脉、子宫主韧带和子宫骶韧带 | {备腔镜百克钳、超声刀,电凝断离子宫动脉、子宫主韧带和子宫骶韧带 |
| 切开阴道穹窿 | {备氩气刀或超声刀,沿阴道穹窿部环形切断阴道壁 |
| 经阴道取出子宫和双侧附件 | {备阴道拉钩、子宫颈钳,经阴道取出子宫和双附件后用自制阴道塞填塞阴道 |
| 冲洗盆腔,检查术野,关闭阴道断端、盆底腹膜 | {冲洗盆腔,检查术野,出血处电凝止血;用可吸收缝线缝合阴道断端并关闭盆底腹膜 |
| 手术结束 | {清点手术用物,安置引流管,缝合手术切口,协助取仰卧位,适当约束患者并保暖 |

【关键点】

1. **自制阴道塞**    取无菌橡胶手套和纱布,将纱布折叠于橡胶手套内,制作阴道塞(图4-33),术后取出阴道塞时需检查其完整性。

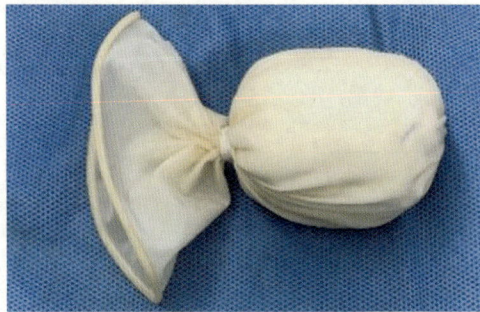

图4-33    自制阴道塞

2. **杯状举宫器选择**    根据子宫颈大小选择合适举宫杯。

3. **无菌技术操作**    分区域放置腹腔镜器械和阴道操作的手术器械,避免污染。

(余小兰    唐 英)

## 第十五节　阴道单孔腹腔镜下全子宫 + 双附件切除术手术配合

　　阴道单孔腹腔镜下手术是在阴道后穹窿切开一个 2~2.5cm 的切口并逐层分离,打开直肠子宫陷凹,将腹腔镜经阴道置入盆腹腔,进行妇科手术。

【手术适应证】

　　1. 子宫腺肌病。

　　2. 子宫肌瘤。

　　3. 附件占位。

【手术用物准备】

　　1. **布类及一次性用物**　手术盆、手术衣、剖腹单、中单、手套、手术刀片、腹腔镜套、医用手术薄膜(脑科)、一次性吸引管、高频电刀、阴道套针、3-0 丝线、2-0 可吸收缝线、盐酸肾上腺素 1 支或缩宫素 10U(高血压患者备用)。

　　2. **手术器械**　腹腔镜手术器械、能量器械、阴道侧壁挡板、小 S 拉钩、一次性套管穿刺器(单孔型)、5mm 抓钳(大子宫患者备用)、特长精细手术剪、长电刀头。

　　3. **手术设备**　腹腔镜手术设备、能量设备、马镫形腿架。

【手术体位】

　　膀胱截石位。

【手术步骤及配合】

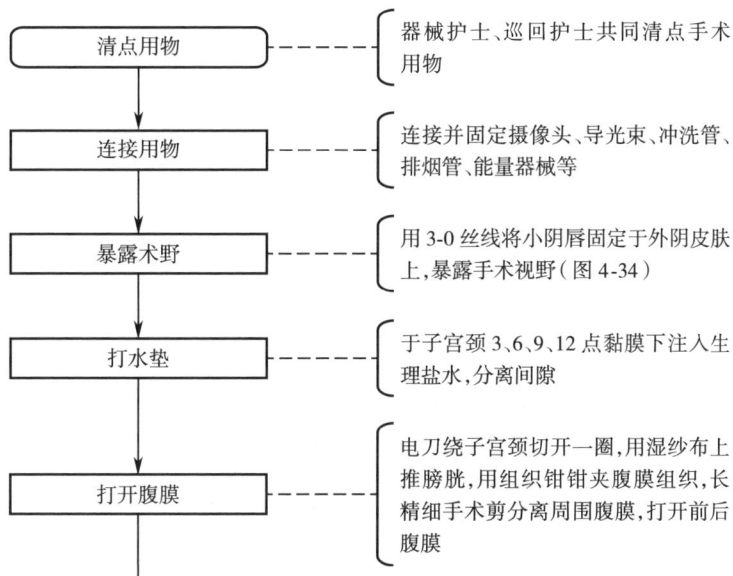

| | |
|---|---|
| 清点用物 | 器械护士、巡回护士共同清点手术用物 |
| 连接用物 | 连接并固定摄像头、导光束、冲洗管、排烟管、能量器械等 |
| 暴露术野 | 用 3-0 丝线将小阴唇固定于外阴皮肤上,暴露手术视野(图 4-34) |
| 打水垫 | 于子宫颈 3、6、9、12 点黏膜下注入生理盐水,分离间隙 |
| 打开腹膜 | 电刀绕子宫颈切开一圈,用湿纱布上推膀胱,用组织钳钳夹腹膜组织,长精细手术剪分离周围腹膜,打开前后腹膜 |

| 悬吊腹膜 | ⎫ 用 3-0 丝线悬吊腹膜,充分暴露手术<br>⎭ 视野 |
|---|---|

| 离断子宫韧带 | ⎫ 用阴式百克钳、组织剪离断子宫骶韧<br>⎭ 带及子宫主韧带 |
|---|---|

| 安装套管穿刺器 | ⎫ 备子宫敷料钳,辅助安装切口保护套<br>⎭ 后,安装一次性套管穿刺器(图 4-35) |
|---|---|

| 离断子宫血管及韧带 | ⎫ 建立气腹后用腔镜百克钳、超声刀离<br>断子宫动脉及子宫阔韧带;若保留<br>卵巢,则离断卵巢固有韧带、子宫圆<br>韧带,游离输卵管;若不保留卵巢,则<br>离断漏斗血管、子宫圆韧带及卵巢固<br>⎭ 有韧带 |
|---|---|

| 取出子宫 | ⎫ 关闭气腹、取出镜子及套管穿刺器,<br>⎭ 经阴道取出子宫 |
|---|---|

| 冲洗盆腔、检查术野 | ⎫ 重新置入套管穿刺器,生理盐水冲洗<br>⎭ 盆腔,检查术野,出血处电凝止血 |
|---|---|

| 手术结束 | ⎫ 清点手术用物,缝合手术切口,阴道<br>填塞油纱条,剪开小阴唇悬吊线。协<br>⎭ 助取仰卧位,约束固定患者并保暖 |
|---|---|

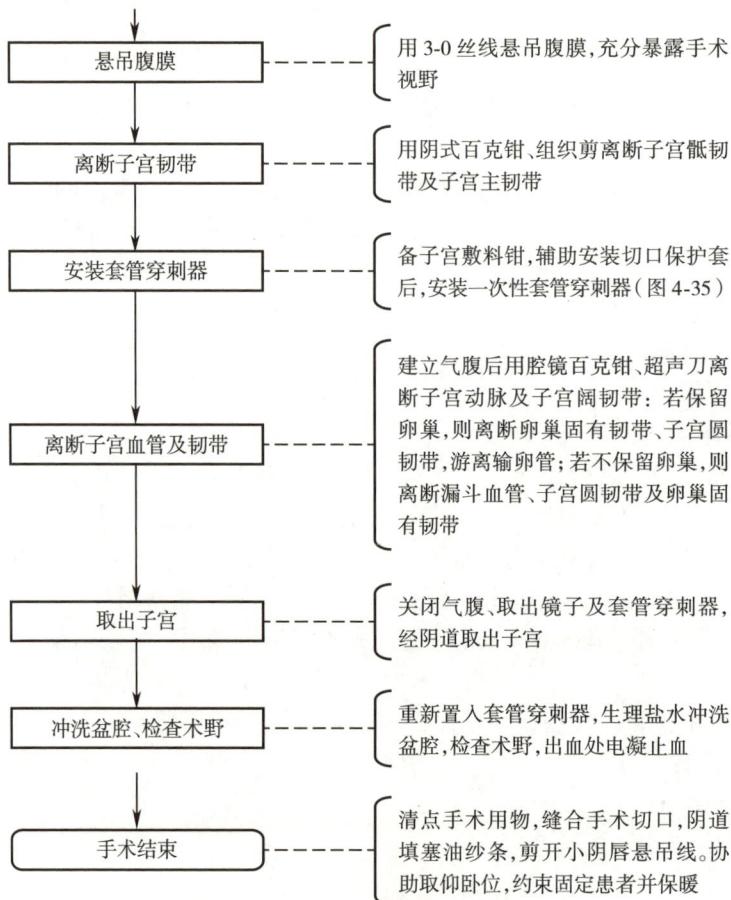

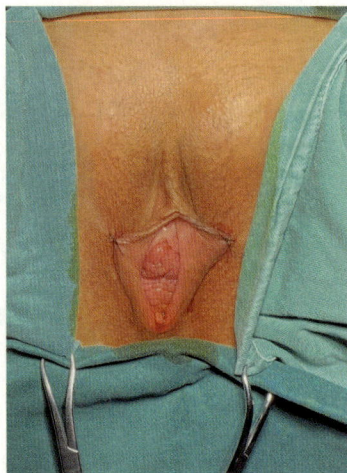

图 4-34　固定小阴唇

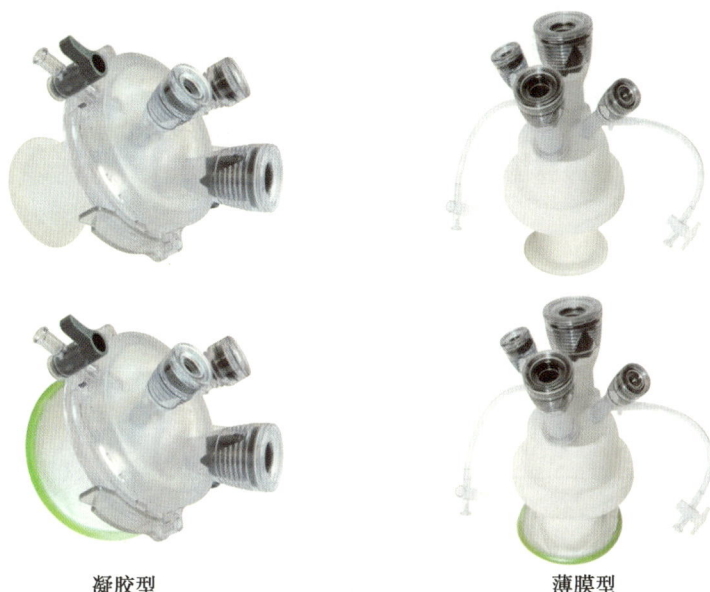

凝胶型　　　　　　　　　　薄膜型

图 4-35　一次性套管穿刺器(单孔型)

【关键点】

1. **正确选择一次性套管穿刺器(单孔型)**　使用一次性套管穿刺器前后应检查其完整性。

2. **合理选用长度有差异的器械**　为避免从同一入路的手术器械互相影响造成操作困难,可选择不同长度的器械。

(李帽俊　李　影)

## 第十六节　腹腔镜下改良广泛性子宫切除术手术配合

腹腔镜下改良广泛性子宫切除术在临床上运用较为广泛,其手术范围较扩大筋膜外全子宫切除术更广。该手术范围要求切缘距病灶 2cm 以上,因此必须游离出输尿管,打开输尿管隧道,分离子宫直肠腹膜反折,才能较多的、安全的切除宫旁组织、韧带及阴道壁。

【手术适应证】

1. 宫颈癌ⅠA 期。

2. 恶性滋养细胞肿瘤。

3. 子宫内膜癌Ⅰ期。

【手术用物准备】

1. **布类及一次性用物**　手术盆、手术衣、剖腹单、手套、手术刀片、可吸收缝线、一次性吸引管、腹腔镜套等。

2. **手术器械**　腹腔镜手术器械、能量器械、杯状举宫器。

3. **手术设备**　腹腔镜手术设备、能量设备。

【手术体位】

仰卧位。

【手术步骤及配合】

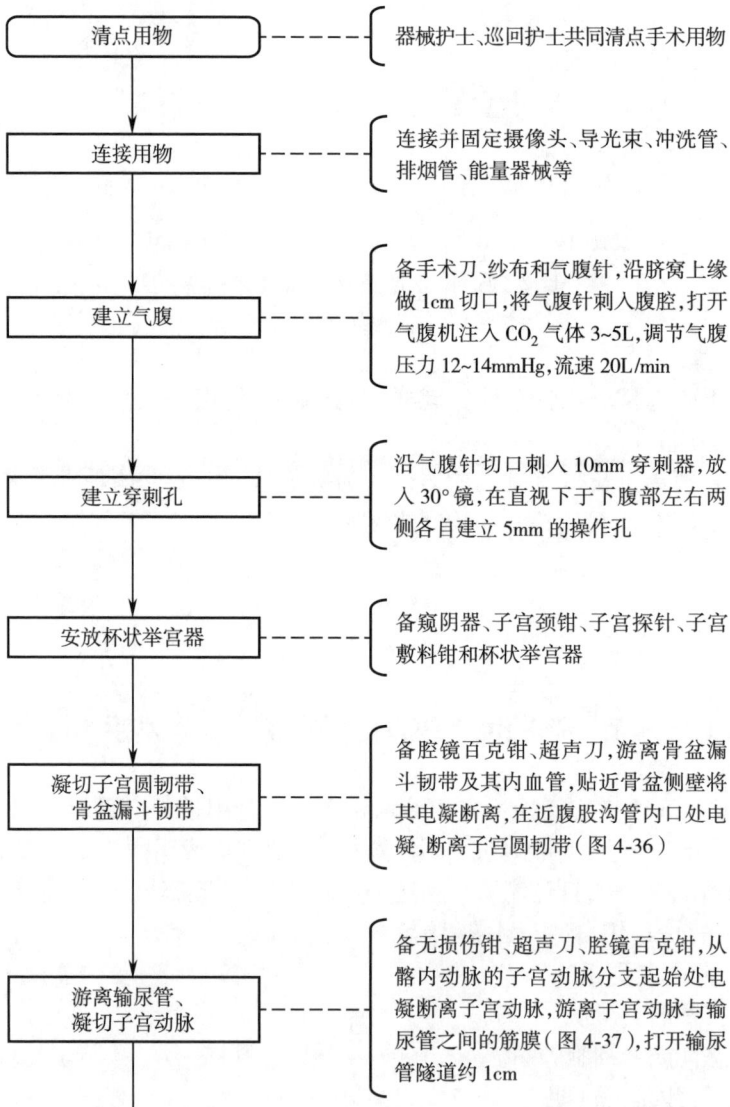

| | |
|---|---|
| 清点用物 | 器械护士、巡回护士共同清点手术用物 |
| 连接用物 | 连接并固定摄像头、导光束、冲洗管、排烟管、能量器械等 |
| 建立气腹 | 备手术刀、纱布和气腹针,沿脐窝上缘做 1cm 切口,将气腹针刺入腹腔,打开气腹机注入 $CO_2$ 气体 3~5L,调节气腹压力 12~14mmHg,流速 20L/min |
| 建立穿刺孔 | 沿气腹针切口刺入 10mm 穿刺器,放入 30° 镜,在直视下于下腹部左右两侧各自建立 5mm 的操作孔 |
| 安放杯状举宫器 | 备窥阴器、子宫颈钳、子宫探针、子宫敷料钳和杯状举宫器 |
| 凝切子宫圆韧带、骨盆漏斗韧带 | 备腔镜百克钳、超声刀,游离骨盆漏斗韧带及其内血管,贴近骨盆侧壁将其电凝断离,在近腹股沟管内口处电凝,断离子宫圆韧带(图 4-36) |
| 游离输尿管、凝切子宫动脉 | 备无损伤钳、超声刀、腔镜百克钳,从髂内动脉的子宫动脉分支起始处电凝断离子宫动脉,游离子宫动脉与输尿管之间的筋膜(图 4-37),打开输尿管隧道约 1cm |

```
┌──────────────────────┐        备无损伤钳、超声刀,切开子宫直肠
│  打开子宫直肠腹膜反折  │- - - -  腹膜反折,钝性分离从阴道后壁分离
└──────────────────────┘        直肠达子宫颈下 2cm(图 4-38)
          │
          ▼
┌──────────────────────┐        备超声刀、腔镜百克钳,打开直肠侧
│  凝切子宫主韧带和      │- - - -  窝,游离并切断子宫骶韧带(图 4-39);
│  子宫骶韧带            │        分离膀胱侧窝,在髂内血管与输尿管
└──────────────────────┘        之间离断子宫主韧带(图 4-40)
          │
          ▼
┌──────────────────────┐        分离膀胱子宫颈韧带,下推膀胱,扩
│                      │        张输尿管隧道,切开其后叶使膀胱、
│  切断宫旁组织          │- - - -  输尿管完全游离,暴露宫旁组织。距
│                      │        子宫约 2cm 处电凝断离宫旁及阴道
└──────────────────────┘        旁组织
          │
          ▼
┌──────────────────────┐        备超声刀、氩气电钩或 PK 电针,距子
│  切开阴道壁,离断子宫  │- - - -  宫外口约 2cm 处打开阴道壁并环形
└──────────────────────┘        切除子宫(图 4-41)
          │
          ▼
┌──────────────────────┐        备阴道拉钩、子宫颈钳,经阴道取出
│  经阴道取出子宫        │- - - -  子宫后用阴道塞填塞阴道
└──────────────────────┘
          │
          ▼
┌──────────────────────┐        冲洗盆腔,检查术野,出血处电凝止
│  冲洗盆腔,检查术野,   │- - - -  血;用可吸收缝线缝合阴道断端并关
│  关闭阴道断端、盆底腹膜│        闭盆底腹膜
└──────────────────────┘
          │
          ▼
╭──────────────────────╮        清点手术用物,缝合手术切口,协助
│  手术结束              │- - - -  取仰卧位,适当约束患者并保暖
╰──────────────────────╯
```

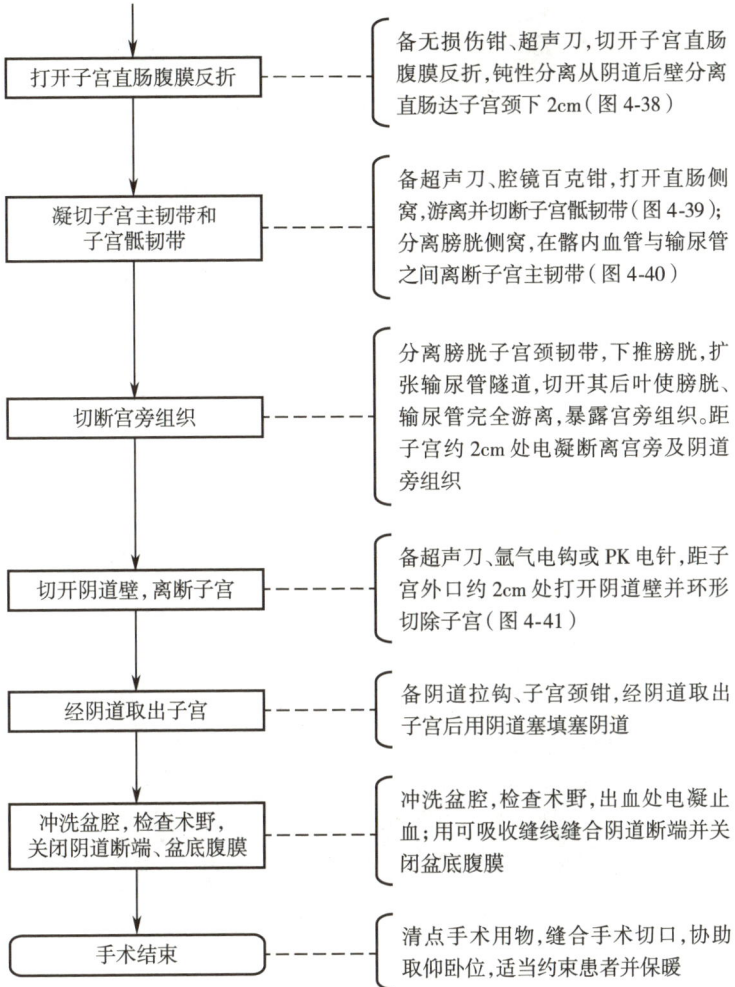

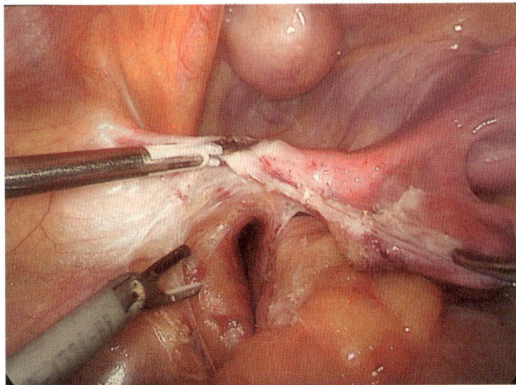

图 4-36　凝切子宫圆韧带

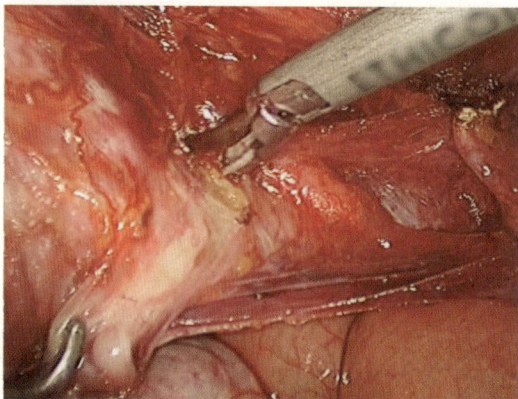

图 4-37　游离输尿管

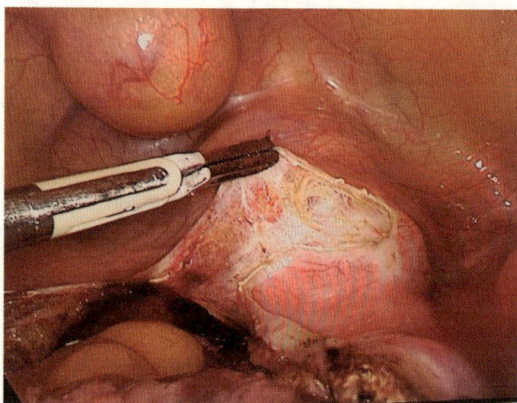

图 4-38　切开子宫直肠腹膜反折

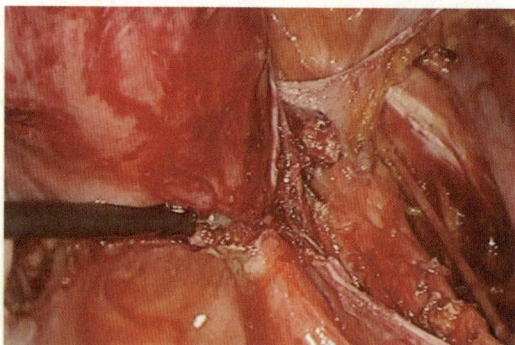

图 4-39　凝切子宫骶韧带

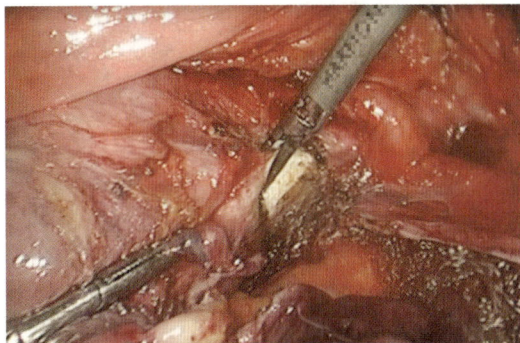

图 4-40 切宫旁组织及子宫主韧带

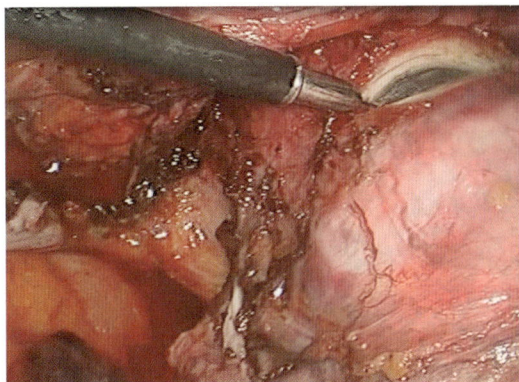

图 4-41 切除子宫

【关键点】

1. 术前做好对患者的评估,特别是子宫内膜癌体重肥胖,体重指数(body mass index, BMI)≥25 的患者,关注血栓栓塞风险评估,做好对静脉血栓的预防。

2. 及时将腹腔冲洗液送检。

3. 观察尿液的颜色,注意有无输尿管损伤。

(徐小凤 沈姣)

## 第十七节 腹腔镜下广泛性子宫切除术 + 盆腔淋巴结清扫术手术配合

腹腔镜下广泛性子宫切除术 + 盆腔淋巴结清扫术适用于宫颈癌、子宫内膜癌患者。腹腔镜下广泛性子宫切除术是在腹腔镜监视下对子宫体、子宫颈及子宫旁、子宫颈旁、阴道旁及近阴道段组织进行切除,同时进行双侧附件切除及盆腔淋巴结清扫。需要游离切除子宫主韧带、子宫骶韧带和阴道上段 3cm 以上。盆腔淋巴结清扫范围包括髂总动脉上 2cm 淋巴结、髂内淋巴结、髂外淋巴结、腹股沟深淋巴结、闭孔淋巴结及子宫主韧带淋巴结。

【手术适应证】

1. 宫颈癌ⅠB~ⅡA 期。

2. 子宫内膜癌Ⅱ期。

3. 子宫平滑肌肉瘤Ⅱ期。

4. 子宫内膜间质肉瘤Ⅱ期。

5. 侵犯阴道上段或子宫颈的Ⅰ~Ⅱ期阴道癌。

【手术用物准备】

1. **布类及一次性用物**    手术盆、手术衣、剖腹单、手套、手术刀片、可吸收缝线、一次性吸引管、腹腔镜套等。

2. **手术器械**    腹腔镜手术器械、能量器械、杯状举宫器。

3. **手术设备**    腹腔镜手术设备、能量设备。

【手术体位】

膀胱截石位。

【手术步骤及配合】

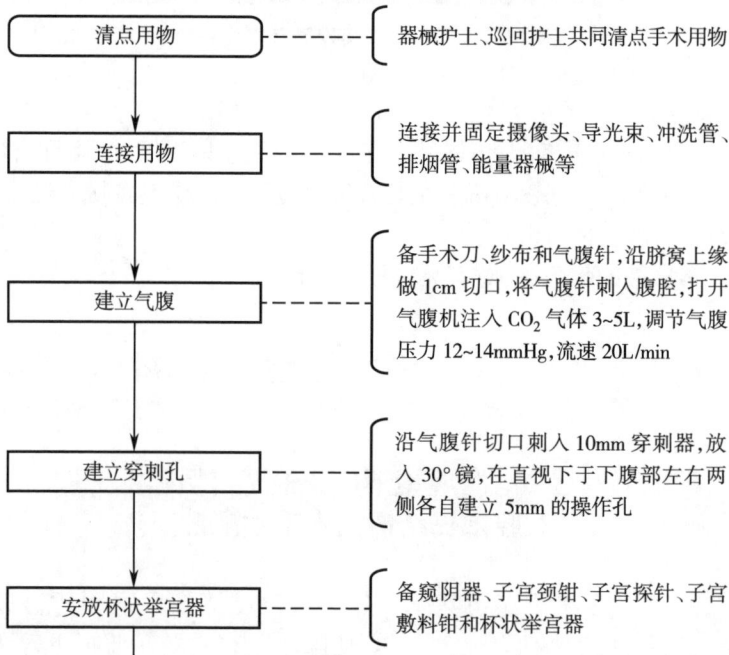

| 清点用物 | 器械护士、巡回护士共同清点手术用物 |
|---|---|
| ↓ | |
| 连接用物 | 连接并固定摄像头、导光束、冲洗管、排烟管、能量器械等 |
| ↓ | |
| 建立气腹 | 备手术刀、纱布和气腹针,沿脐窝上缘做 1cm 切口,将气腹针刺入腹腔,打开气腹机注入 $CO_2$ 气体 3~5L,调节气腹压力 12~14mmHg,流速 20L/min |
| ↓ | |
| 建立穿刺孔 | 沿气腹针切口刺入 10mm 穿刺器,放入 30° 镜,在直视下于下腹部左右两侧各自建立 5mm 的操作孔 |
| ↓ | |
| 安放杯状举宫器 | 备窥阴器、子宫颈钳、子宫探针、子宫敷料钳和杯状举宫器 |

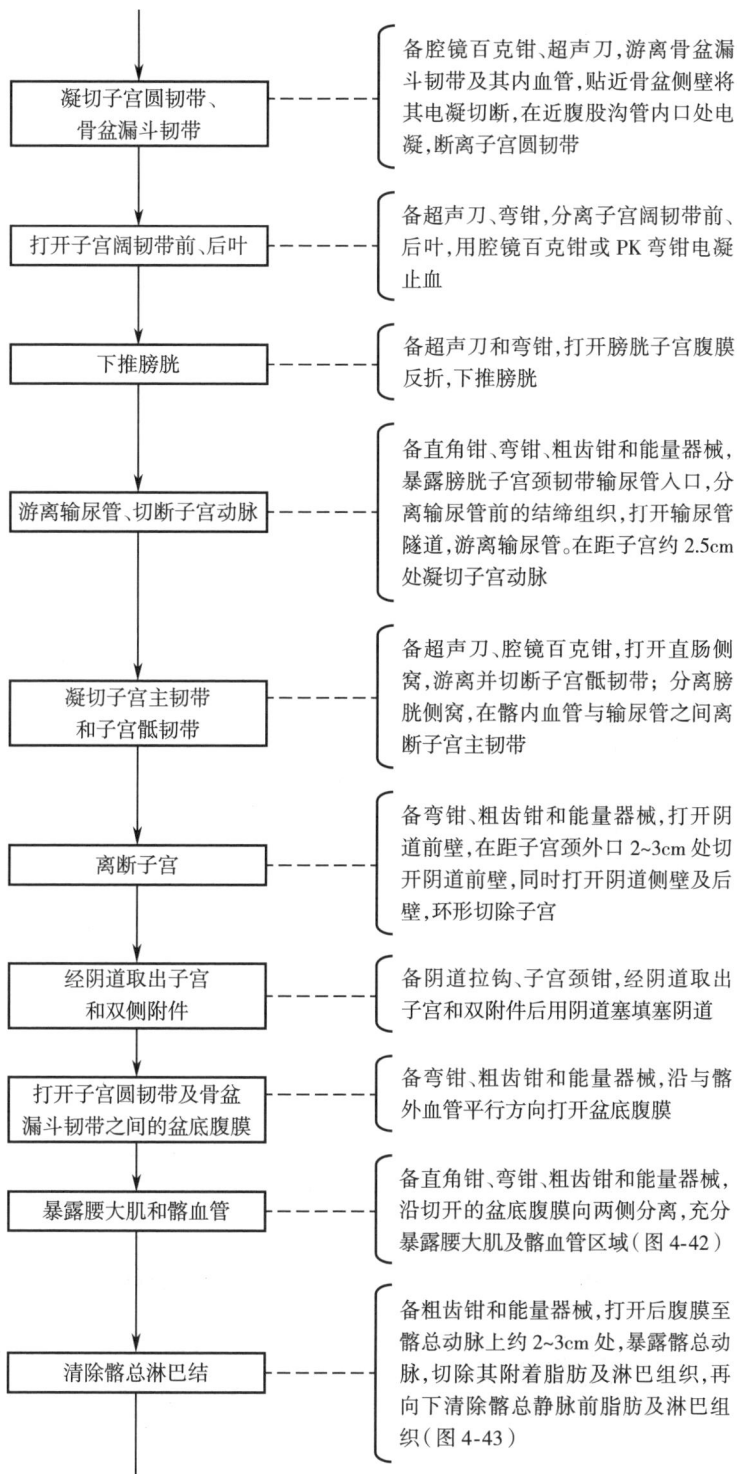

凝切子宫圆韧带、骨盆漏斗韧带 ----- 备腔镜百克钳、超声刀,游离骨盆漏斗韧带及其内血管,贴近骨盆侧壁将其电凝切断,在近腹股沟管内口处电凝,断离子宫圆韧带

打开子宫阔韧带前、后叶 ----- 备超声刀、弯钳,分离子宫阔韧带前、后叶,用腔镜百克钳或 PK 弯钳电凝止血

下推膀胱 ----- 备超声刀和弯钳,打开膀胱子宫腹膜反折,下推膀胱

游离输尿管、切断子宫动脉 ----- 备直角钳、弯钳、粗齿钳和能量器械,暴露膀胱子宫颈韧带输尿管入口,分离输尿管前的结缔组织,打开输尿管隧道,游离输尿管。在距子宫约 2.5cm 处凝切子宫动脉

凝切子宫主韧带和子宫骶韧带 ----- 备超声刀、腔镜百克钳,打开直肠侧窝,游离并切断子宫骶韧带;分离膀胱侧窝,在髂内血管与输尿管之间离断子宫主韧带

离断子宫 ----- 备弯钳、粗齿钳和能量器械,打开阴道前壁,在距子宫颈外口 2~3cm 处切开阴道前壁,同时打开阴道侧壁及后壁,环形切除子宫

经阴道取出子宫和双侧附件 ----- 备阴道拉钩、子宫颈钳,经阴道取出子宫和双附件后用阴道塞填塞阴道

打开子宫圆韧带及骨盆漏斗韧带之间的盆底腹膜 ----- 备弯钳、粗齿钳和能量器械,沿与髂外血管平行方向打开盆底腹膜

暴露腰大肌和髂血管 ----- 备直角钳、弯钳、粗齿钳和能量器械,沿切开的盆底腹膜向两侧分离,充分暴露腰大肌及髂血管区域(图 4-42)

清除髂总淋巴结 ----- 备粗齿钳和能量器械,打开后腹膜至髂总动脉上约 2~3cm 处,暴露髂总动脉,切除其附着脂肪及淋巴组织,再向下清除髂总静脉前脂肪及淋巴组织(图 4-43)

↓

清除髂外淋巴结 ---- 备粗齿钳和能量器械,分离髂血管与腰大肌区域组织,暴露髂外动、静脉周围附着的脂肪和淋巴组织,并切除(图 4-44)

↓

清除髂内淋巴结 ---- 备粗齿钳、胆石钳和能量器械,自髂内、外动脉交叉和静脉交叉处,开始游离并切除髂内动、静脉附着的脂肪及淋巴组织

↓

清除闭孔淋巴结 ---- 备粗齿钳及能量器械,在髂外血管内侧钝性分离疏松的结缔组织,暴露闭孔区,再分离髂外静脉与闭孔神经之间附着的脂肪及淋巴组织,轻柔分离闭孔深处剩余淋巴组织(图 4-45)

↓

清除腹股沟深淋巴结 ---- 备粗齿钳和能量器械,沿髂外静脉走行,分离腹股沟下方腹股沟深淋巴组织及脂肪(图 4-46)

↓

冲洗盆腔,检查术野,关闭阴道断端、盆底腹膜 ---- 用标本袋装淋巴结并取出,冲洗盆腔,检查术野,出血处电凝止血;用可吸收缝线缝合阴道断端并关闭盆底腹膜

↓

手术结束 ---- 清点手术用物,安置引流管,缝合手术切口,协助取仰卧位,适当约束患者并保暖

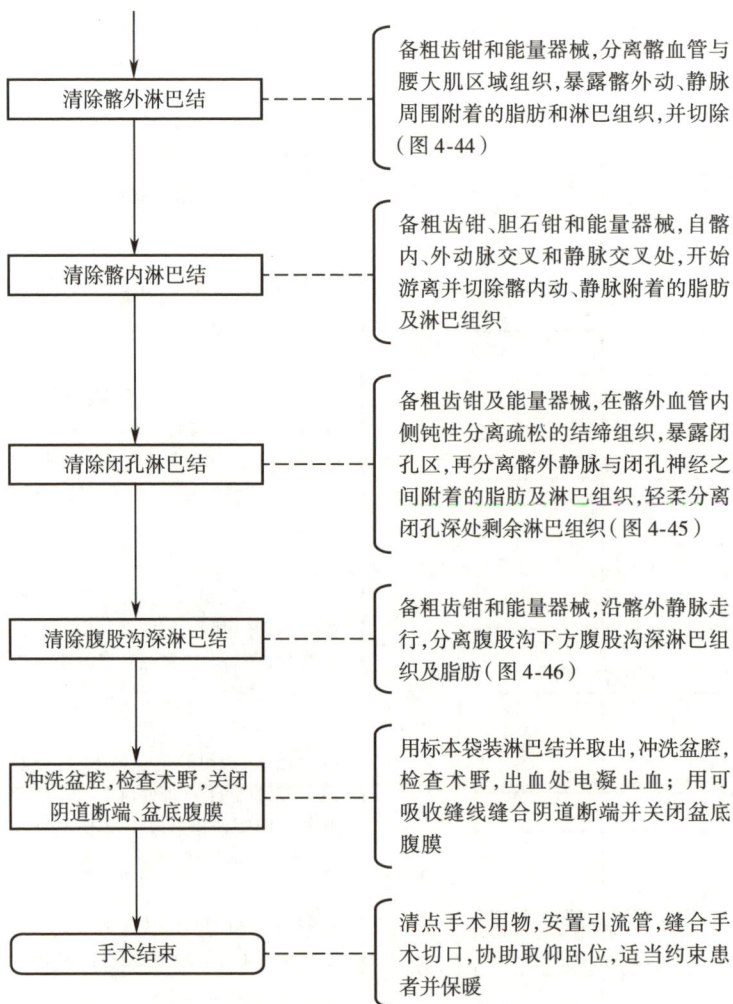

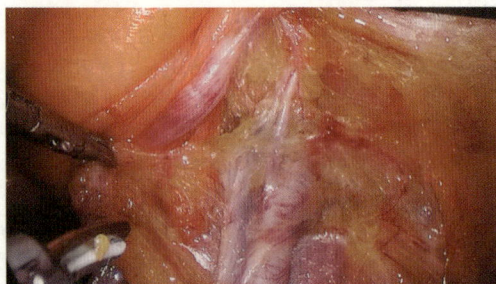

图 4-42　分离髂血管

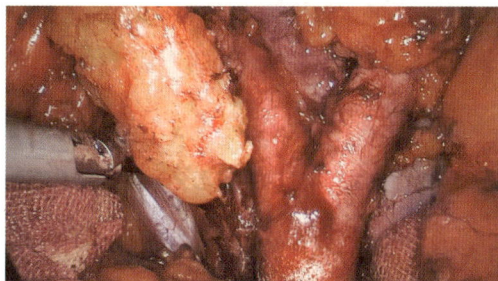

图 4-43　清除髂总淋巴结

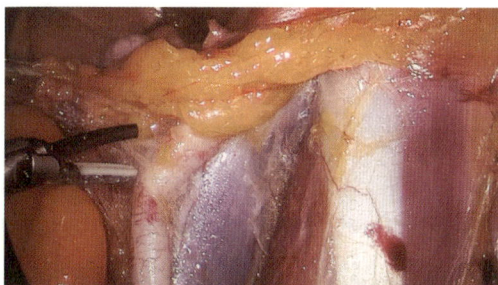

图 4-44　清除髂外淋巴结

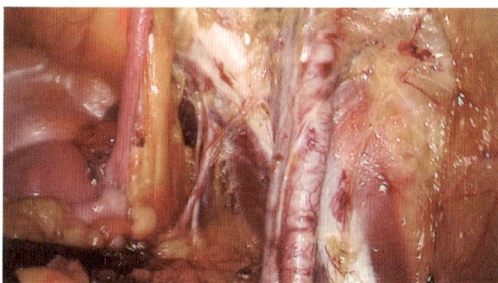

图 4-45　清除闭孔淋巴结

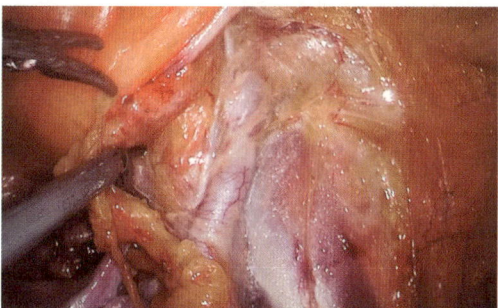

图 4-46　清除腹股沟深淋巴结

【关键点】

1. **防止患者体位损伤**　采用马镫形腿架安置膀胱截石位,将患者双腿摆放成舒适的功能性体位,避免手术时间过长造成患者腿部神经损伤。

2. **无瘤技术原则**　手术过程中严格遵守无瘤技术,妥善保管切除的标本,防止癌细胞的脱落种植及散播,并与医生做好标本交接。

3. **职业防护**　手术中使用排烟管,减少室内废气污染,保持术野的清晰。

（李济宏　陈理）

# 第十八节　腹腔镜下保留生育功能的宫颈癌手术配合

随着宫颈癌筛查的不断普及,患宫颈癌的年轻女性患者数量逐渐增加,丧失生育功能会给年轻未育患者带来沉重打击。随着医学的发展,对早期宫颈癌患者可以施行腹腔镜下保留生育功能的宫颈癌手术,该手术方式更为微创,在不降低治愈率的前提下,腹腔镜下切除盆腔淋巴结,将子宫颈连同宫旁组织及部分阴道上段一并切除,保留子宫体和附件,从而保留患者生育功能。

【手术适应证】

1. 有强烈保留生育功能意愿者。

2. 肿瘤组织学检查为鳞癌、腺癌和腺鳞癌者。

3. 宫颈癌分期为ⅠA1~ⅠB2（肿瘤最大径≤2cm）者。

4. 影像学检查肿瘤局限在子宫颈。

5. 无盆腔淋巴结转移和远处转移。

6. 年龄≤45岁。

【手术用物准备】

1. **布类及一次性用物**　手术盆、手术衣、中单、剖腹单、手套、手术刀片、可吸收缝线、一次性吸引管、腹腔镜套等。

2. **手术器械**　腹腔镜手术器械、能量器械、杯状举宫器、特长组织钳、开腹有齿镊、特长开腹针持、特长精细手术剪、冲洗碗。

3. **手术设备**　腹腔镜手术设备、能量设备。

【手术体位】

仰卧位、膀胱截石位。

【手术步骤及配合】

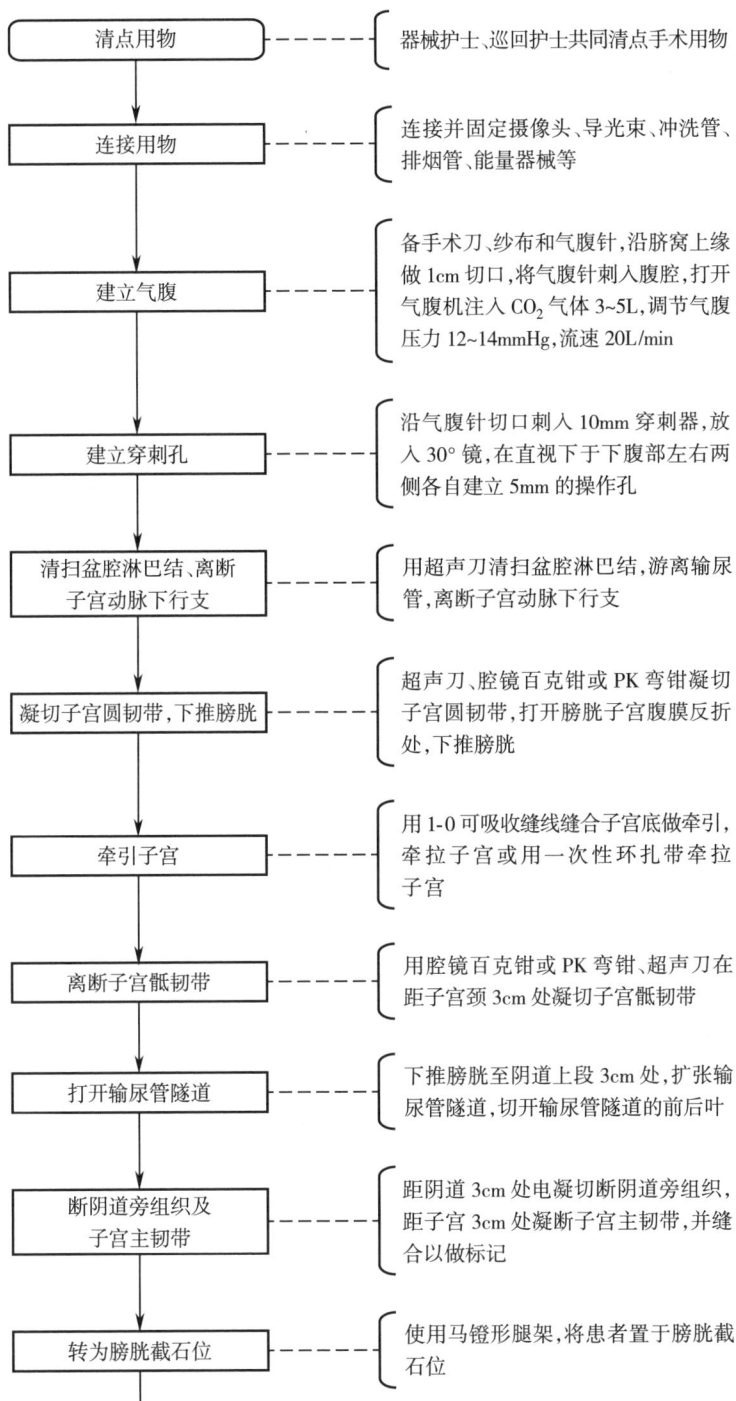

| 清点用物 | --- | 器械护士、巡回护士共同清点手术用物 |
|---|---|---|
| 连接用物 | --- | 连接并固定摄像头、导光束、冲洗管、排烟管、能量器械等 |
| 建立气腹 | --- | 备手术刀、纱布和气腹针,沿脐窝上缘做 1cm 切口,将气腹针刺入腹腔,打开气腹机注入 $CO_2$ 气体 3~5L,调节气腹压力 12~14mmHg,流速 20L/min |
| 建立穿刺孔 | --- | 沿气腹针切口刺入 10mm 穿刺器,放入 30° 镜,在直视下于下腹部左右两侧各自建立 5mm 的操作孔 |
| 清扫盆腔淋巴结、离断子宫动脉下行支 | --- | 用超声刀清扫盆腔淋巴结,游离输尿管,离断子宫动脉下行支 |
| 凝切子宫圆韧带,下推膀胱 | --- | 超声刀、腔镜百克钳或 PK 弯钳凝切子宫圆韧带,打开膀胱子宫腹膜反折处,下推膀胱 |
| 牵引子宫 | --- | 用 1-0 可吸收缝线缝合子宫底做牵引,牵拉子宫或用一次性环扎带牵拉子宫 |
| 离断子宫骶韧带 | --- | 用腔镜百克钳或 PK 弯钳、超声刀在距子宫颈 3cm 处凝切子宫骶韧带 |
| 打开输尿管隧道 | --- | 下推膀胱至阴道上段 3cm 处,扩张输尿管隧道,切开输尿管隧道的前后叶 |
| 断阴道旁组织及子宫主韧带 | --- | 距阴道 3cm 处电凝切断阴道旁组织,距子宫 3cm 处凝断子宫主韧带,并缝合以做标记 |
| 转为膀胱截石位 | --- | 使用马镫形腿架,将患者置于膀胱截石位 |

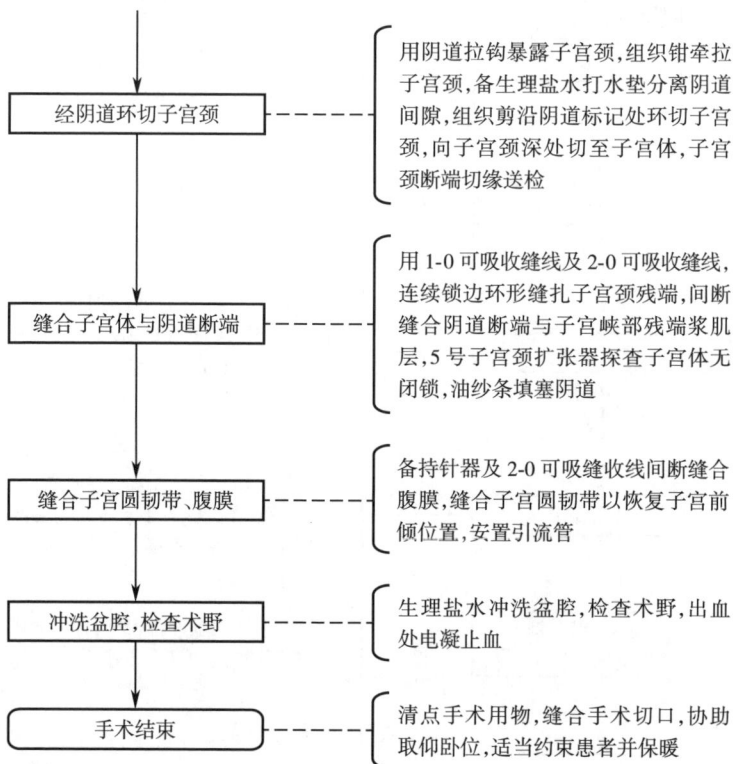

| 经阴道环切子宫颈 | --- | 用阴道拉钩暴露子宫颈,组织钳牵拉子宫颈,备生理盐水打水垫分离阴道间隙,组织剪沿阴道标记处环切子宫颈,向子宫颈深处切至子宫体,子宫颈断端切缘送检 |

| 缝合子宫体与阴道断端 | --- | 用 1-0 可吸收缝线及 2-0 可吸收缝线,连续锁边环形缝扎子宫颈残端,间断缝合阴道断端与子宫峡部残端浆肌层,5 号子宫颈扩张器探查子宫体无闭锁,油纱条填塞阴道 |

| 缝合子宫圆韧带、腹膜 | --- | 备持针器及 2-0 可吸收缝线间断缝合腹膜,缝合子宫圆韧带以恢复子宫前倾位置,安置引流管 |

| 冲洗盆腔,检查术野 | --- | 生理盐水冲洗盆腔,检查术野,出血处电凝止血 |

| 手术结束 | --- | 清点手术用物,缝合手术切口,协助取仰卧位,适当约束患者并保暖 |

【关键点】

1. **防止皮肤压力性损伤**　由于手术时间长,骶尾部皮肤受压严重,术前应做好压力性损伤防护,常规使用凝胶体位垫和泡沫敷贴进行预防。

2. **预防低体温的发生**　术中使用加温毯和 37℃生理盐水冲洗腹腔,调节适宜室温。

（徐小凤　张少菊）

## 第十九节　腹腔镜下盆腔廓清术手术配合

盆腔廓清术是指对局部晚期或复发的盆腔肿瘤行多脏器的根治性切除,整体切除肿瘤所累及的相邻解剖学结构,达到彻底切除肿瘤的目的。一般适用于妇科恶性肿瘤晚期盆腔转移者,手术方式包括膀胱切除术、直肠及部分乙状结肠切除术、结肠造瘘术、输尿管造瘘术、回肠部分切除端端吻合及回肠代膀胱术。根据手术切除的范围选择不同的脏器切除类型,以达到切缘阴性的目的(表 4-1)。

表 4-1　盆腔廓清术分类及手术切除范围比较

| 手术 | 适用人群 | 手术切除范围 |
|---|---|---|
| 全盆腔廓清术 | 肿瘤累及膀胱和直肠的患者 | 切除膀胱(尿道)、阴道、子宫和和直肠(肛门) |
| 前盆腔廓清术 | 肿瘤累及膀胱的患者 | 切除整个膀胱(尿道)、子宫和阴道 |
| 后盆腔廓清术 | 肿瘤累及直肠的患者 | 切除阴道、子宫和累及的直肠(肛门) |

【手术适应证】

1. 宫颈癌经过手术或者放化疗后复发,癌灶累及膀胱、直肠或输尿管,但尚未达到盆壁者,无盆腔外转移。

2. 在妇科肿瘤中逐渐从复发性宫颈癌、晚期宫颈癌,扩展至外阴癌、子宫内膜癌及卵巢恶性肿瘤。

【手术体位】

膀胱截石位。

【手术用物准备】

1. **布类及一次性用物**　手术盆、手术衣、剖腹单、手套、手术刀片、可吸收缝线、一次性吸引管、腹腔镜套、阴道套针、一次性硅胶引流管、一次性环扎带、一次性结扎夹、输尿管支架、导丝等。

2. **手术器械**　腹腔镜手术器械、盆底修补器械、能量器械、简易开腹器械、施夹钳、输尿管吻合器、甲状腺拉钩、必要时备弧形切割闭合器。

3. **手术设备**　腹腔镜手术设备、能量设备。

【手术步骤及配合】

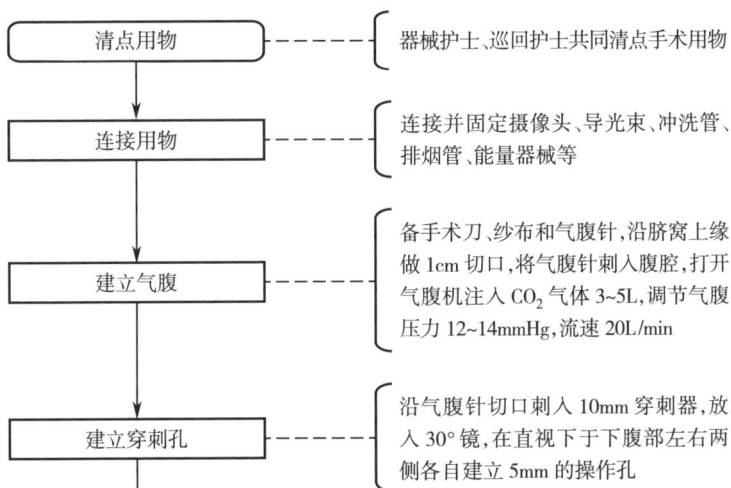

```
┌──────────┐        ┌ 器械护士、巡回护士共同清点手术用物
│  清点用物  │--------┤
└──────────┘        └
      │
      ↓
┌──────────┐        ┌ 连接并固定摄像头、导光束、冲洗管、
│  连接用物  │--------┤ 排烟管、能量器械等
└──────────┘        └
      │
      ↓
┌──────────┐        ┌ 备手术刀、纱布和气腹针,沿脐窝上缘
│  建立气腹  │--------┤ 做 1cm 切口,将气腹针刺入腹腔,打开
└──────────┘        │ 气腹机注入 CO₂ 气体 3~5L,调节气腹
      │             │ 压力 12~14mmHg,流速 20L/min
      ↓             └
┌──────────┐        ┌ 沿气腹针切口刺入 10mm 穿刺器,放
│ 建立穿刺孔 │--------┤ 入 30° 镜,在直视下于下腹部左右两
└──────────┘        │ 侧各自建立 5mm 的操作孔
      │             └
      ↓
```

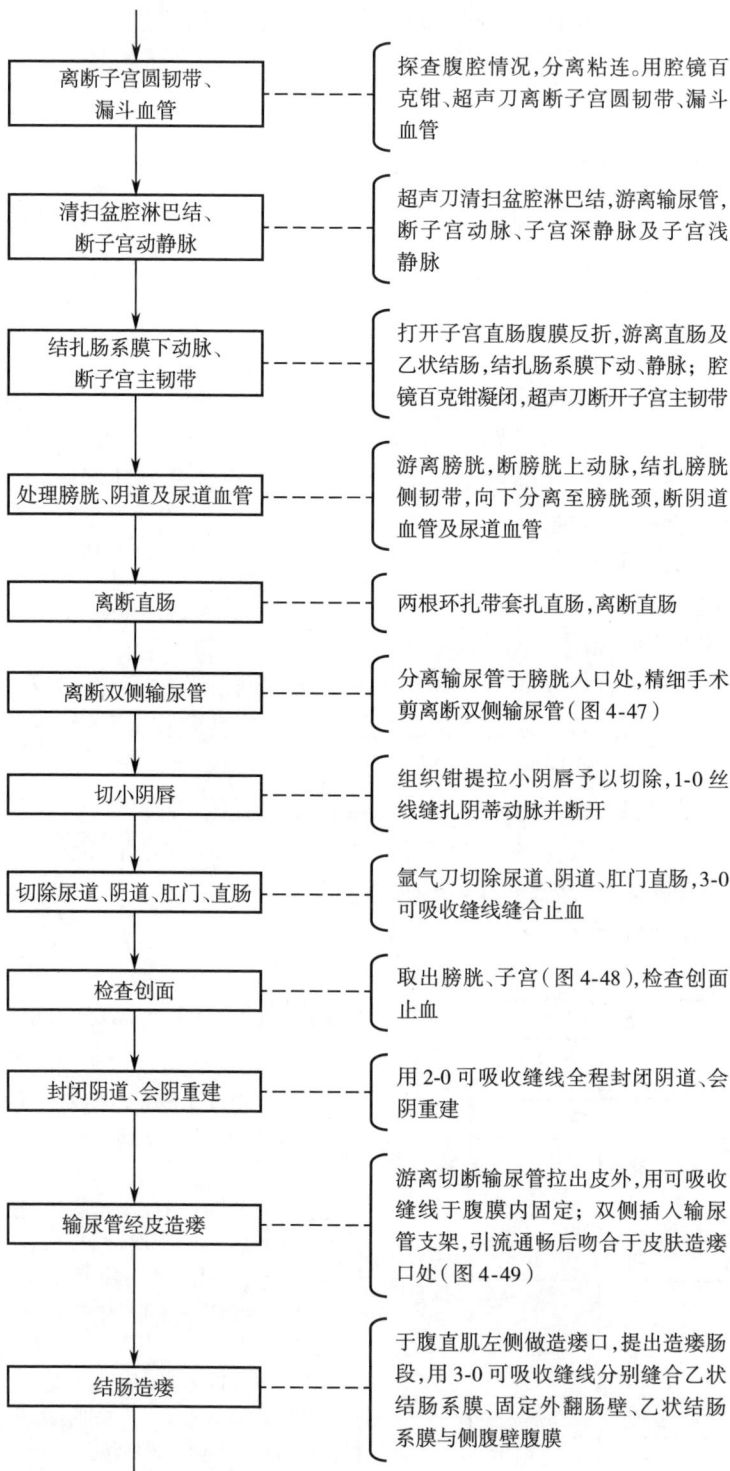

| | |
|---|---|
| 离断子宫圆韧带、漏斗血管 | 探查腹腔情况,分离粘连。用腔镜百克钳、超声刀离断子宫圆韧带、漏斗血管 |
| 清扫盆腔淋巴结、断子宫动静脉 | 超声刀清扫盆腔淋巴结,游离输尿管,断子宫动脉、子宫深静脉及子宫浅静脉 |
| 结扎肠系膜下动脉、断子宫主韧带 | 打开子宫直肠腹膜反折,游离直肠及乙状结肠,结扎肠系膜下动、静脉;腔镜百克钳凝闭,超声刀断开子宫主韧带 |
| 处理膀胱、阴道及尿道血管 | 游离膀胱,断膀胱上动脉,结扎膀胱侧韧带,向下分离至膀胱颈,断阴道血管及尿道血管 |
| 离断直肠 | 两根环扎带套扎直肠,离断直肠 |
| 离断双侧输尿管 | 分离输尿管于膀胱入口处,精细手术剪离断双侧输尿管(图 4-47) |
| 切小阴唇 | 组织钳提拉小阴唇予以切除,1-0 丝线缝扎阴蒂动脉并断开 |
| 切除尿道、阴道、肛门、直肠 | 氩气刀切除尿道、阴道、肛门直肠,3-0 可吸收缝线缝合止血 |
| 检查创面 | 取出膀胱、子宫(图 4-48),检查创面止血 |
| 封闭阴道、会阴重建 | 用 2-0 可吸收缝线全程封闭阴道、会阴重建 |
| 输尿管经皮造瘘 | 游离切断输尿管拉出皮外,用可吸收缝线于腹膜内固定;双侧插入输尿管支架,引流通畅后吻合于皮肤造瘘口处(图 4-49) |
| 结肠造瘘 | 于腹直肌左侧做造瘘口,提出造瘘肠段,用 3-0 可吸收缝线分别缝合乙状结肠系膜、固定外翻肠壁、乙状结肠系膜与侧腹壁腹膜 |

```
        ↓
┌──────────────────┐       ┌ 生理盐水冲洗盆腔,检查术野,出血
│ 冲洗盆腔、检查术野 │- - - - ┤ 处电凝止血
└──────────────────┘       └
        ↓
╭──────────────────╮       ┌ 清点手术用物,缝合手术切口,协助
│    手术结束       │- - - - ┤ 取仰卧位,适当约束患者并保暖
╰──────────────────╯       └
```

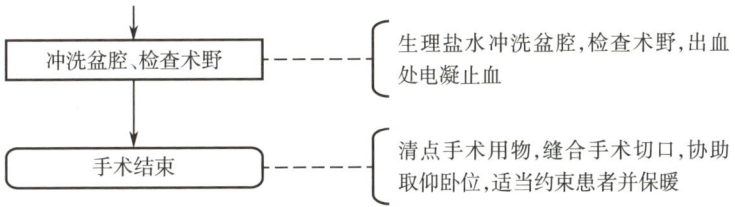

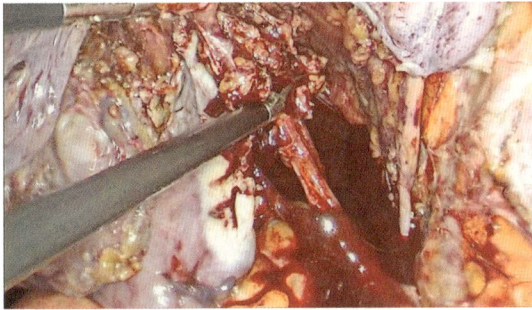

图 4-47　离断双侧输尿管

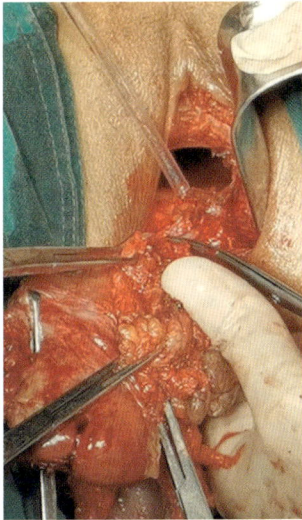

图 4-48　经阴道取出膀胱、子宫

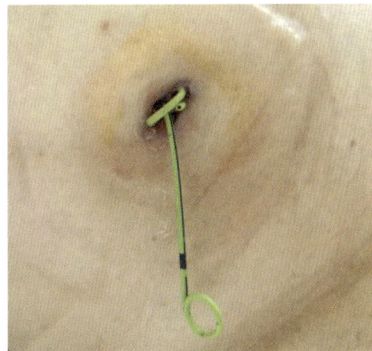

图 4-49　输尿管经皮造瘘

【关键点】

1. **防止皮肤压力性损伤**　由于手术时间长,骶尾部皮肤受压严重,术前应做好压力性损伤防护,常规使用凝胶体位垫和泡沫敷贴进行预防。

2. **防止患者体位损伤**　采用马镫形腿架安置膀胱截石位,将患者双腿摆放成舒适的功能性体位,避免手术时间过长造成患者腿部神经损伤。

3. **高值耗材的管理**　因术中涉及输尿管、肠道手术,应根据术者所使用的材料,做好材料型号、名称、数量以及规格型号的相关记录。

4. **造瘘口的护理**　术后及时粘贴固定造瘘袋,防止感染。

5. **加强访视,做好患者心理护理**　盆腔廓清术主要是病灶的切除和相关器官的重建,永久性的造瘘将会改变患者自身的形象,给患者带来焦虑、恐惧等情绪。通过术前、术后的访视可引导患者认识造瘘,减轻其焦虑情绪。

（吴潇湘　孟祥振）

# 第二十节　腹腔镜下骶骨固定术手术配合

盆底支撑结构因多种原因受损易导致女性罹患盆底功能障碍疾病,造成器官位置及功能异常,临床表现为子宫脱垂,阴道前、后壁脱垂,阴道穹窿脱垂,排尿障碍等。随着医学技术的发展,患者更加青睐通过微创的腹腔镜骶骨固定术进行治疗。该手术是在腹腔镜下利用网片将阴道顶端缝合于第一骶椎椎体面的前纵韧带上,是目前治疗中盆腔脱垂的主要采用术式。此术式可使盆底结构恢复到近乎正常的解剖位置,也可使阴道轴保持正常的方向和长度。

【手术适应证】

1. 适用于中盆腔缺陷的患者,包括阴道顶端缺陷、子宫脱垂严重的患者。

2. 适合比较年轻且已经生育的患者。

【手术用物准备】

1. **布类及一次性用物**　手术盆、手术衣、剖腹单、中单、手套、手术刀片、可吸收缝线、一次性吸引管、腹腔镜套、网片等。

2. **手术器械**　腹腔镜手术器械、能量器械、简易举宫器、压肠片。

3. **手术设备**　腹腔镜手术设备、能量设备。

【手术体位】

膀胱截石位。

## 【手术步骤及配合】

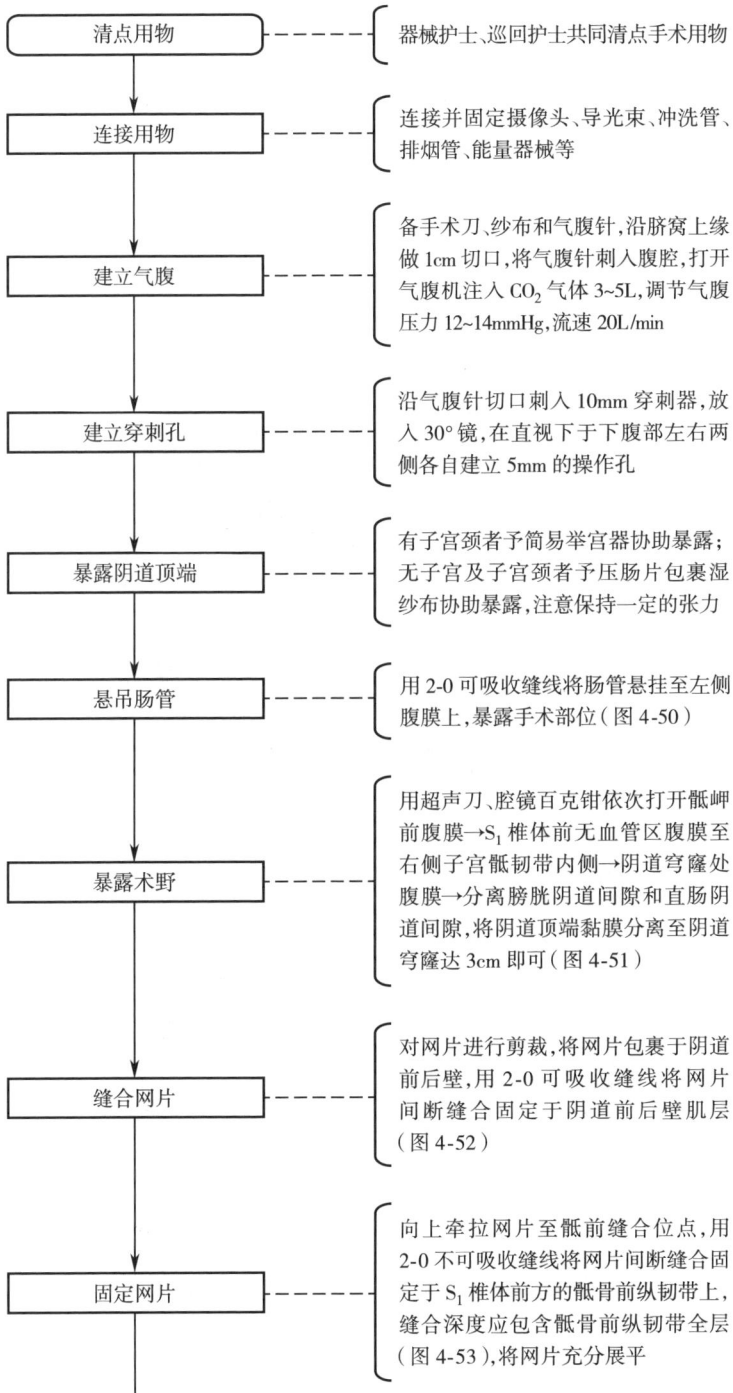

```
┌─────────────┐
│   清点用物   │ - - - - - ⎰ 器械护士、巡回护士共同清点手术用物
└─────────────┘
       ↓
┌─────────────┐          ⎰ 连接并固定摄像头、导光束、冲洗管、
│   连接用物   │ - - - - - ⎱ 排烟管、能量器械等
└─────────────┘
       ↓
┌─────────────┐          ⎧ 备手术刀、纱布和气腹针,沿脐窝上缘
│             │          │ 做 1cm 切口,将气腹针刺入腹腔,打开
│   建立气腹   │ - - - - -⎨ 气腹机注入 CO₂ 气体 3~5L,调节气腹
│             │          │ 压力 12~14mmHg,流速 20L/min
└─────────────┘          ⎩
       ↓
┌─────────────┐          ⎧ 沿气腹针切口刺入 10mm 穿刺器,放
│   建立穿刺孔 │ - - - - -⎨ 入 30° 镜,在直视下于下腹部左右两
│             │          ⎩ 侧各自建立 5mm 的操作孔
└─────────────┘
       ↓
┌─────────────┐          ⎧ 有子宫颈者予简易举宫器协助暴露;
│  暴露阴道顶端 │ - - - - -⎨ 无子宫及子宫颈者予压肠片包裹湿
│             │          ⎩ 纱布协助暴露,注意保持一定的张力
└─────────────┘
       ↓
┌─────────────┐          ⎰ 用 2-0 可吸收缝线将肠管悬挂至左侧
│   悬吊肠管   │ - - - - -⎱ 腹膜上,暴露手术部位(图 4-50)
└─────────────┘
       ↓
┌─────────────┐          ⎧ 用超声刀、腔镜百克钳依次打开骶岬
│             │          │ 前腹膜→S₁ 椎体前无血管区腹膜至
│             │          │ 右侧子宫骶韧带内侧→阴道穹窿处
│   暴露术野   │ - - - - -⎨ 腹膜→分离膀胱阴道间隙和直肠阴
│             │          │ 道间隙,将阴道顶端黏膜分离至阴道
│             │          │ 穹窿达 3cm 即可(图 4-51)
└─────────────┘          ⎩
       ↓
┌─────────────┐          ⎧ 对网片进行剪裁,将网片包裹于阴道
│             │          │ 前后壁,用 2-0 可吸收缝线将网片
│   缝合网片   │ - - - - -⎨ 间断缝合固定于阴道前后壁肌层
│             │          │ (图 4-52)
└─────────────┘          ⎩
       ↓
┌─────────────┐          ⎧ 向上牵拉网片至骶前缝合位点,用
│             │          │ 2-0 不可吸收缝线将网片间断缝合固
│   固定网片   │ - - - - -⎨ 定于 S₁ 椎体前方的骶骨前纵韧带上,
│             │          │ 缝合深度应包含骶骨前纵韧带全层
│             │          │ (图 4-53),将网片充分展平
└─────────────┘          ⎩
       ↓
```

```
           ↓
    ┌─────────────┐        ┌ 2-0可吸收缝线关闭腹膜,将网片埋
    │   关闭腹膜   │ ─ ─ ─ ─┤  于腹膜下
    └─────────────┘        └
           ↓
    ┌─────────────┐        ┌ 生理盐水冲洗盆腔,检查术野,出血
    │冲洗盆腔、检查术野│ ─ ─ ─ ┤  处电凝止血
    └─────────────┘        └
           ↓
    ┌─────────────┐        ┌ 清点手术用物,缝合手术切口,协助
    │   手术结束   │ ─ ─ ─ ─┤  取仰卧位,适当约束患者并保暖
    └─────────────┘        └
```

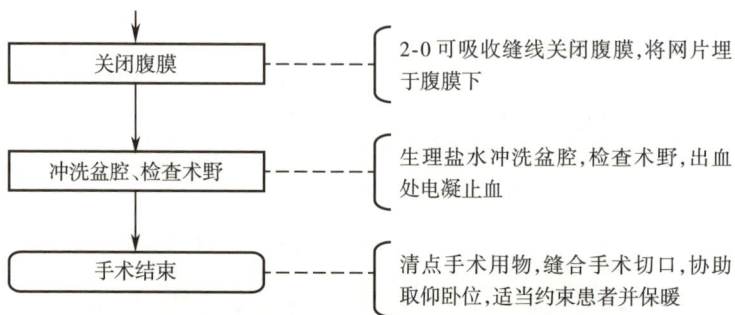

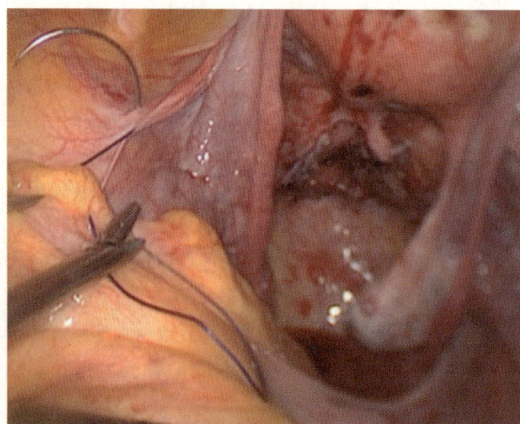

图 4-50　肠管悬挂至左侧腹膜

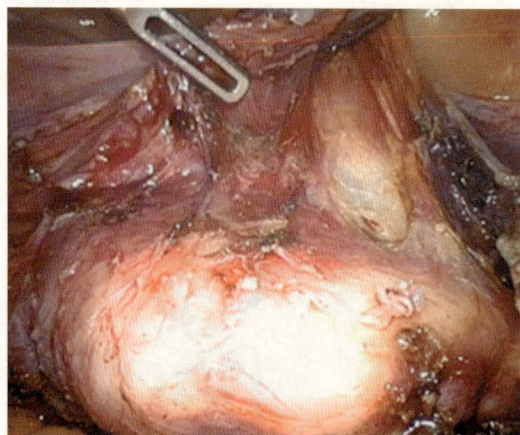

图 4-51　分离膀胱阴道间隙和直肠阴道间隙

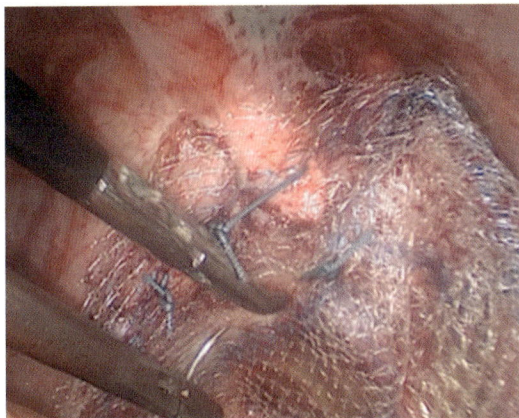

图 4-52　网片间断缝合于阴道前后壁

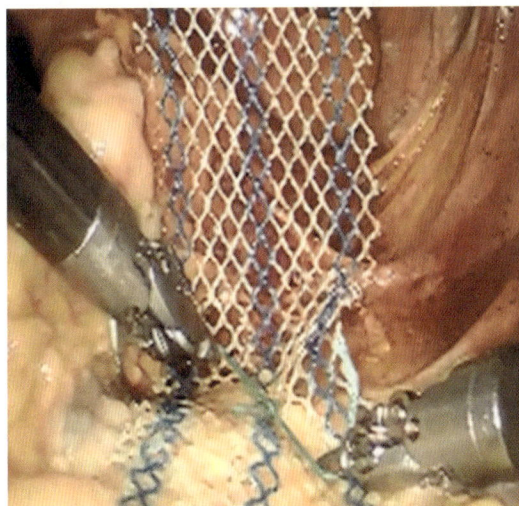

图 4-53　网片缝合于 $S_1$ 骶骨前纵韧带

【关键点】

1. **防止皮肤压力性损伤**　由于手术时间长,骶尾部皮肤受压严重,术前应做好压力性损伤防护,常规使用凝胶体位垫和泡沫敷贴进行预防。

2. **防止粘连**　术中关闭腹膜,腹膜要完全遮盖网片,减少网片侵蚀、瘢痕挛缩及粘连形成。

3. **网片的管理**　网片需现开现用,尽量减少在空气中的暴露时间,以防止术后感染引起网片侵蚀。

（曾　艳　余小兰）

## 第二十一节　腹腔镜下腹膜代阴道成形术手术配合

　　腹腔镜下腹膜代阴道成形术适用于先天性无阴道患者。胚胎在发育期间受到了内在或外因素的干扰,或者因基因突变引起副中肾管发育异常,可能导致先天性无阴道。临床上常表现染色体为正常女性染色体核型,女性第二性征发育正常,外阴外观正常,卵巢发育正常且功能完好,但输卵管多细小,大部分合并无子宫或仅有痕迹子宫,小部分为发育不全的子宫或有功能性子宫。多数患者呈阴道缺失状,在正常阴道口位置仅存有完全闭锁的阴道前庭黏膜,少数患者在阴道前庭的位置有浅浅的凹陷。

　　【手术适应证】

　　1. 先天性无阴道及无功能性子宫者。

　　2. 无盆腔腹膜脏器严重粘连者。

　　3. 有功能性子宫而不要求保留做阴道吻合者。

　　【手术用物准备】

　　1. **布类及一次性用物**　手术盆、手术衣、剖腹单、手套、手术刀片、可吸收缝线、一次性吸引管、腹腔镜套等。

　　2. **手术器械**　腹腔镜手术器械、盆底修补器械、腹膜阴道推进器。

　　3. **手术设备**　腹腔镜手术设备。

　　【手术体位】

　　膀胱截石位。

　　【手术步骤及配合】

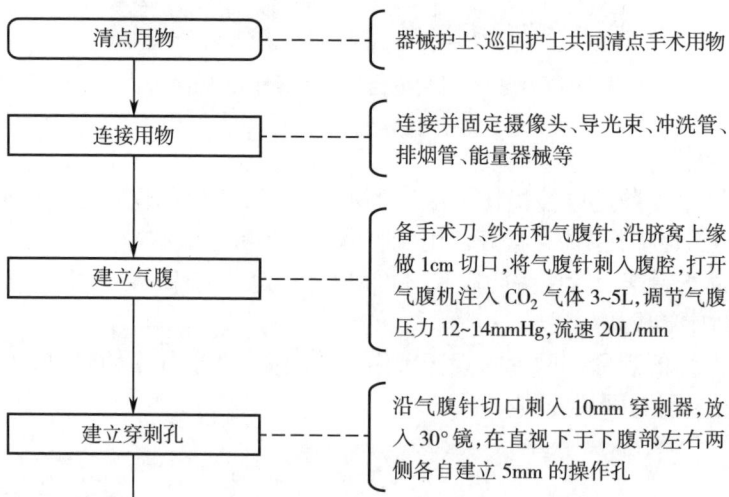

| 清点用物 | ┄┄ | 器械护士、巡回护士共同清点手术用物 |
|---|---|---|
| 连接用物 | ┄┄ | 连接并固定摄像头、导光束、冲洗管、排烟管、能量器械等 |
| 建立气腹 | ┄┄ | 备手术刀、纱布和气腹针,沿脐窝上缘做 1cm 切口,将气腹针刺入腹腔,打开气腹机注入 $CO_2$ 气体 3~5L,调节气腹压力 12~14mmHg,流速 20L/min |
| 建立穿刺孔 | ┄┄ | 沿气腹针切口刺入 10mm 穿刺器,放入 30° 镜,在直视下于下腹部左右两侧各自建立 5mm 的操作孔 |

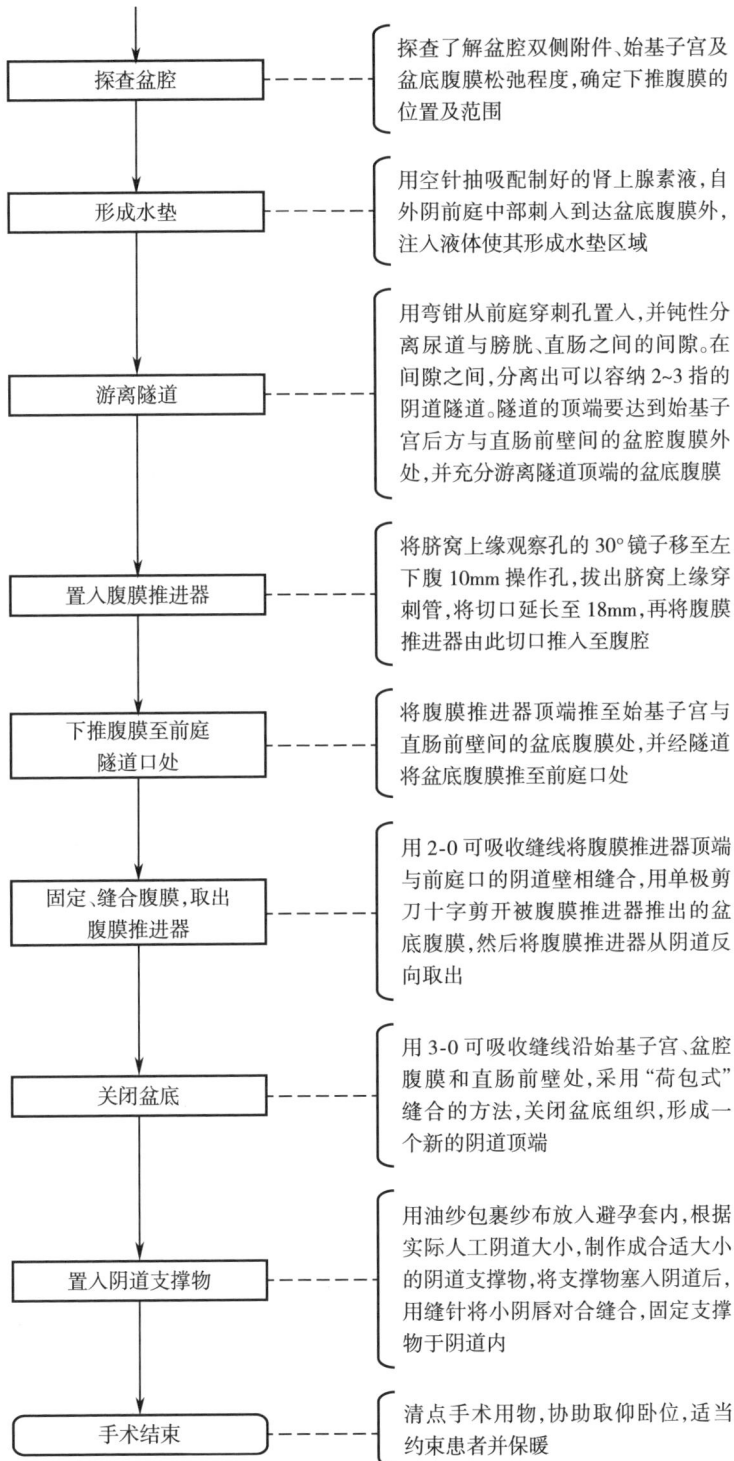

探查盆腔 —————— 探查了解盆腔双侧附件、始基子宫及盆底腹膜松弛程度,确定下推腹膜的位置及范围

形成水垫 —————— 用空针抽吸配制好的肾上腺素液,自外阴前庭中部刺入到达盆底腹膜外,注入液体使其形成水垫区域

游离隧道 —————— 用弯钳从前庭穿刺孔置入,并钝性分离尿道与膀胱、直肠之间的间隙。在间隙之间,分离出可以容纳2~3指的阴道隧道。隧道的顶端要达到始基子宫后方与直肠前壁间的盆腔腹膜外处,并充分游离隧道顶端的盆底腹膜

置入腹膜推进器 —————— 将脐窝上缘观察孔的30°镜子移至左下腹10mm操作孔,拔出脐窝上缘穿刺管,将切口延长至18mm,再将腹膜推进器由此切口推入至腹腔

下推腹膜至前庭隧道口处 —————— 将腹膜推进器顶端推至始基子宫与直肠前壁间的盆底腹膜处,并经隧道将盆底腹膜推至前庭口处

固定、缝合腹膜,取出腹膜推进器 —————— 用2-0可吸收缝线将腹膜推进器顶端与前庭口的阴道壁相缝合,用单极剪刀十字剪开被腹膜推进器推出的盆底腹膜,然后将腹膜推进器从阴道反向取出

关闭盆底 —————— 用3-0可吸收缝线沿始基子宫、盆腔腹膜和直肠前壁处,采用"荷包式"缝合的方法,关闭盆底组织,形成一个新的阴道顶端

置入阴道支撑物 —————— 用油纱包裹纱布放入避孕套内,根据实际人工阴道大小,制作成合适大小的阴道支撑物,将支撑物塞入阴道后,用缝针将小阴唇对合缝合,固定支撑物于阴道内

手术结束 —————— 清点手术用物,协助取仰卧位,适当约束患者并保暖

【关键点】

1. **正确配制肾上腺素液**　遵医嘱进行配制,严格执行"三查八对"。

2. **严格无菌操作**　设置阴道手术器械区域和腹腔镜手术器械区域,严格无菌操作。

（廖莎　戚齐）

## 第二十二节　腹腔镜下腹股沟淋巴结清扫术 + 广泛性外阴切除术手术配合

外阴癌为外阴恶性肿瘤,占女性生殖恶性肿瘤的 3%~5%,多见于 60 岁以上妇女。组织类型较多,最常见的是外阴鳞状细胞癌。外阴癌好发于大阴唇、小阴唇、阴道前庭及阴蒂等部位,临床表现为先外阴局部出现结节或肿块,随后逐渐增大、坏死、破溃以及感染,分泌物增多,伴有疼痛及瘙痒。肿块呈乳头或菜花状,并迅速扩大,可累及肛门、直肠、尿道及膀胱等。

【手术适应证】

1. 外阴肿瘤 >2cm 或者间质浸润 >1mm。

2. 外阴肿瘤侵犯尿道下 1/3、阴道下 1/3、肛门,无淋巴结转移。

【手术用物准备】

1. **布类及一次性用物**　手术盆、手术衣、剖腹单、中单、手套、手术刀片、一次性吸引管、腹腔镜套、2-0 可吸收缝线、4-0 可吸收缝线、阴道套针、无菌记号笔等。

2. **手术器械**　腹腔镜手术器械、外阴广泛器械、能量器械、10mm 穿刺器、胆石钳等。

3. **手术设备**　腹腔镜手术设备、能量设备。

【手术体位】

人字分腿仰卧位、膀胱截石位。

【手术步骤及配合】

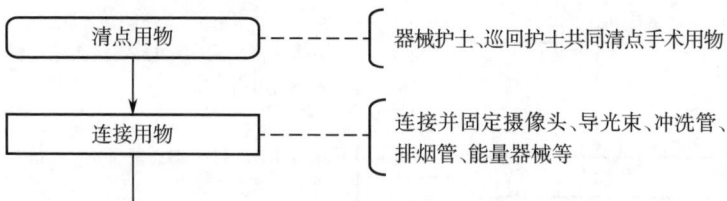

```
┌──────────┐
│  清点用物  │----- { 器械护士、巡回护士共同清点手术用物
└──────────┘
      │
      ↓
┌──────────┐        { 连接并固定摄像头、导光束、冲洗管、
│  连接用物  │----- {   排烟管、能量器械等
└──────────┘
      │
      ↓
```

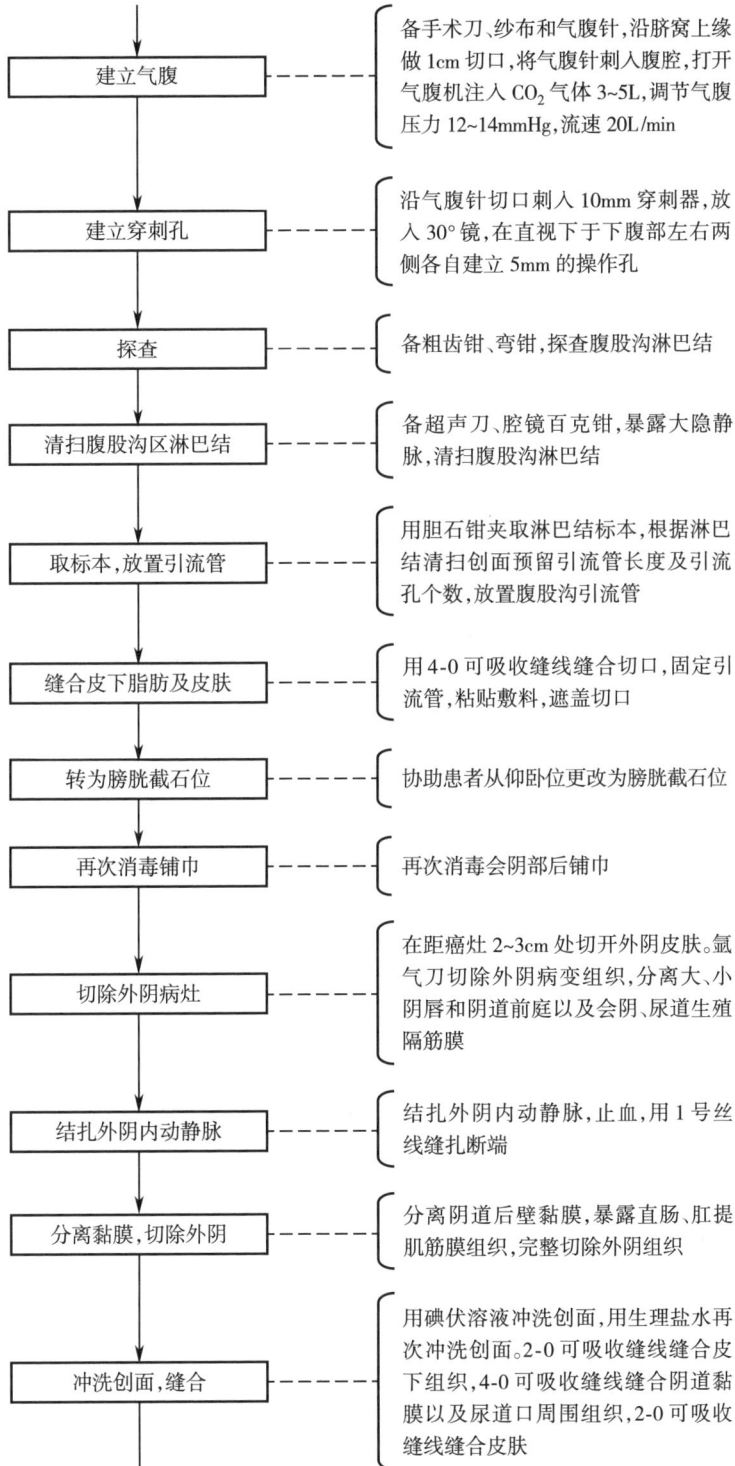

建立气腹 - - - - 备手术刀、纱布和气腹针,沿脐窝上缘做 1cm 切口,将气腹针刺入腹腔,打开气腹机注入 $CO_2$ 气体 3~5L,调节气腹压力 12~14mmHg,流速 20L/min

建立穿刺孔 - - - - 沿气腹针切口刺入 10mm 穿刺器,放入 30° 镜,在直视下于下腹部左右两侧各自建立 5mm 的操作孔

探查 - - - - 备粗齿钳、弯钳,探查腹股沟淋巴结

清扫腹股沟区淋巴结 - - - - 备超声刀、腔镜百克钳,暴露大隐静脉,清扫腹股沟淋巴结

取标本,放置引流管 - - - - 用胆石钳夹取淋巴结标本,根据淋巴结清扫创面预留引流管长度及引流孔个数,放置腹股沟引流管

缝合皮下脂肪及皮肤 - - - - 用 4-0 可吸收缝线缝合切口,固定引流管,粘贴敷料,遮盖切口

转为膀胱截石位 - - - - 协助患者从仰卧位更改为膀胱截石位

再次消毒铺巾 - - - - 再次消毒会阴部后铺巾

切除外阴病灶 - - - - 在距癌灶 2~3cm 处切开外阴皮肤。氩气刀切除外阴病变组织,分离大、小阴唇和阴道前庭以及会阴、尿道生殖隔筋膜

结扎外阴内动静脉 - - - - 结扎外阴内动静脉,止血,用 1 号丝线缝扎断端

分离黏膜,切除外阴 - - - - 分离阴道后壁黏膜,暴露直肠、肛提肌筋膜组织,完整切除外阴组织

冲洗创面,缝合 - - - - 用碘伏溶液冲洗创面,用生理盐水再次冲洗创面。2-0 可吸收缝线缝合皮下组织,4-0 可吸收缝线缝合阴道黏膜以及尿道口周围组织,2-0 可吸收缝线缝合皮肤

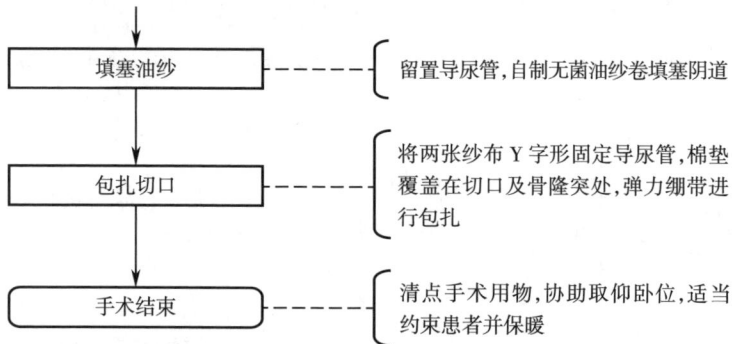

```
┌─────────────────────┐      ┌
│      填塞油纱        │----- │  留置导尿管,自制无菌油纱卷填塞阴道
└─────────────────────┘      └
          │
          ↓
┌─────────────────────┐      ┌
│      包扎切口        │----- │  将两张纱布 Y 字形固定导尿管,棉垫
└─────────────────────┘      │  覆盖在切口及骨隆突处,弹力绷带进
          │                  └  行包扎
          ↓
┌─────────────────────┐      ┌
│      手术结束        │----- │  清点手术用物,协助取仰卧位,适当
└─────────────────────┘      └  约束患者并保暖
```

【关键点】

1. **防止皮肤压力性损伤**　由于手术时间长,骶尾部皮肤受压严重,术前应做好压力性损伤防护,常规使用凝胶体位垫和泡沫敷贴进行预防。

2. **防止患者体位损伤**　切除外阴病灶时需要更换为膀胱截石位,采用马镫形腿架安置膀胱截石位,将患者双腿摆放成舒适的功能性体位,避免手术时间过长造成患者腿部神经损伤。

3. **严格无菌操作**　设置阴道手术器械区域和腹腔镜手术器械区域,严格无菌操作。

4. **包扎外阴**　注意保护引流管和导尿管,松紧适宜。

（徐小凤　吴　鑫）

# 第五章 经腹手术配合

## 第一节 经腹宫内节育器取出术手术配合

宫内节育器是一种放置于子宫腔内的避孕装置,由于初期使用的宫内节育器多为环状,又称节育环。宫内节育器取出术适用于节育器放置过久、带环妊娠者、要求再生育、绝经半年后节育器异位或嵌顿等应及时取出。

【手术适应证】

1. 宫内节育器大部分或全部嵌入子宫肌层。

2. 经阴道和宫腹腔镜无法取环者。

【手术用物准备】

1. **布类及一次性用物** 剖腹包、手术衣、剖腹单、手套、无菌手术膜、电刀笔、手术刀片、套针、丝线、1-0 可吸收缝线等。

2. **手术器械** 子宫器械、能量器械。

3. **手术设备** 能量设备。

【手术体位】

仰卧位。

【手术步骤及配合】

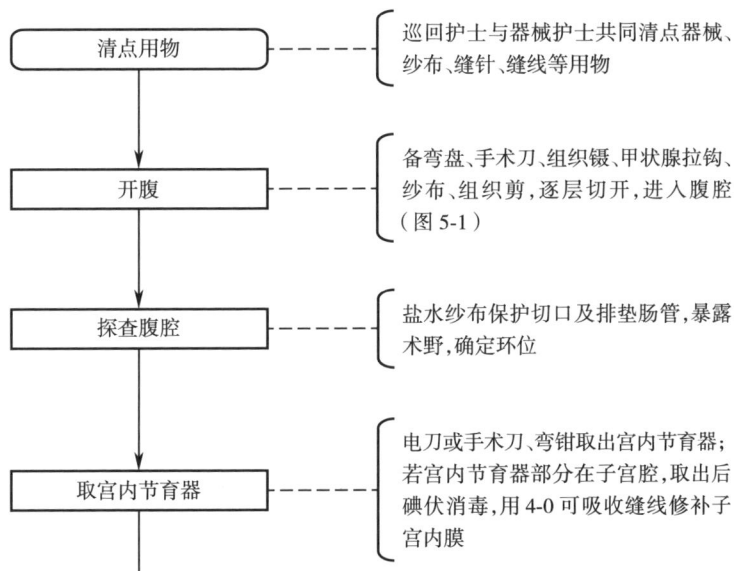

```
┌──────────────┐       ┌ 巡回护士与器械护士共同清点器械、
│   清点用物    │ ----- │ 纱布、缝针、缝线等用物
└──────────────┘       └
       │
       ▼
┌──────────────┐       ┌ 备弯盘、手术刀、组织镊、甲状腺拉钩、
│    开腹      │ ----- │ 纱布、组织剪,逐层切开,进入腹腔
└──────────────┘       └ (图 5-1)
       │
       ▼
┌──────────────┐       ┌ 盐水纱布保护切口及排垫肠管,暴露
│   探查腹腔    │ ----- │ 术野,确定环位
└──────────────┘       └
       │
       ▼
┌──────────────┐       ┌ 电刀或手术刀、弯钳取出宫内节育器;
│  取宫内节育器  │ ----- │ 若宫内节育器部分在子宫腔,取出后
└──────────────┘       │ 碘伏消毒,用4-0 可吸收缝线修补子
       │               └ 宫内膜
       ▼
```

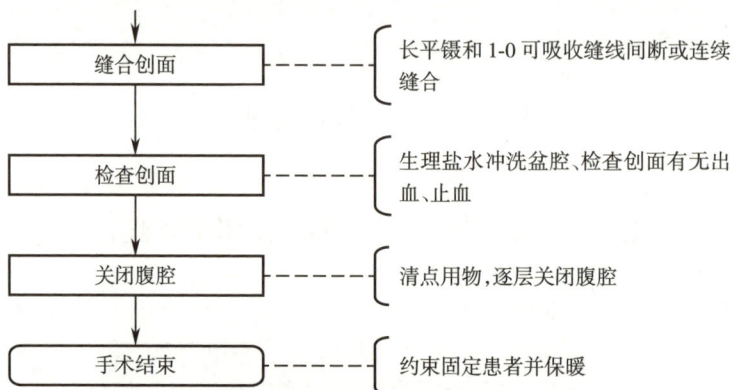

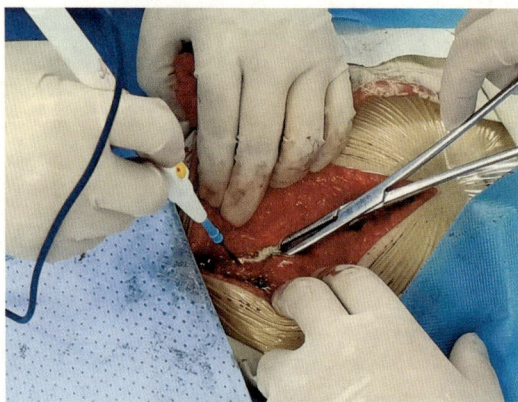

```
        ↓
┌─────────────────┐        ┌ 长平镊和1-0可吸收缝线间断或连续
│    缝合创面      │ ─ ─ ─ ─┤ 缝合
└─────────────────┘        └
        ↓
┌─────────────────┐        ┌ 生理盐水冲洗盆腔、检查创面有无出
│    检查创面      │ ─ ─ ─ ─┤ 血、止血
└─────────────────┘        └
        ↓
┌─────────────────┐
│    关闭腹腔      │ ─ ─ ─ ─  清点用物,逐层关闭腹腔
└─────────────────┘
        ↓
╭─────────────────╮
│    手术结束      │ ─ ─ ─ ─  约束固定患者并保暖
╰─────────────────╯
```

图5-1　开腹

【关键点】

1. **严格无菌操作**　节育器穿破子宫黏膜层者,消毒碰触过子宫黏膜层的器械,注意无菌操作。

2. **检查宫内节育器完整性**　取出宫内节育器,注意检查完整性。

（张佩嘉　陈　婧）

## 第二节　经腹输卵管结扎术手术配合

输卵管结扎术是通过切除部分输卵管或是阻断管腔,从而达到阻止精子和卵子结合的避孕目的。此法为永久性的避孕,需夫妻双方自愿选择。

【手术适应证】

1. 已婚已孕(2个孩子者),夫妻双方自愿。

2. 自身不能怀孕,输卵管粘连严重,需做试管婴儿者。

3. 有严重合并症,不宜妊娠者,如严重的心脏病、心功能不全、慢性肝肾疾病伴有肝肾功能不全者。

【手术用物准备】

1. **布类及一次性用物** 剖腹包、手术衣、剖腹单、手套、电刀笔、手术刀片、套针、无菌手术膜、敷贴、丝线等。

2. **手术器械** 子宫器械、能量器械。

3. **手术设备** 能量设备。

【手术体位】

仰卧位。

【手术步骤及配合】

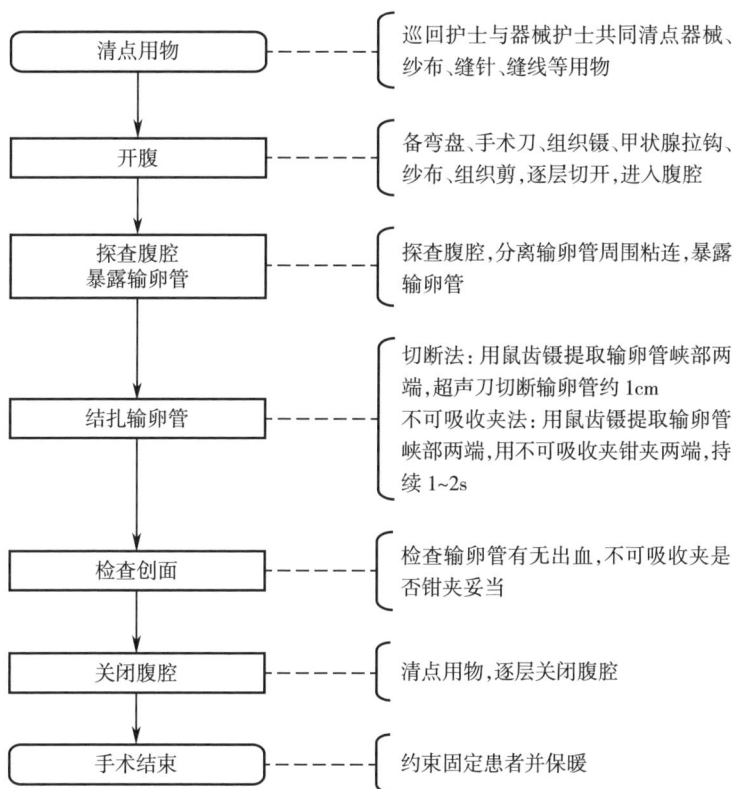

```
┌──────────────┐      ⎰ 巡回护士与器械护士共同清点器械、
│   清点用物    │┄┄┄┄ ⎱ 纱布、缝针、缝线等用物
└──────────────┘
       │
┌──────────────┐      ⎰ 备弯盘、手术刀、组织镊、甲状腺拉钩、
│    开腹      │┄┄┄┄ ⎱ 纱布、组织剪,逐层切开,进入腹腔
└──────────────┘
       │
┌──────────────┐      ⎰ 探查腹腔,分离输卵管周围粘连,暴露
│  探查腹腔     │┄┄┄┄ ⎱ 输卵管
│ 暴露输卵管    │
└──────────────┘
       │
┌──────────────┐      切断法:用鼠齿镊提取输卵管峡部两
│              │      端,超声刀切断输卵管约1cm
│  结扎输卵管    │┄┄┄┄ 不可吸收夹法:用鼠齿镊提取输卵管
│              │      峡部两端,用不可吸收夹钳夹两端,持
└──────────────┘      续1~2s
       │
┌──────────────┐      ⎰ 检查输卵管有无出血,不可吸收夹是
│   检查创面    │┄┄┄┄ ⎱ 否钳夹妥当
└──────────────┘
       │
┌──────────────┐      ⎰ 清点用物,逐层关闭腹腔
│   关闭腹腔    │┄┄┄┄ ⎱
└──────────────┘
       │
┌──────────────┐      ⎰ 约束固定患者并保暖
│   手术结束    │┄┄┄┄ ⎱
└──────────────┘
```

【关键点】

根据手术需要选择使用超声刀或不可吸收夹。

(黄 聪 谢 敏)

## 第三节 经腹输卵管切除术手术配合

输卵管为一对细长而弯曲的肌性管道,位于子宫阔韧带上缘内。内侧与子宫角相连通,外端游离呈伞状。输卵管邻近卵巢,全长 8~10cm,是精子和卵子结合受精的场所,也是将受精卵运送至子宫腔的通道。

【手术适应证】

1. 输卵管妊娠。
2. 输卵管结核。
3. 经保守治疗无效的慢性输卵管炎及输卵管积脓、积血或积水。

【手术用物准备】

1. **布类及一次性用物** 剖腹包、剖腹单、手术衣、手套、电刀笔、手术刀片、套针、无菌手术膜、敷贴、丝线、4-0 可吸收缝线等。

2. **手术器械** 子宫器械、能量器械。

3. **手术设备** 能量设备。

【手术体位】

仰卧位。

【手术步骤及配合】

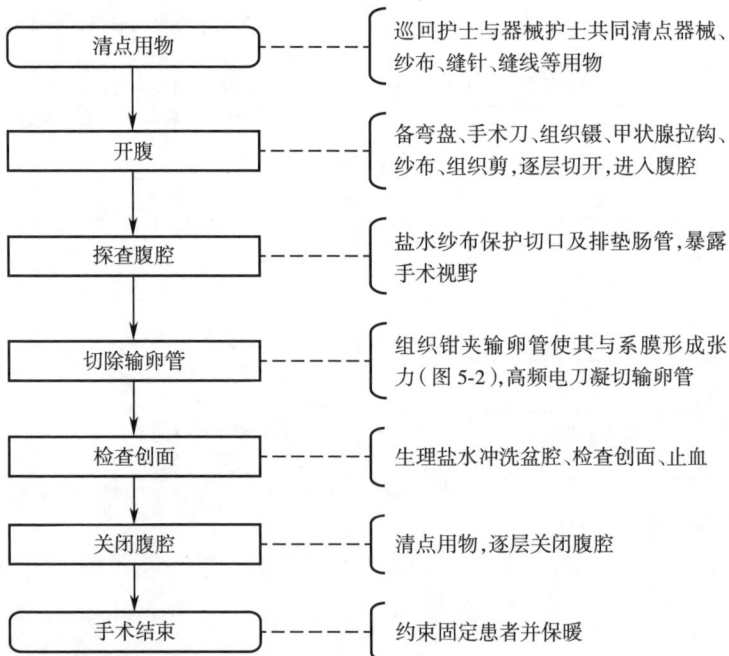

| 清点用物 | 巡回护士与器械护士共同清点器械、纱布、缝针、缝线等用物 |
|---|---|
| 开腹 | 备弯盘、手术刀、组织镊、甲状腺拉钩、纱布、组织剪,逐层切开,进入腹腔 |
| 探查腹腔 | 盐水纱布保护切口及排垫肠管,暴露手术视野 |
| 切除输卵管 | 组织钳夹输卵管使其与系膜形成张力(图 5-2),高频电刀凝切输卵管 |
| 检查创面 | 生理盐水冲洗盆腔、检查创面、止血 |
| 关闭腹腔 | 清点用物,逐层关闭腹腔 |
| 手术结束 | 约束固定患者并保暖 |

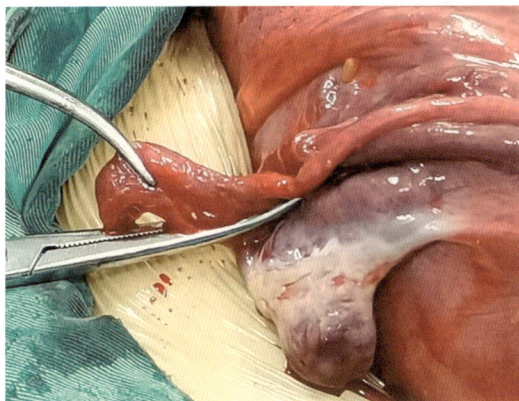

图 5-2　钳夹输卵管系膜

【关键点】

1. **正确使用高频电刀**　术前询问患者是否安置金属植入物，避免电灼伤。

2. **妥善保管标本**　保管切下组织，注意区分左右输卵管。

（冯 茜　罗 敏）

## 第四节　经腹卵巢楔形切除术手术配合

多囊卵巢综合征是青年女性常见的疾病，常表现为月经周期不规律、不孕、多毛及痤疮等。因卵巢包膜增厚，虽有多个卵泡发育但卵巢不排卵，卵巢呈多囊性增大，表面光亮如瓷，可行卵巢楔形切除术提高排卵率。

【手术适应证】

1. 多囊卵巢综合征经保守治疗无效者。

2. 卵巢过度刺激综合征需要切除部分卵巢者。

【手术用物准备】

1. **布类及一次性用物**　剖腹包、剖腹单、手术衣、手套、电刀笔、手术刀片、套针、无菌手术膜、敷贴、丝线、4-0可吸收缝线等。

2. **手术器械**　子宫器械、能量器械。

3. **手术设备**　能量设备。

【手术体位】

仰卧位。

【手术步骤及配合】

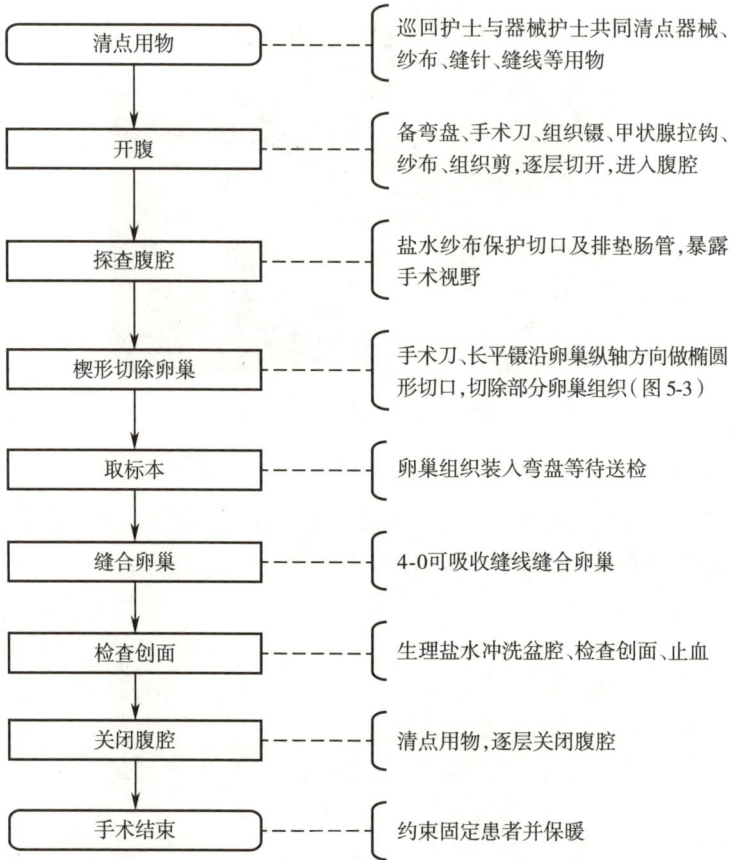

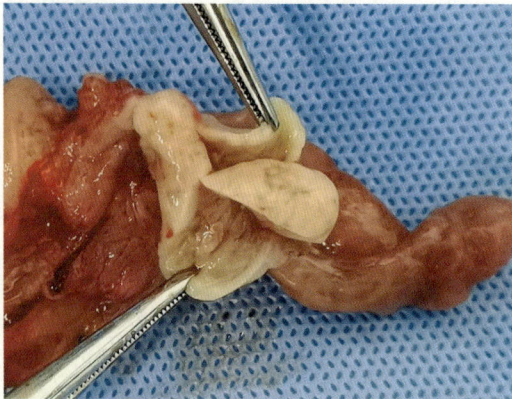

| 清点用物 | 巡回护士与器械护士共同清点器械、纱布、缝针、缝线等用物 |
|---|---|
| 开腹 | 备弯盘、手术刀、组织镊、甲状腺拉钩、纱布、组织剪,逐层切开,进入腹腔 |
| 探查腹腔 | 盐水纱布保护切口及排垫肠管,暴露手术视野 |
| 楔形切除卵巢 | 手术刀、长平镊沿卵巢纵轴方向做椭圆形切口,切除部分卵巢组织(图5-3) |
| 取标本 | 卵巢组织装入弯盘等待送检 |
| 缝合卵巢 | 4-0可吸收缝线缝合卵巢 |
| 检查创面 | 生理盐水冲洗盆腔、检查创面、止血 |
| 关闭腹腔 | 清点用物,逐层关闭腹腔 |
| 手术结束 | 约束固定患者并保暖 |

图5-3　卵巢楔形切除

【关键点】

1. **妥善保管标本** 术中标本按规定放置,及时送检。

2. **正确使用高频电刀** 术前询问患者是否安置金属植入物,使用后妥善保管,以免发生电灼伤。

(冯茜 罗群)

## 第五节 经腹卵巢畸胎瘤剥除术手术配合

畸胎瘤是一种常见的卵巢生殖细胞肿瘤,又称卵巢皮样囊肿(图5-4),由原始生殖细胞异常分化所致,分为成熟性畸胎瘤和未成熟性畸胎瘤。成熟性畸胎瘤为良性肿瘤,一般由外胚层发育而来,可发育出皮肤、毛发、牙齿、骨质、油脂等;未成熟性畸胎瘤为恶性肿瘤,分化欠佳,没有或少有成形的组织,结构不清。早期畸胎瘤多无明显临床症状,患者多于体检时偶然发现,肿瘤长大可出现腹胀、腹痛及压迫症状。

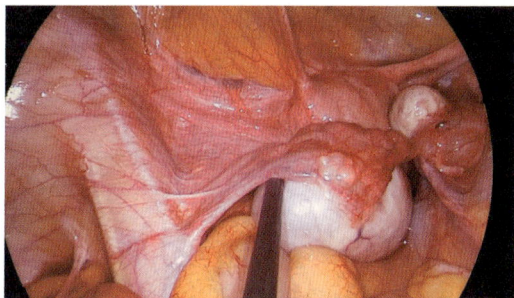

图5-4 卵巢畸胎瘤

【手术适应证】

卵巢畸胎瘤患者。

【手术用物准备】

1. **布类及一次性用物** 剖腹包、剖腹单、手术衣、手套、电刀笔、手术刀片、套针、无菌手术膜、敷贴、丝线、4-0可吸收缝线等。

2. **手术器械** 子宫器械、能量器械。

3. **手术设备** 能量设备。

【手术体位】

仰卧位。

【手术步骤及配合】

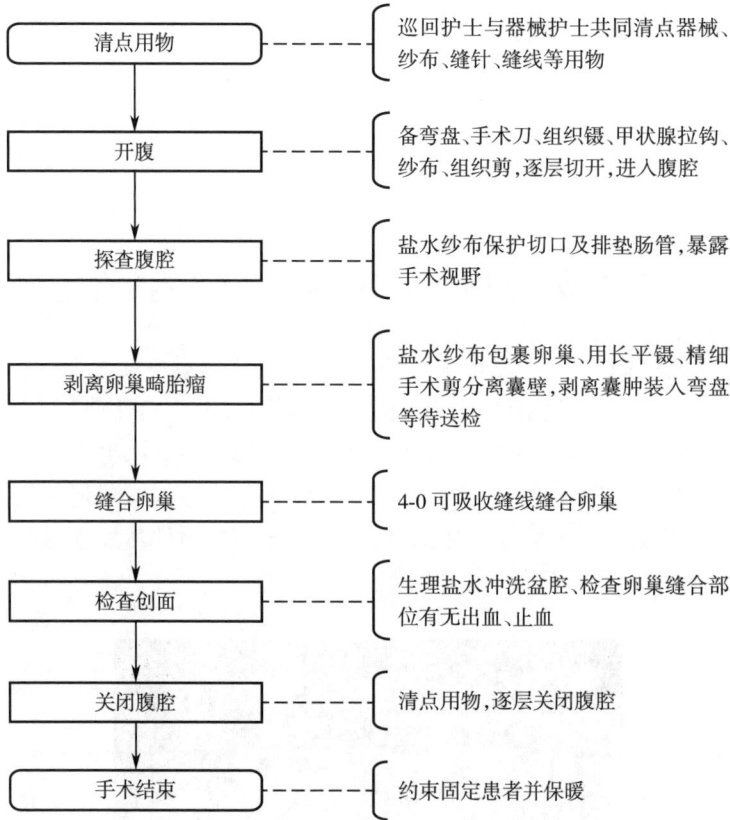

| | |
|---|---|
| 清点用物 | 巡回护士与器械护士共同清点器械、纱布、缝针、缝线等用物 |
| 开腹 | 备弯盘、手术刀、组织镊、甲状腺拉钩、纱布、组织剪,逐层切开,进入腹腔 |
| 探查腹腔 | 盐水纱布保护切口及排垫肠管,暴露手术视野 |
| 剥离卵巢畸胎瘤 | 盐水纱布包裹卵巢、用长平镊、精细手术剪分离囊壁,剥离囊肿装入弯盘等待送检 |
| 缝合卵巢 | 4-0 可吸收缝线缝合卵巢 |
| 检查创面 | 生理盐水冲洗盆腔、检查卵巢缝合部位有无出血、止血 |
| 关闭腹腔 | 清点用物,逐层关闭腹腔 |
| 手术结束 | 约束固定患者并保暖 |

【关键点】

1. **正确使用高频电刀**　术前询问患者是否安置金属植入物,使用后妥善保管,以免发生电灼伤。

2. **无瘤技术原则**　卵巢畸胎瘤取出之前应避免囊液四溢污染周围正常组织,及时更换纱布并擦拭器械,术野浸湿部分及时加盖治疗巾。

（冯茜　罗群）

## 第六节　经腹卵巢输卵管切除术手术配合

卵巢输卵管切除多见于卵巢良性肿瘤,需根据患者年龄、生育要求等综合考虑(图 5-5)。

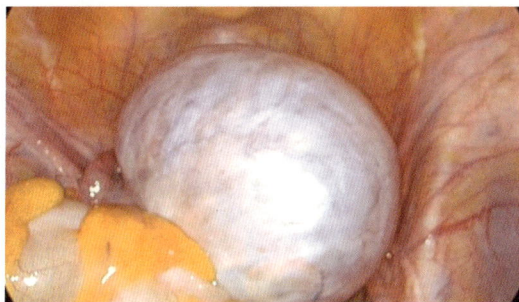

图 5-5 卵巢良性肿瘤

【手术适应证】

1. 乳腺癌术后预防性切除患者。

2. 年龄 >45 岁,卵巢良性肿瘤患者。

3. 卵巢肿瘤蒂扭转至卵巢坏死患者。

【手术用物准备】

1. **布类及一次性用物** 剖腹包、剖腹单、手术衣、手套、电刀笔、手术刀片、套针、无菌手术膜、敷贴、丝线等。

2. **手术器械** 子宫器械、能量器械。

3. **手术设备** 能量设备。

【手术体位】

仰卧位。

【手术步骤及配合】

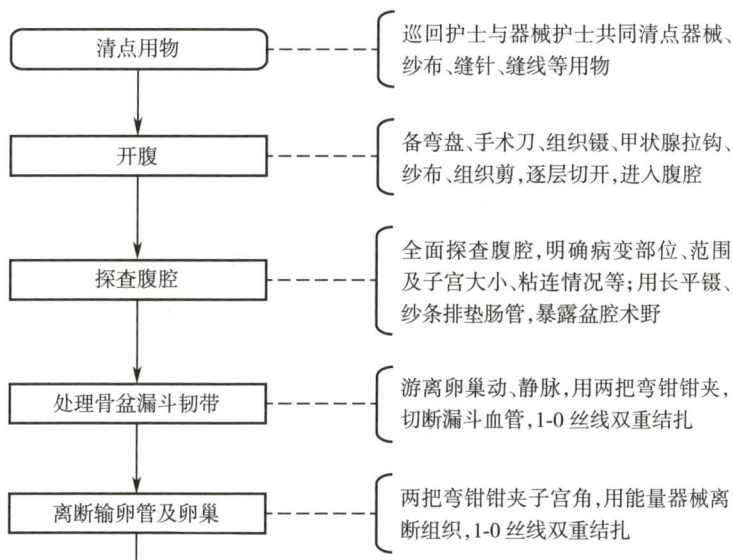

| 清点用物 | 巡回护士与器械护士共同清点器械、纱布、缝针、缝线等用物 |
| 开腹 | 备弯盘、手术刀、组织镊、甲状腺拉钩、纱布、组织剪,逐层切开,进入腹腔 |
| 探查腹腔 | 全面探查腹腔,明确病变部位、范围及子宫大小、粘连情况等;用长平镊、纱条排垫肠管,暴露盆腔术野 |
| 处理骨盆漏斗韧带 | 游离卵巢动、静脉,用两把弯钳钳夹,切断漏斗血管,1-0 丝线双重结扎 |
| 离断输卵管及卵巢 | 两把弯钳钳夹子宫角,用能量器械离断组织,1-0 丝线双重结扎 |

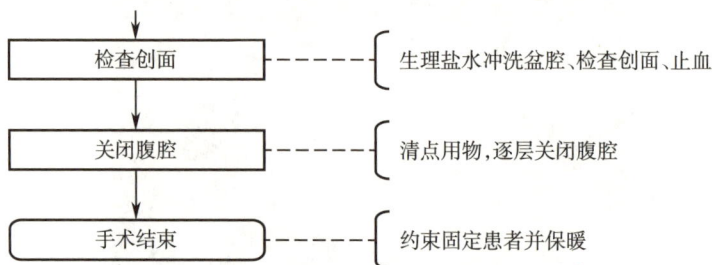

```
   ↓
┌─────────────┐        ┌─ 生理盐水冲洗盆腔、检查创面、止血
│   检查创面   │- - - - ┤
└─────────────┘        └
   ↓
┌─────────────┐        ┌─ 清点用物,逐层关闭腹腔
│   关闭腹腔   │- - - - ┤
└─────────────┘        └
   ↓
┌─────────────┐        ┌─ 约束固定患者并保暖
│   手术结束   │- - - - ┤
└─────────────┘        └
```

【关键点】

正确使用能量器械:根据手术需要选择合适的能量器械,使用后妥善保管,以免发生电灼伤。

（罗 丹   罗 群）

## 第七节   经腹子宫肌瘤切除术手术配合

子宫肌瘤好发于育龄期妇女,青春期前少见,绝经后消退或萎缩,是女性生殖系统最常见的良性肿瘤。目前病因不明确,可能与女性激素有关。按肌瘤生长部位分为子宫体肌瘤、子宫颈肌瘤和子宫阔韧带肌瘤,子宫体肌瘤又分为肌壁间肌瘤、浆膜下肌瘤和黏膜下肌瘤。妇科检查时常可触及增大且形状不规则的子宫,子宫肌瘤也常发生玻璃样变、红色变性、囊性变、钙化、肉瘤样变(图 5-6)。

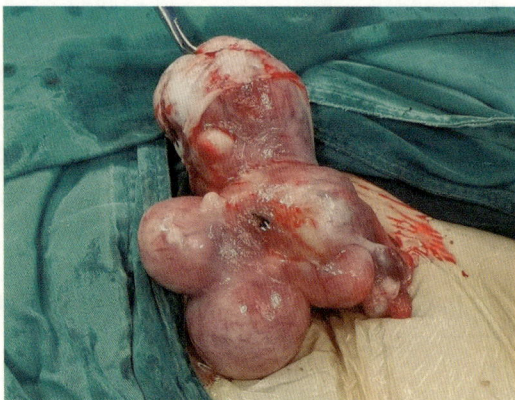

图 5-6   子宫肌瘤

【手术适应证】

1. 适用于单个或多个子宫肌瘤影响生育,但又希望保留生育功能的患者。

2. 子宫肌瘤瘤体较大,临床症状明显者。

3. 肌壁间肌瘤和浆膜下肌瘤。

4. 年龄较大,伴有全身重要脏器功能不全,又不具备明确的子宫切除手术指征者。

【手术用物准备】

1. **布类及一次性用物**　剖腹包、剖腹单、手术衣、手套、电刀笔、手术刀片、套针、无菌手术膜、敷贴、丝线、1-0 可吸收缝线等。

2. **手术器械**　子宫器械、能量器械。

3. **手术设备**　能量设备。

【手术体位】

仰卧位。

【手术步骤及配合】

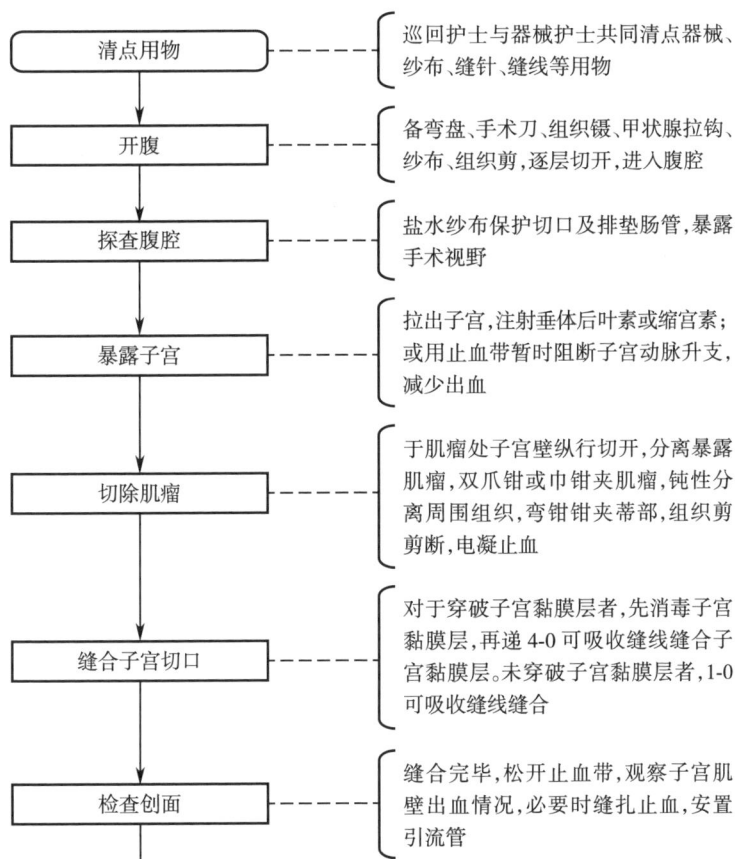

| | |
|---|---|
| 清点用物 | 巡回护士与器械护士共同清点器械、纱布、缝针、缝线等用物 |
| 开腹 | 备弯盘、手术刀、组织镊、甲状腺拉钩、纱布、组织剪,逐层切开,进入腹腔 |
| 探查腹腔 | 盐水纱布保护切口及排垫肠管,暴露手术视野 |
| 暴露子宫 | 拉出子宫,注射垂体后叶素或缩宫素;或用止血带暂时阻断子宫动脉升支,减少出血 |
| 切除肌瘤 | 于肌瘤处子宫壁纵行切开,分离暴露肌瘤,双爪钳或巾钳夹肌瘤,钝性分离周围组织,弯钳钳夹蒂部,组织剪剪断,电凝止血 |
| 缝合子宫切口 | 对于穿破子宫黏膜层者,先消毒子宫黏膜层,再递 4-0 可吸收缝线缝合子宫黏膜层。未穿破子宫黏膜层者,1-0 可吸收缝线缝合 |
| 检查创面 | 缝合完毕,松开止血带,观察子宫肌壁出血情况,必要时缝扎止血,安置引流管 |

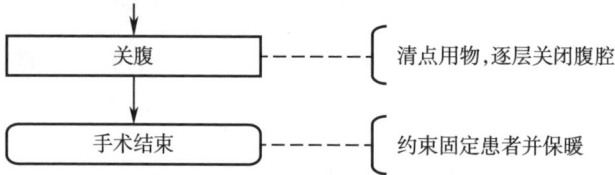

## 【关键点】

1. **正确阻断子宫动脉**　采用止血带暂时阻断子宫动脉上支血供者,每10~15 分钟可放松止血带。

2. **子宫体注射垂体后叶素**　遵医嘱按比例稀释垂体后叶素,注射前告知麻醉医师,严密监测患者生命体征变化,心脑血管疾病患者可选择缩宫素。

3. **严格无菌操作**　切除肌瘤时穿破子宫黏膜层者,注意消毒碰触过子宫黏膜层的器械,避免子宫内膜异位症的发生。

（郑　丹　贺晓燕）

## 第八节　经腹子宫次全切除术手术配合

子宫次全切除术是于子宫颈内口水平处切除子宫体,对于有子宫肌瘤的良性病变患者常适用。通过保留健康子宫颈及相关韧带,维持了阴道解剖结构,不影响盆底完整性及卵巢功能,保留的子宫颈能正常运行内分泌功能,降低了对性生活的影响。

【手术适应证】

1. 子宫体部良性病变,子宫颈无明显病变,年龄小于 40 岁和 / 或要求保留子宫颈。

2. 产后大出血、子宫破裂等异常紧急情况,必须切除子宫者。

【手术用物准备】

1. **布类及一次性用物**　剖腹包、剖腹单、手术衣、手套、电刀笔、手术刀片、套针、无菌手术膜、敷贴、丝线、1-0 可吸收缝线等。

2. **手术器械**　子宫器械、能量器械。

3. **手术设备**　能量设备。

【手术体位】

仰卧位。

【手术步骤及配合】

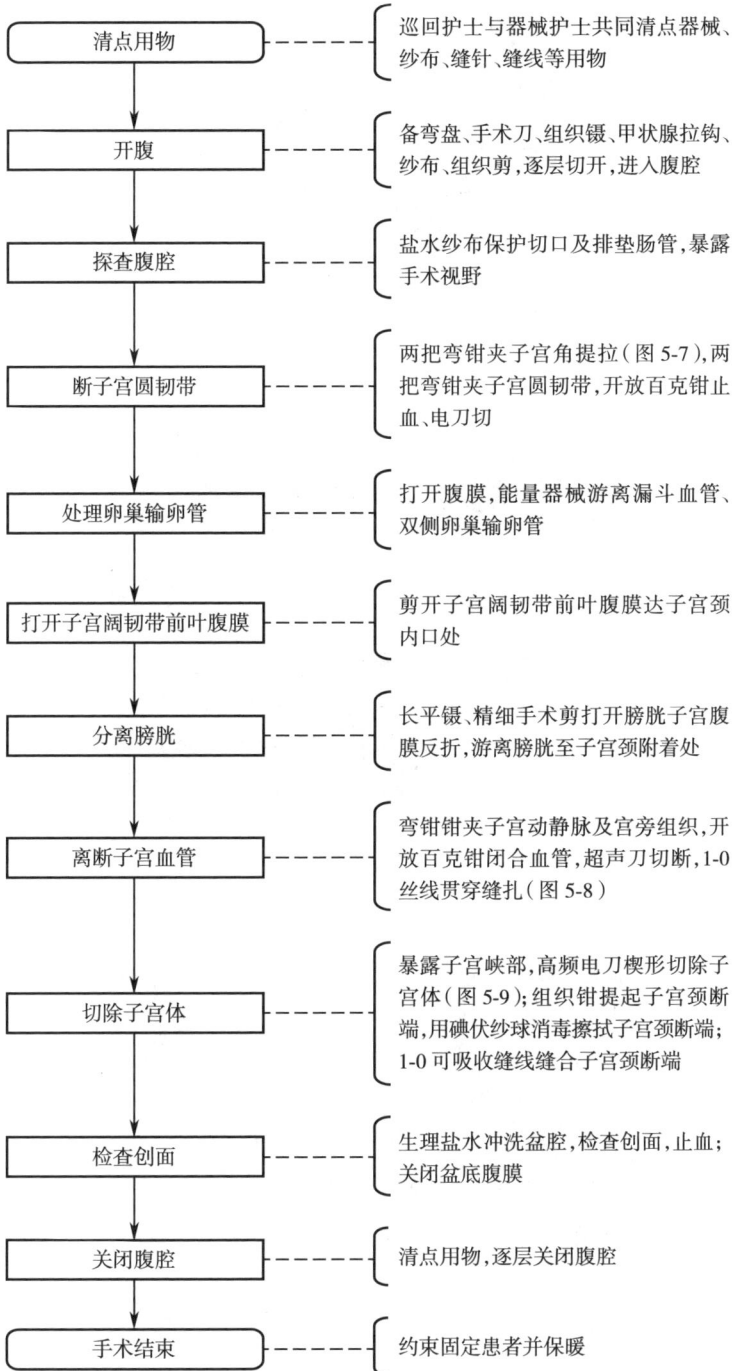

| 清点用物 | 巡回护士与器械护士共同清点器械、纱布、缝针、缝线等用物 |
|---|---|

| 开腹 | 备弯盘、手术刀、组织镊、甲状腺拉钩、纱布、组织剪,逐层切开,进入腹腔 |
|---|---|

| 探查腹腔 | 盐水纱布保护切口及排垫肠管,暴露手术视野 |
|---|---|

| 断子宫圆韧带 | 两把弯钳夹子宫角提拉(图 5-7),两把弯钳夹子宫圆韧带,开放百克钳止血、电刀切 |
|---|---|

| 处理卵巢输卵管 | 打开腹膜,能量器械游离漏斗血管、双侧卵巢输卵管 |
|---|---|

| 打开子宫阔韧带前叶腹膜 | 剪开子宫阔韧带前叶腹膜达子宫颈内口处 |
|---|---|

| 分离膀胱 | 长平镊、精细手术剪打开膀胱子宫腹膜反折,游离膀胱至子宫颈附着处 |
|---|---|

| 离断子宫血管 | 弯钳钳夹子宫动静脉及宫旁组织,开放百克钳闭合血管,超声刀切断,1-0丝线贯穿缝扎(图 5-8) |
|---|---|

| 切除子宫体 | 暴露子宫峡部,高频电刀楔形切除子宫体(图 5-9);组织钳提起子宫颈断端,用碘伏纱球消毒擦拭子宫颈断端;1-0 可吸收缝线缝合子宫颈断端 |
|---|---|

| 检查创面 | 生理盐水冲洗盆腔,检查创面,止血;关闭盆底腹膜 |
|---|---|

| 关闭腹腔 | 清点用物,逐层关闭腹腔 |
|---|---|

| 手术结束 | 约束固定患者并保暖 |
|---|---|

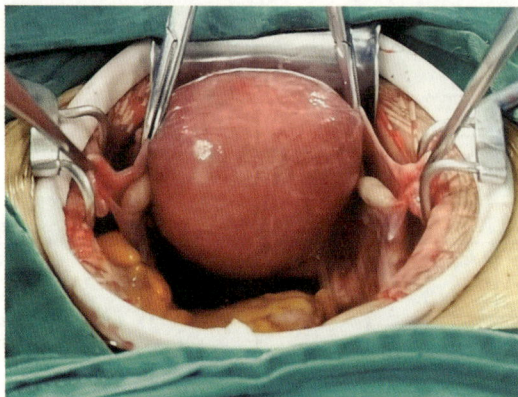

图 5-7  提拉子宫

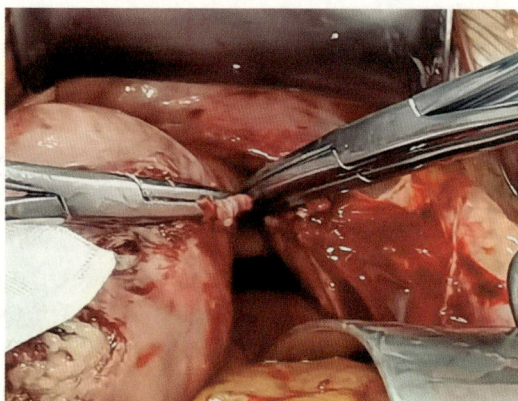

图 5-8  处理子宫血管

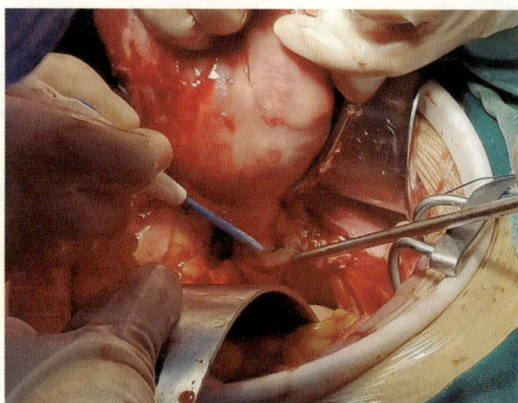

图 5-9  切除子宫

【关键点】

1. **预防低体温的发生**　术中使用加温毯和 37℃生理盐水冲洗腹腔,加强保暖。

2. **严格无菌操作**　切除子宫体后,用碘伏纱球消毒子宫颈断端、吸引头、器械。

(谢　利　贺晓燕)

## 第九节　经腹全子宫 + 双附件切除术手术配合

经腹全子宫 + 双附件切除术最常用于卵巢肿瘤且局限性扩散到子宫、输卵管和子宫阔韧带以及年龄较大无生育要求,需要切除子宫、双附件等。

【手术适应证】

1. 子宫肌瘤等良性疾病需要切除子宫,子宫颈有严重病变或年龄较大者。

2. 早期子宫恶性肿瘤,如子宫内膜癌、宫颈原位癌及附件肿瘤等。

3. 年龄较大无生育要求,需要切除子宫、双附件。

【手术用物准备】

1. **布类及一次性用物**　剖腹包、剖腹单、手术衣、手套、电刀笔、手术刀片、套针、无菌手术膜、敷贴、丝线、1-0 可吸收缝线等。

2. **手术器械**　子宫器械、能量器械。

3. **手术设备**　能量设备。

【手术体位】

仰卧位。

【手术步骤及配合】

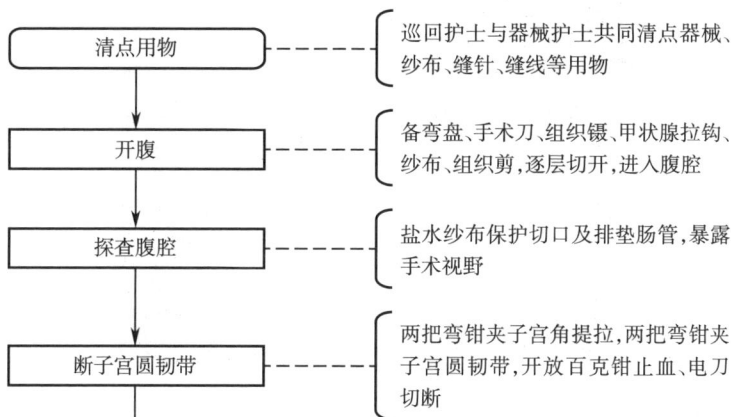

| 清点用物 | ┤ 巡回护士与器械护士共同清点器械、纱布、缝针、缝线等用物 |
|---|---|
| ↓ | |
| 开腹 | ┤ 备弯盘、手术刀、组织镊、甲状腺拉钩、纱布、组织剪,逐层切开,进入腹腔 |
| ↓ | |
| 探查腹腔 | ┤ 盐水纱布保护切口及排垫肠管,暴露手术视野 |
| ↓ | |
| 断子宫圆韧带 | ┤ 两把弯钳夹子宫角提拉,两把弯钳夹子宫圆韧带,开放百克钳止血、电刀切断 |

```
┌─────────────────────┐      ┌ 打开腹膜,游离漏斗血管、开放百克
│   切除卵巢输卵管     │------┤ 钳、超声刀切除双侧卵巢输卵管
└─────────────────────┘      └
            │
┌─────────────────────┐      ┌ 长平镊、精细手术剪剪开子宫阔韧带
│   打开子宫阔韧带     │------┤ 前叶腹膜达子宫颈内口处
└─────────────────────┘      └
            │
┌─────────────────────┐      ┌ 长平镊、精细手术剪打开膀胱子宫腹
│     分离膀胱         │------┤ 膜反折,下推膀胱到达穹窿(图 5-10)
└─────────────────────┘      └
            │
┌─────────────────────┐      ┌ 子宫两侧剪开子宫阔韧带后叶至子宫
│   离断子宫血管       │------┤ 峡部,游离子宫动静脉,开放百克钳、
└─────────────────────┘      └ 超声刀离断血管、1-0 丝线双重缝扎
            │
┌─────────────────────┐      ┌ 两把弯钳钳夹子宫主韧带、子宫骶韧
│ 离断子宫主韧带、     │------┤ 带,开放百克钳、超声刀离断,1-0 丝
│   子宫骶韧带         │      └ 线缝扎(图 5-11)
└─────────────────────┘
            │
┌─────────────────────┐      ┌ 手术刀或高频电刀切开阴道穹窿
│     切除子宫         │------┤ (图 5-12),碘伏纱条消毒阴道;1-0
└─────────────────────┘      └ 可吸收缝线缝合阴道断端
            │
┌─────────────────────┐      ┌ 生理盐水冲洗盆腔,检查创面,止血;
│     检查创面         │------┤ 关闭盆底腹膜
└─────────────────────┘      └
            │
┌─────────────────────┐
│     关闭腹腔         │------ 清点用物,逐层关闭腹腔
└─────────────────────┘
            │
┌─────────────────────┐      ┌ 取出阴道纱条,碘伏纱球消毒阴道;
│     手术结束         │------┤ 约束固定患者并保暖
└─────────────────────┘      └
```

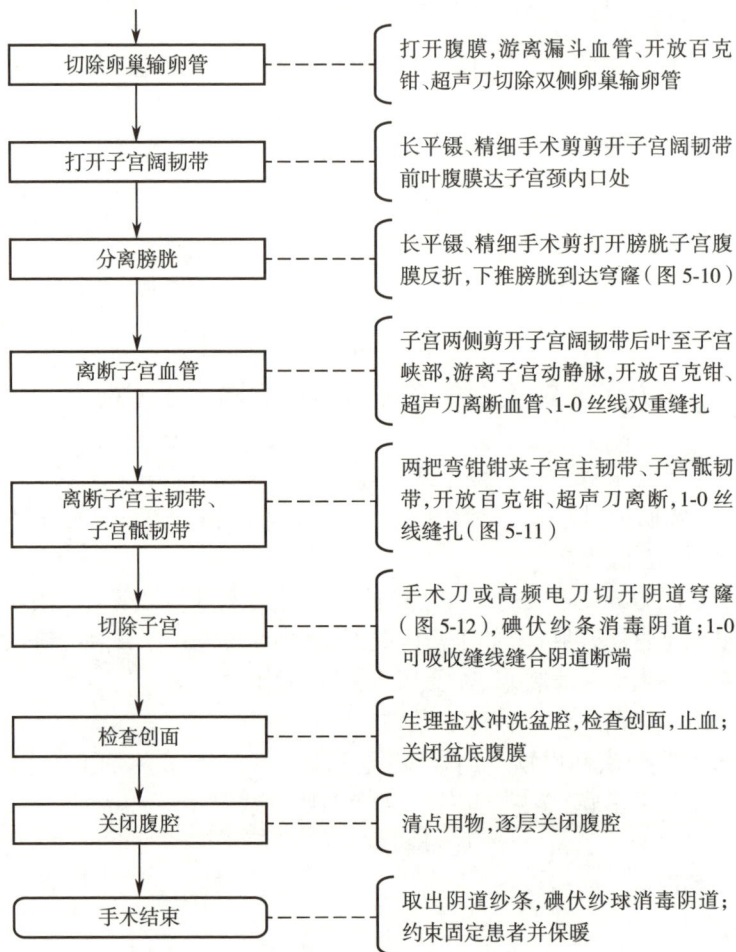

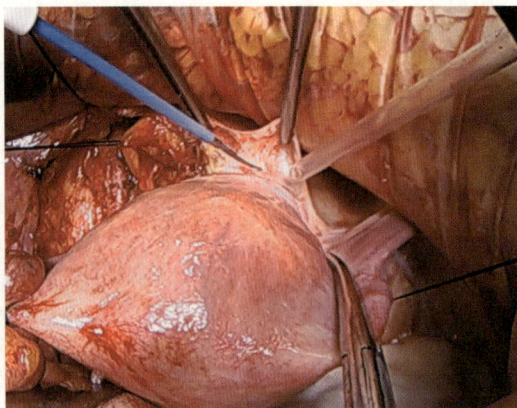

图 5-10　下推膀胱

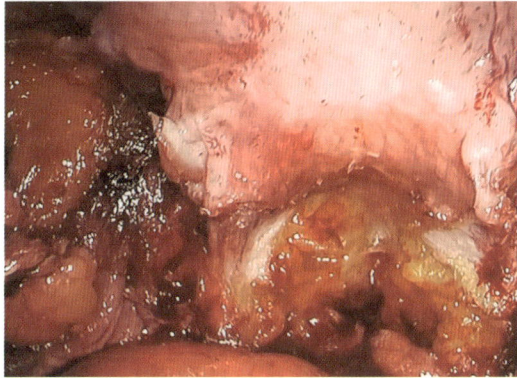

图 5-11　离断子宫主韧带及子宫骶韧带

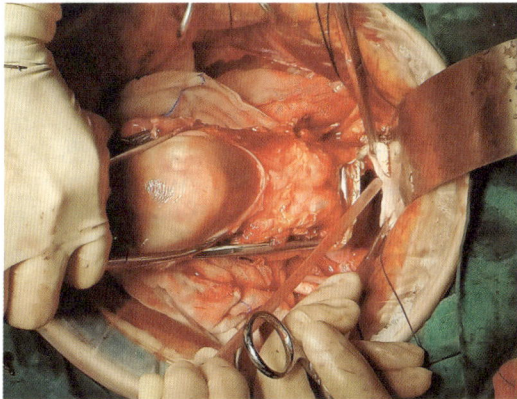

图 5-12　切开阴道穹窿

【关键点】

1. **严格无菌操作**　切除子宫后,用碘伏消毒碰触过阴道残端的器械。
2. **取出阴道纱条**　提醒医生取出阴道纱条,并注意观察阴道流血情况。

（陈　婧　贺晓燕）

## 第十节　经腹改良广泛性子宫切除术手术配合

经腹改良广泛性子宫切除术在临床上运用较多,其手术范围较扩大筋膜外全子宫切除术更广。该手术范围要求切缘距病灶 2cm 以上,因此必须游离出输尿管,打开输尿管隧道,分离子宫直肠腹膜反折,才能较多地、安全地切除宫旁组织、韧带及阴道壁。

【手术适应证】

1. 子宫内膜癌Ⅱ期。

2. 宫颈癌ⅠA2 期。

【手术用物准备】

1. **布类及一次性用物**　剖腹包、手术衣、剖腹单、电刀笔、套针、手术刀片、无菌手术膜、敷料、切口保护套、丝线、1-0 可吸收缝线等。

2. **手术器械**　子宫器械、广泛器械、能量器械。

3. **手术设备**　能量设备、体位垫。

【手术体位】

仰卧位。

【手术步骤及配合】

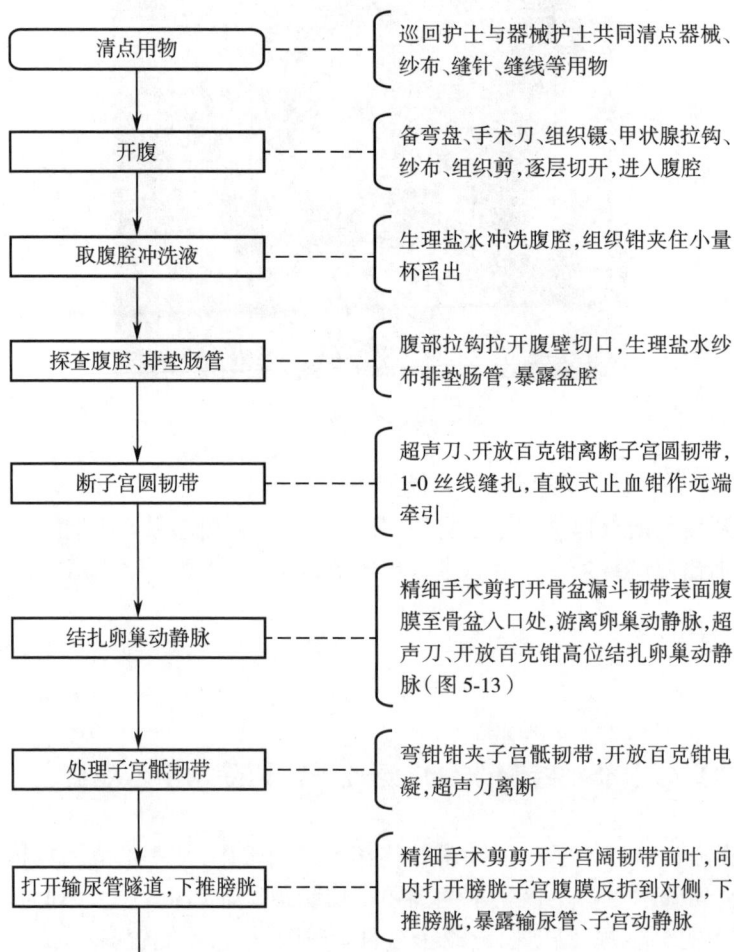

| | |
|---|---|
| 清点用物 | 巡回护士与器械护士共同清点器械、纱布、缝针、缝线等用物 |
| 开腹 | 备弯盘、手术刀、组织镊、甲状腺拉钩、纱布、组织剪,逐层切开,进入腹腔 |
| 取腹腔冲洗液 | 生理盐水冲洗腹腔,组织钳夹住小量杯舀出 |
| 探查腹腔、排垫肠管 | 腹部拉钩拉开腹壁切口,生理盐水纱布排垫肠管,暴露盆腔 |
| 断子宫圆韧带 | 超声刀、开放百克钳离断子宫圆韧带,1-0 丝线缝扎,直蚊式止血钳作远端牵引 |
| 结扎卵巢动静脉 | 精细手术剪打开骨盆漏斗韧带表面腹膜至骨盆入口处,游离卵巢动静脉,超声刀、开放百克钳高位结扎卵巢动静脉(图 5-13) |
| 处理子宫骶韧带 | 弯钳钳夹子宫骶韧带,开放百克钳电凝,超声刀离断 |
| 打开输尿管隧道,下推膀胱 | 精细手术剪剪开子宫阔韧带前叶,向内打开膀胱子宫腹膜反折到对侧,下推膀胱,暴露输尿管、子宫动静脉 |

| 离断子宫动脉 | 开放百克钳、超声刀离断子宫血管，1-0 丝线缝扎两次（图 5-14） |
|---|---|
| 离断子宫主韧带 | 弯钳钳夹子宫主韧带，开放百克钳电凝，超声刀离断 |
| 离断阴道旁组织及阴道 | 超声刀或高频电刀离断阴道旁组织及阴道（图 5-15），碘伏消毒阴道；生理盐水冲洗盆腔 |
| 缝合阴道断端 | 有齿长镊和 1-0 可吸收缝线缝合阴道断端（图 5-16） |
| 检查创面 | 生理盐水冲洗腹腔检查盆腔有无出血，3-0 丝线关闭后腹膜，必要时放置引流管 |
| 关闭腹腔 | 清点用物，逐层关闭腹腔 |
| 手术结束 | 取出阴道纱条，碘伏纱球消毒阴道；约束固定患者并保暖 |

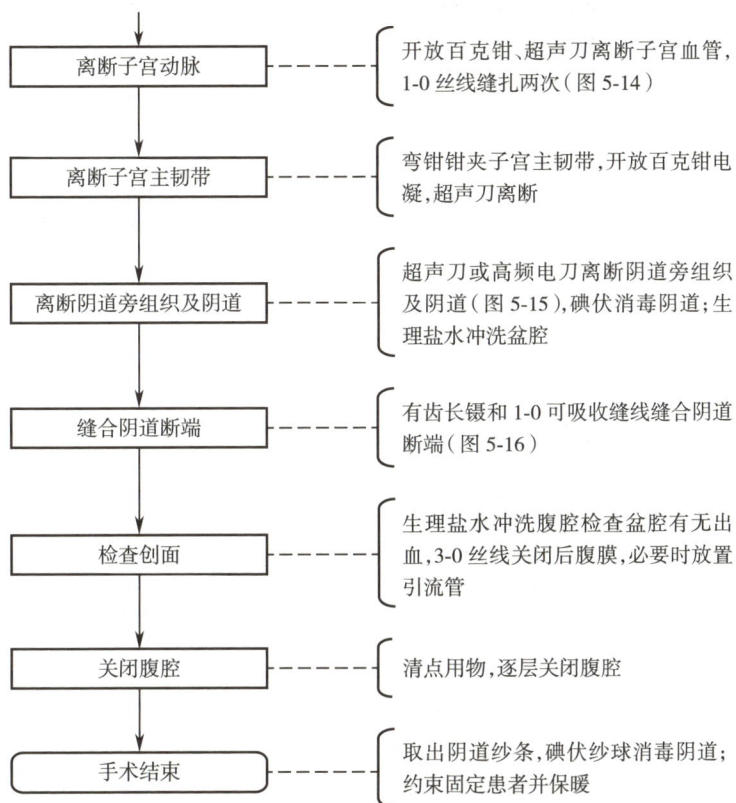

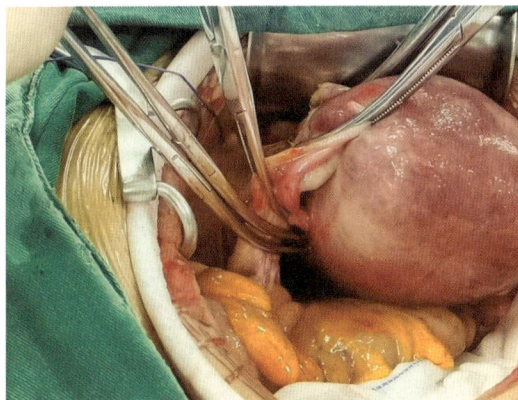

图 5-13　结扎卵巢动静脉

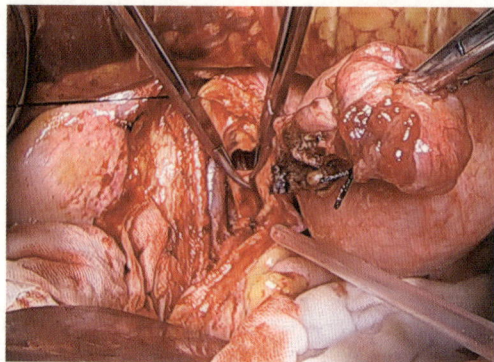

图 5-14　切断子宫动脉

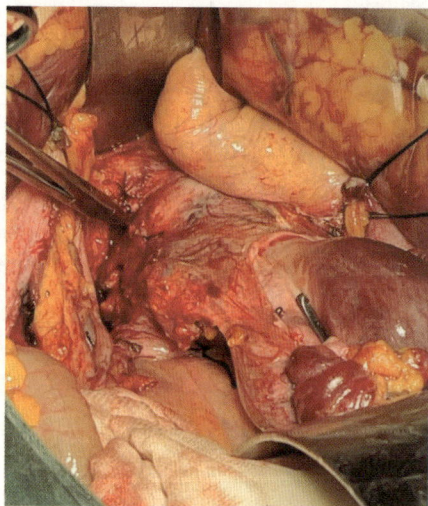

图 5-15　处理阴道旁组织

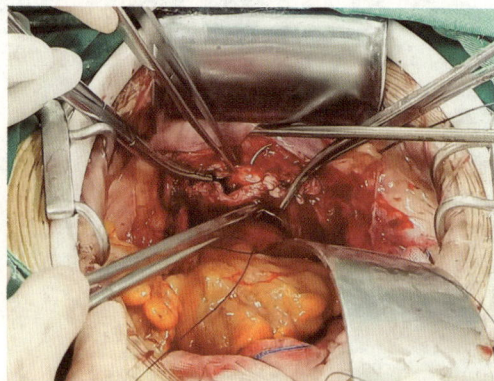

图 5-16　缝合阴道残端

【关键点】

1. 术前做好对患者的评估,特别是体重肥胖,BMI≥25 的子宫内膜癌患者,关注血栓栓塞风险评估表,做好对静脉血栓的预防。

2. 及时将腹腔冲洗液送检。

3. 观察尿液的颜色,注意有无输尿管损伤。

（向 瑜 刘 颖）

## 第十一节 经腹广泛性子宫切除术 + 盆腔淋巴结清扫术手术配合

宫颈癌手术治疗的基本术式是广泛性子宫切除术 + 盆腔淋巴结清扫术,其关键在于清除全部区域的淋巴结以及进行广泛性子宫切除。手术范围包括子宫体、子宫颈、子宫旁、宫颈旁、阴道旁和近段阴道组织,双附件切除及盆腔淋巴结清扫。该术式也可用于部分子宫内膜癌、子宫肉瘤及阴道癌的手术治疗。

【手术适应证】

1. 宫颈癌ⅠB～ⅡA 期。

2. 子宫内膜癌Ⅱ期。

3. 子宫平滑肌肉瘤Ⅱ期。

4. 子宫内膜间质肉瘤Ⅱ期。

5. 侵犯阴道上段或子宫颈的Ⅰ～Ⅱ期阴道癌。

【手术用物准备】

1. **布类及一次性用物** 剖腹包、手术衣、剖腹单、电刀笔、套针、手术刀片、无菌手术膜、敷料、丝线、1-0 可吸收缝线等。

2. **手术器械** 子宫器械、广泛器械、能量器械。

3. **手术设备** 能量设备、体位垫。

【手术体位】

仰卧位。

【手术步骤及配合】

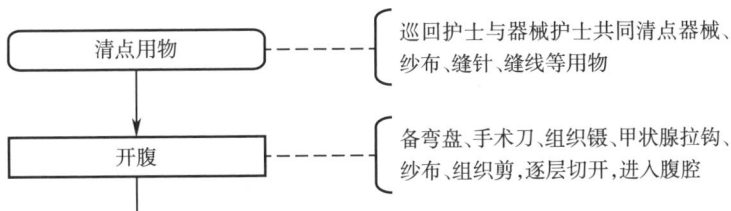

| 清点用物 | --- | 巡回护士与器械护士共同清点器械、纱布、缝针、缝线等用物 |

| 开腹 | --- | 备弯盘、手术刀、组织镊、甲状腺拉钩、纱布、组织剪,逐层切开,进入腹腔 |

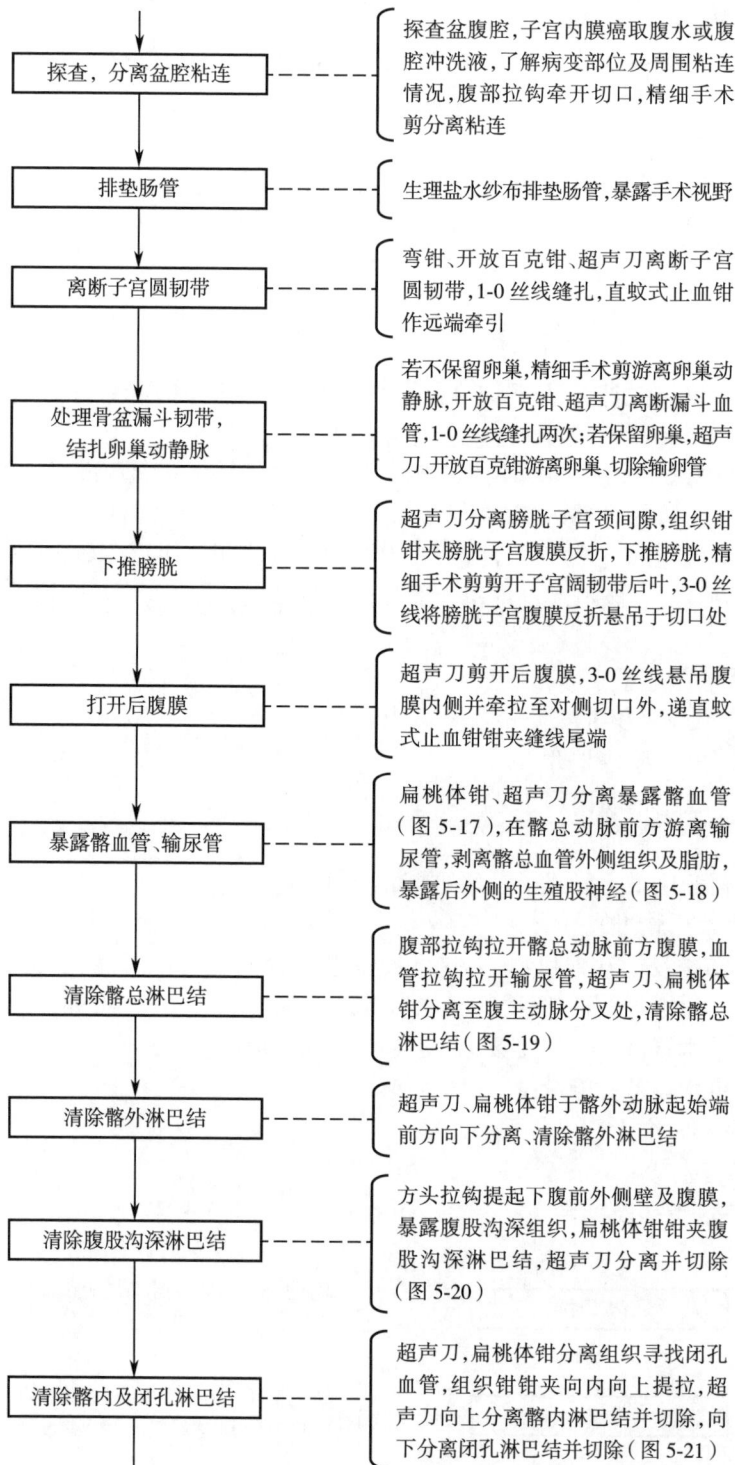

探查，分离盆腔粘连 -------- 探查盆腹腔，子宫内膜癌取腹水或腹腔冲洗液，了解病变部位及周围粘连情况，腹部拉钩牵开切口，精细手术剪分离粘连

排垫肠管 -------- 生理盐水纱布排垫肠管，暴露手术视野

离断子宫圆韧带 -------- 弯钳、开放百克钳、超声刀离断子宫圆韧带，1-0丝线缝扎，直蚊式止血钳作远端牵引

处理骨盆漏斗韧带，结扎卵巢动静脉 -------- 若不保留卵巢，精细手术剪游离卵巢动静脉，开放百克钳、超声刀离断漏斗血管，1-0丝线缝扎两次；若保留卵巢，超声刀、开放百克钳游离卵巢、切除输卵管

下推膀胱 -------- 超声刀分离膀胱子宫颈间隙，组织钳钳夹膀胱子宫腹膜反折，下推膀胱，精细手术剪剪开子宫阔韧带后叶，3-0丝线将膀胱子宫腹膜反折悬吊于切口处

打开后腹膜 -------- 超声刀剪开后腹膜，3-0丝线悬吊腹膜内侧并牵拉至对侧切口外，递直蚊式止血钳钳夹缝线尾端

暴露髂血管、输尿管 -------- 扁桃体钳、超声刀分离暴露髂血管（图5-17），在髂总动脉前方游离输尿管，剥离髂总血管外侧组织及脂肪，暴露后外侧的生殖股神经（图5-18）

清除髂总淋巴结 -------- 腹部拉钩拉开髂总动脉前方腹膜，血管拉钩拉开输尿管，超声刀、扁桃体钳分离至腹主动脉分叉处，清除髂总淋巴结（图5-19）

清除髂外淋巴结 -------- 超声刀、扁桃体钳于髂外动脉起始端前方向下分离、清除髂外淋巴结

清除腹股沟深淋巴结 -------- 方头拉钩提起下腹前外侧壁及腹膜，暴露腹股沟深组织，扁桃体钳钳夹腹股沟深淋巴结，超声刀分离并切除（图5-20）

清除髂内及闭孔淋巴结 -------- 超声刀，扁桃体钳分离组织寻找闭孔血管，组织钳钳夹向内向上提拉，超声刀向上分离髂内淋巴结并切除，向下分离闭孔淋巴结并切除（图5-21）

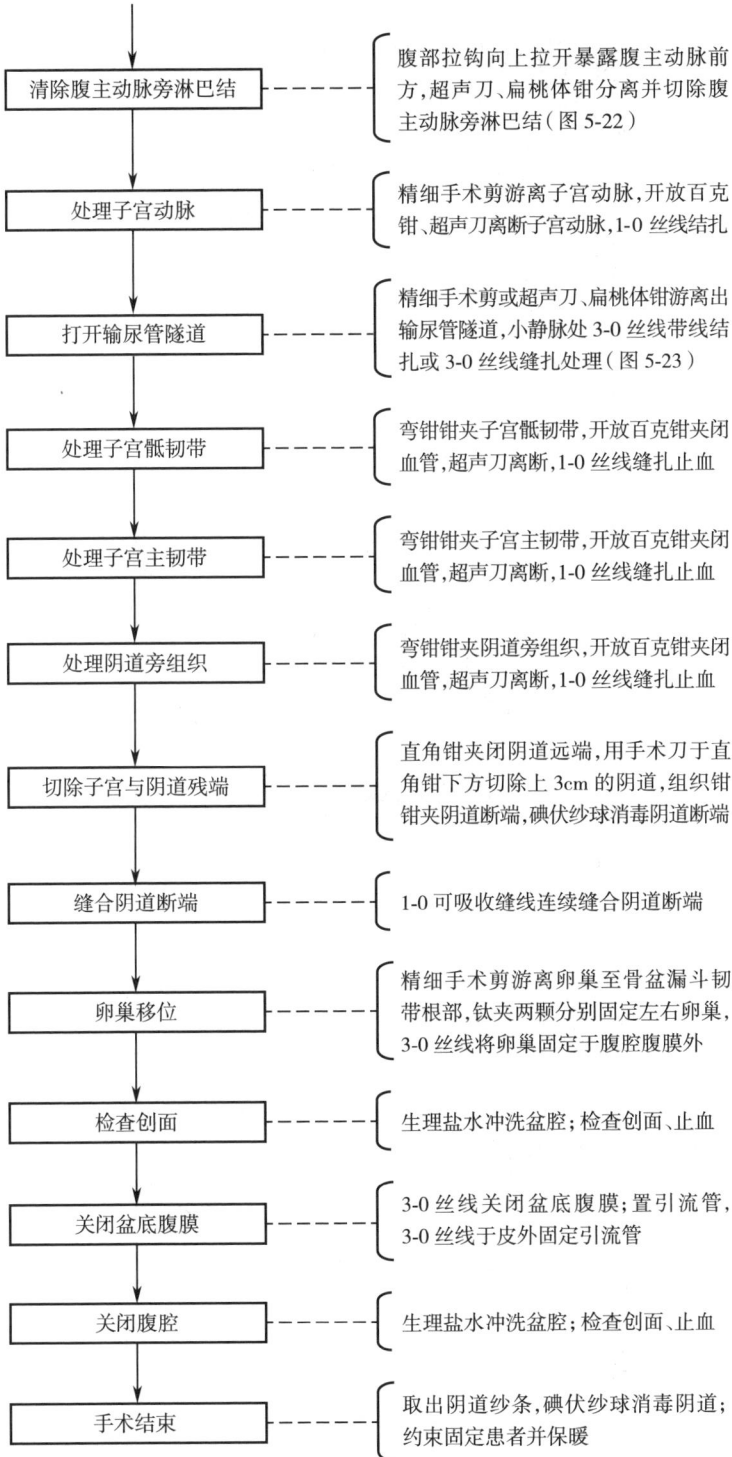

| | |
|---|---|
| 清除腹主动脉旁淋巴结 | 腹部拉钩向上拉开暴露腹主动脉前方,超声刀、扁桃体钳分离并切除腹主动脉旁淋巴结(图 5-22) |
| 处理子宫动脉 | 精细手术剪游离子宫动脉,开放百克钳、超声刀离断子宫动脉,1-0 丝线结扎 |
| 打开输尿管隧道 | 精细手术剪或超声刀、扁桃体钳游离出输尿管隧道,小静脉处 3-0 丝线带线结扎或 3-0 丝线缝扎处理(图 5-23) |
| 处理子宫骶韧带 | 弯钳钳夹子宫骶韧带,开放百克钳夹闭血管,超声刀离断,1-0 丝线缝扎止血 |
| 处理子宫主韧带 | 弯钳钳夹子宫主韧带,开放百克钳夹闭血管,超声刀离断,1-0 丝线缝扎止血 |
| 处理阴道旁组织 | 弯钳钳夹阴道旁组织,开放百克钳夹闭血管,超声刀离断,1-0 丝线缝扎止血 |
| 切除子宫与阴道残端 | 直角钳夹闭阴道远端,用手术刀于直角钳下方切除上 3cm 的阴道,组织钳钳夹阴道断端,碘伏纱球消毒阴道断端 |
| 缝合阴道断端 | 1-0 可吸收缝线连续缝合阴道断端 |
| 卵巢移位 | 精细手术剪游离卵巢至骨盆漏斗韧带根部,钛夹两颗分别固定左右卵巢,3-0 丝线将卵巢固定于腹腔腹膜外 |
| 检查创面 | 生理盐水冲洗盆腔;检查创面、止血 |
| 关闭盆底腹膜 | 3-0 丝线关闭盆底腹膜;置引流管,3-0 丝线于皮外固定引流管 |
| 关闭腹腔 | 生理盐水冲洗盆腔;检查创面、止血 |
| 手术结束 | 取出阴道纱条,碘伏纱球消毒阴道;约束固定患者并保暖 |

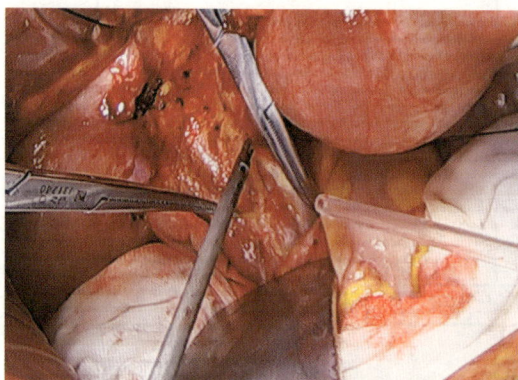

图 5-17    打开髂外血管鞘

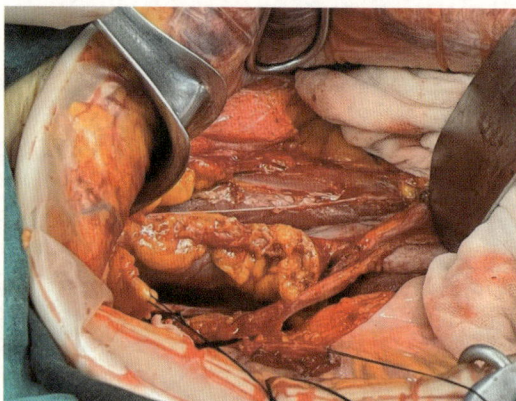

图 5-18    暴露生殖股神经

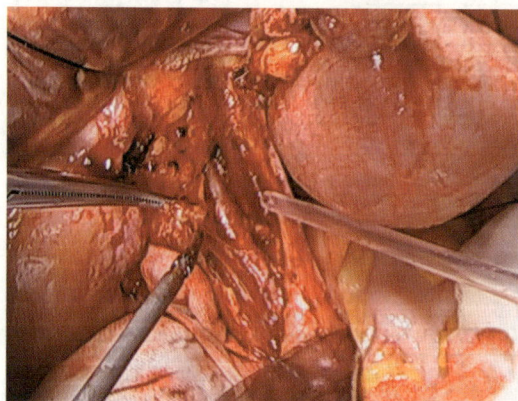

图 5-19    分离髂总和髂外淋巴结

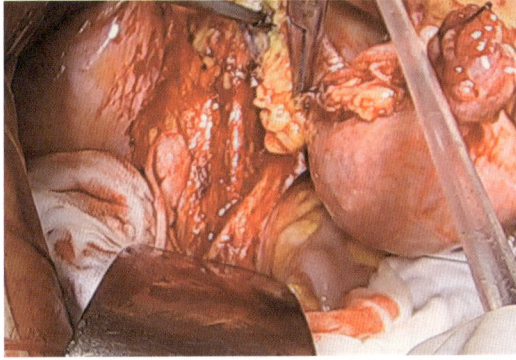

图 5-20 切除腹股沟深淋巴结

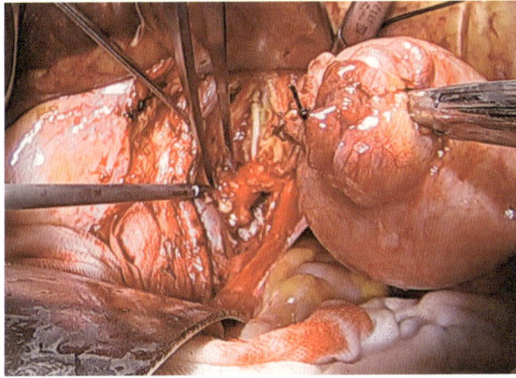

图 5-21 分离闭孔淋巴结

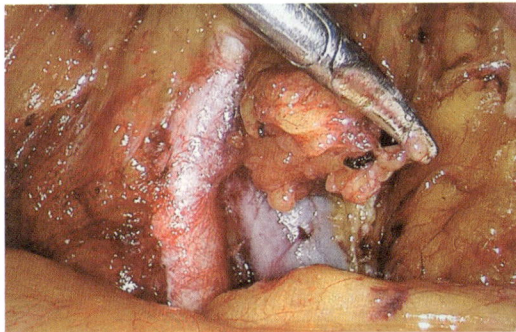

图 5-22 切除腹主动脉旁淋巴结

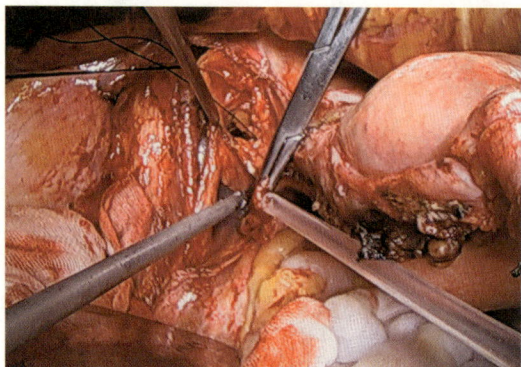

图 5-23　打开输尿管隧道

【关键点】

1. **预防低体温的发生**　术中使用加温毯和 37℃生理盐水冲洗腹腔,加强保暖。

2. **无瘤技术原则**　手术过程中严格遵守无瘤技术,防止癌细胞的脱落种植及散播。

（向　瑜　刘　颖）

## 第十二节　经腹保留生育功能的宫颈癌手术配合

随着宫颈癌筛查的不断普及,宫颈癌的年轻女性患者数量逐渐增加,丧失生育功能会给年轻未育患者带来沉重打击。随着医学的发展,对早期宫颈癌患者可以施行保留生育功能的宫颈癌手术,即将子宫颈连同宫旁组织及部分阴道上段一并切除,对于浸润性宫颈癌,可保留子宫体和附件,在不降低治愈率的前提下切除病变的子宫颈和广泛的宫旁组织,同时切除盆腔淋巴结,从而达到保留患者生育功能的目的。

【手术适应证】

1. 有强烈保留生育功能意愿的宫颈癌患者。

2. 肿瘤组织学为鳞癌、腺癌和腺鳞癌。

3. 宫颈癌分期ⅠA1～ⅠB2（肿瘤最大径≤2cm）。

4. 影像学检查肿瘤局限在子宫颈。

5. 无盆腔淋巴结转移和远处转移。

6. 年龄≤45岁。

【手术用物准备】

1. **布类及一次性用物**　剖腹包、中单、手术衣、剖腹单、电刀笔、套针、手术刀片、无菌手术膜、敷料、丝线、1-0 可吸收缝线等。

2. **手术器械**　子宫器械、广泛器械、盆底器械、能量器械。

3. **手术设备**　能量设备、马镫形腿架、体位垫。

【手术体位】

仰卧位、截石位。

【手术步骤及配合】

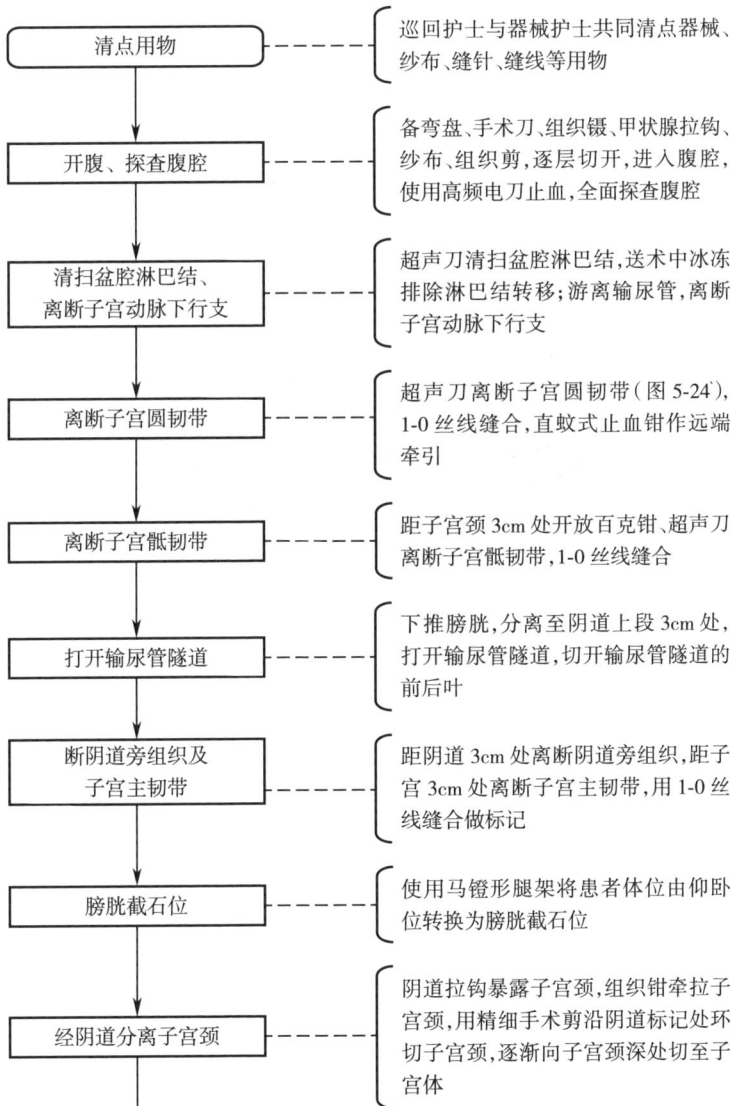

| 步骤 | 配合 |
|---|---|
| 清点用物 | 巡回护士与器械护士共同清点器械、纱布、缝针、缝线等物 |
| 开腹、探查腹腔 | 备弯盘、手术刀、组织镊、甲状腺拉钩、纱布、组织剪,逐层切开,进入腹腔,使用高频电刀止血,全面探查腹腔 |
| 清扫盆腔淋巴结、离断子宫动脉下行支 | 超声刀清扫盆腔淋巴结,送术中冰冻排除淋巴结转移;游离输尿管,离断子宫动脉下行支 |
| 离断子宫圆韧带 | 超声刀离断子宫圆韧带(图 5-24`),1-0 丝线缝合,直蚊式止血钳作远端牵引 |
| 离断子宫骶韧带 | 距子宫颈 3cm 处开放百克钳、超声刀离断子宫骶韧带,1-0 丝线缝合 |
| 打开输尿管隧道 | 下推膀胱,分离至阴道上段 3cm 处,打开输尿管隧道,切开输尿管隧道的前后叶 |
| 断阴道旁组织及子宫主韧带 | 距阴道 3cm 处离断阴道旁组织,距子宫 3cm 处离断子宫主韧带,用 1-0 丝线缝合做标记 |
| 膀胱截石位 | 使用马镫形腿架将患者体位由仰卧位转换为膀胱截石位 |
| 经阴道分离子宫颈 | 阴道拉钩暴露子宫颈,组织钳牵拉子宫颈,用精细手术剪沿阴道标记处环切子宫颈,逐渐向子宫颈深处切至子宫体 |

```
缝合子宫体与阴道断端  ┤  1-0 可吸收缝线连续锁边环形缝扎子
                        宫颈端,间断缝合阴道断端与子宫峡
                        部残端浆肌层;子宫颈扩张器探查子
                        宫体无闭锁后予油纱填塞

缝合子宫圆韧带、盆底腹膜 ┤ 3-0 丝线间断缝合盆底腹膜;缝合子
                        宫圆韧带恢复子宫前倾位置,放置引
                        流管

关闭腹腔  ┤  清点用物,逐层关闭腹腔

手术结束  ┤  协助取仰卧位,约束固定患者并保暖
```

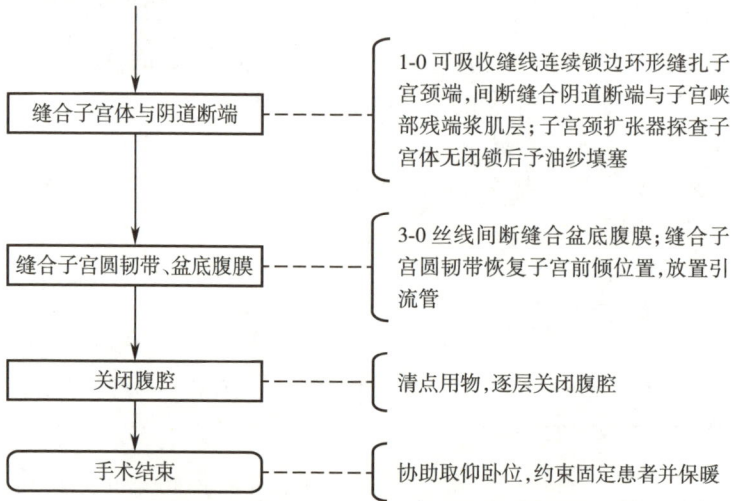

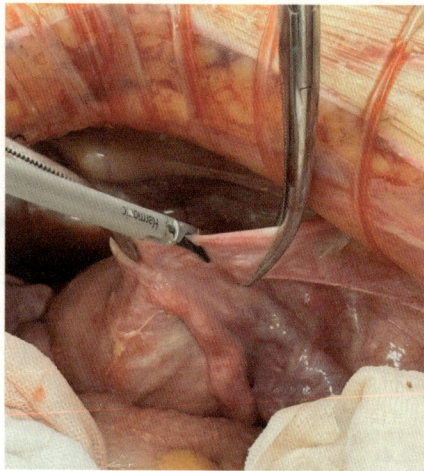

图 5-24　离断子宫圆韧带

【关键点】

1. **预防压力性损伤的发生**　因手术时间较长,正确评估患者的皮肤,可借助体位垫/泡沫敷贴等保护患者皮肤。

2. **防止患者体位损伤**　采用马镫形腿架安置膀胱截石位,将患者双腿摆放成舒适的功能性体位,避免手术时间过长造成患者腿部神经损伤。

（徐小凤　黄　聪）

## 第十三节　经腹卵巢恶性肿瘤分期术手术配合

卵巢恶性肿瘤以上皮性卵巢恶性肿瘤最为多见,约占卵巢恶性肿瘤病例的 80%~90%。卵巢深居盆腔,导致卵巢恶性肿瘤难以诊断,故多数患者初次就诊时已是晚期。卵巢恶性肿瘤转移早期就可出现盆腔或腹腔的扩散转移,以及淋巴结转移。卵巢恶性肿瘤是女性生殖道肿瘤中病死率最高的一种肿瘤(图 5-25),需要根据疾病的分期情况决定手术范围。

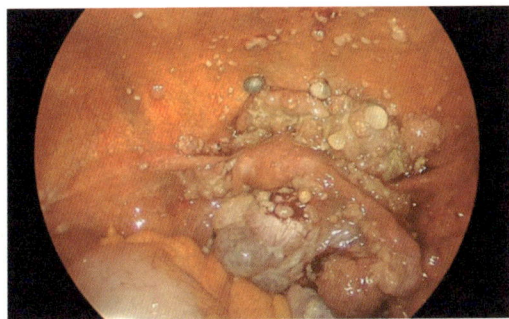

图 5-25　卵巢恶性肿瘤

【手术适应证】

1. 晚期(Ⅰ~Ⅳ)卵巢上皮性癌患者。
2. 晚期卵巢恶性生殖细胞肿瘤患者。
3. 卵巢交界性或低度潜在上皮性肿瘤患者。
4. 卵巢低度或潜在恶性性索间质肿瘤患者。

【手术用物准备】

1. **布类及一次性用物**　剖腹包、手术衣、剖腹单、电刀笔、套针、手术刀片、无菌手术膜、敷料、丝线、可吸收缝线等。
2. **手术器械**　子宫器械、广泛器械、能量器械。
3. **手术设备**　能量设备、体位垫。

【手术体位】

仰卧位。

【手术步骤及配合】

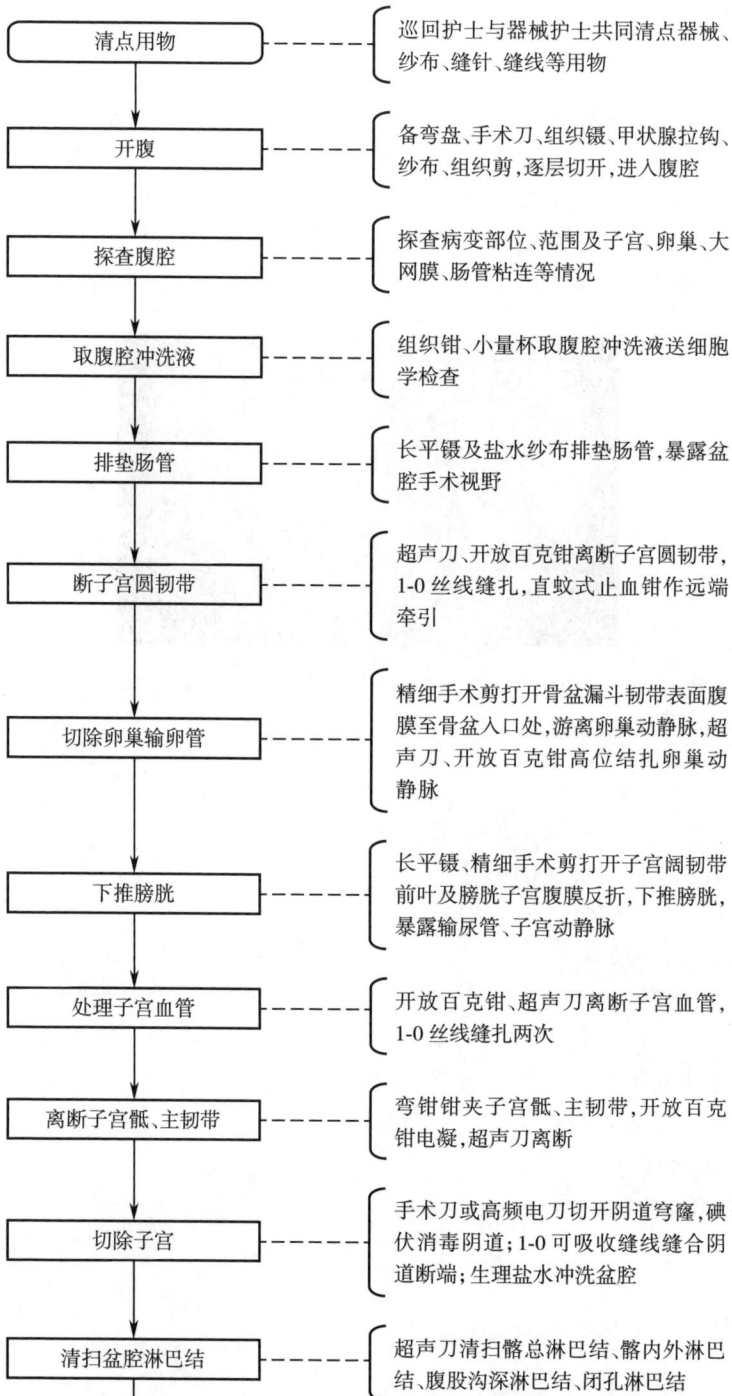

| 步骤 | 配合 |
|---|---|
| 清点用物 | 巡回护士与器械护士共同清点器械、纱布、缝针、缝线等用物 |
| 开腹 | 备弯盘、手术刀、组织镊、甲状腺拉钩、纱布、组织剪,逐层切开,进入腹腔 |
| 探查腹腔 | 探查病变部位、范围及子宫、卵巢、大网膜、肠管粘连等情况 |
| 取腹腔冲洗液 | 组织钳、小量杯取腹腔冲洗液送细胞学检查 |
| 排垫肠管 | 长平镊及盐水纱布排垫肠管,暴露盆腔手术视野 |
| 断子宫圆韧带 | 超声刀、开放百克钳离断子宫圆韧带,1-0 丝线缝扎,直蚊式止血钳作远端牵引 |
| 切除卵巢输卵管 | 精细手术剪打开骨盆漏斗韧带表面腹膜至骨盆入口处,游离卵巢动静脉,超声刀、开放百克钳高位结扎卵巢动静脉 |
| 下推膀胱 | 长平镊、精细手术剪打开子宫阔韧带前叶及膀胱子宫腹膜反折,下推膀胱,暴露输尿管、子宫动静脉 |
| 处理子宫血管 | 开放百克钳、超声刀离断子宫血管,1-0 丝线缝扎两次 |
| 离断子宫骶、主韧带 | 弯钳钳夹子宫骶、主韧带,开放百克钳电凝,超声刀离断 |
| 切除子宫 | 手术刀或高频电刀切开阴道穹窿,碘伏消毒阴道;1-0 可吸收缝线缝合阴道断端;生理盐水冲洗盆腔 |
| 清扫盆腔淋巴结 | 超声刀清扫髂总淋巴结、髂内外淋巴结、腹股沟深淋巴结、闭孔淋巴结 |

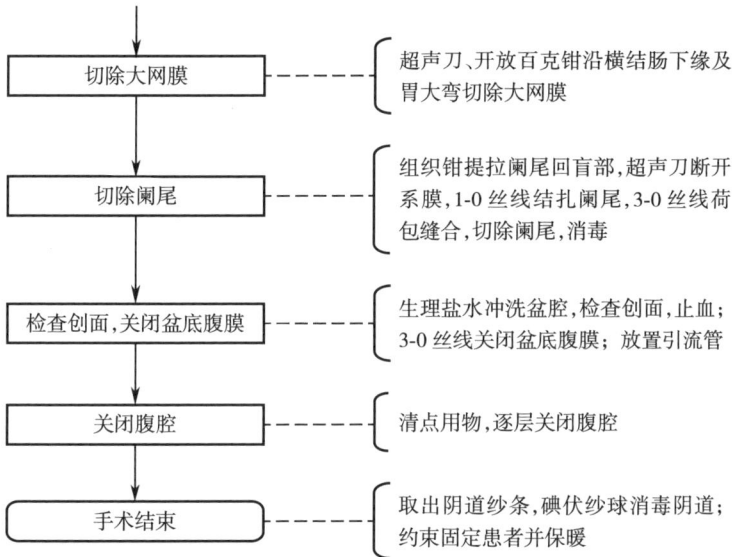

| 切除大网膜 | - - - | 超声刀、开放百克钳沿横结肠下缘及胃大弯切除大网膜 |

| 切除阑尾 | - - - | 组织钳提拉阑尾回盲部,超声刀断开系膜,1-0 丝线结扎阑尾,3-0 丝线荷包缝合,切除阑尾,消毒 |

| 检查创面,关闭盆底腹膜 | - - - | 生理盐水冲洗盆腔,检查创面,止血;3-0 丝线关闭盆底腹膜;放置引流管 |

| 关闭腹腔 | - - - | 清点用物,逐层关闭腹腔 |

| 手术结束 | - - - | 取出阴道纱条,碘伏纱球消毒阴道;约束固定患者并保暖 |

【关键点】

1. **无瘤技术原则**　手术过程中严格遵守无瘤技术,防止癌细胞的脱落种植及散播。

2. **严格无菌操作**　子宫切除后,用碘伏消毒接触过阴道残端的器械。

3. **取出阴道纱条**　提醒医生取出阴道纱条,观察阴道流血情况。

（罗丹　罗群）

## 第十四节　经腹盆腔廓清术手术配合

盆腔廓清术是指对局部晚期或复发的盆腔肿瘤行多脏器的根治性切除,整体切除肿瘤所累及的相邻解剖学结构,达到彻底切除肿瘤的目的。一般适用于妇科恶性肿瘤晚期盆腔转移者,手术方式包括膀胱切除术、直肠及部分乙状结肠切除术、结肠造瘘术、输尿管造瘘术、回肠部分切除端端吻合及回肠代膀胱术。根据手术切除的范围选择不同的脏器切除类型,以达到切缘阴性的目的。

【手术适应证】

1. 宫颈癌经过手术或者放化疗后复发,癌灶累及膀胱或者直肠,尚未达到盆壁者。

2. 在妇科肿瘤中逐渐从复发性宫颈癌、晚期宫颈癌,扩展至外阴癌、子宫内膜癌及卵巢恶性肿瘤。

【手术体位】

仰卧位、膀胱截石位。

【手术用物准备】

**1. 布类及一次性用物**　剖腹包、手术衣、中单、剖腹单、手套、套针、手术刀片、无菌手术膜、电刀笔、敷料、可吸收缝线、丝线、结扎夹、输尿管支架、弧形切割闭合器等。

**2. 手术器械**　子宫器械、盆底器械、能量器械、输尿管吻合器。

**3. 手术设备**　能量设备、体位垫、马镫形腿架。

【手术步骤及配合】

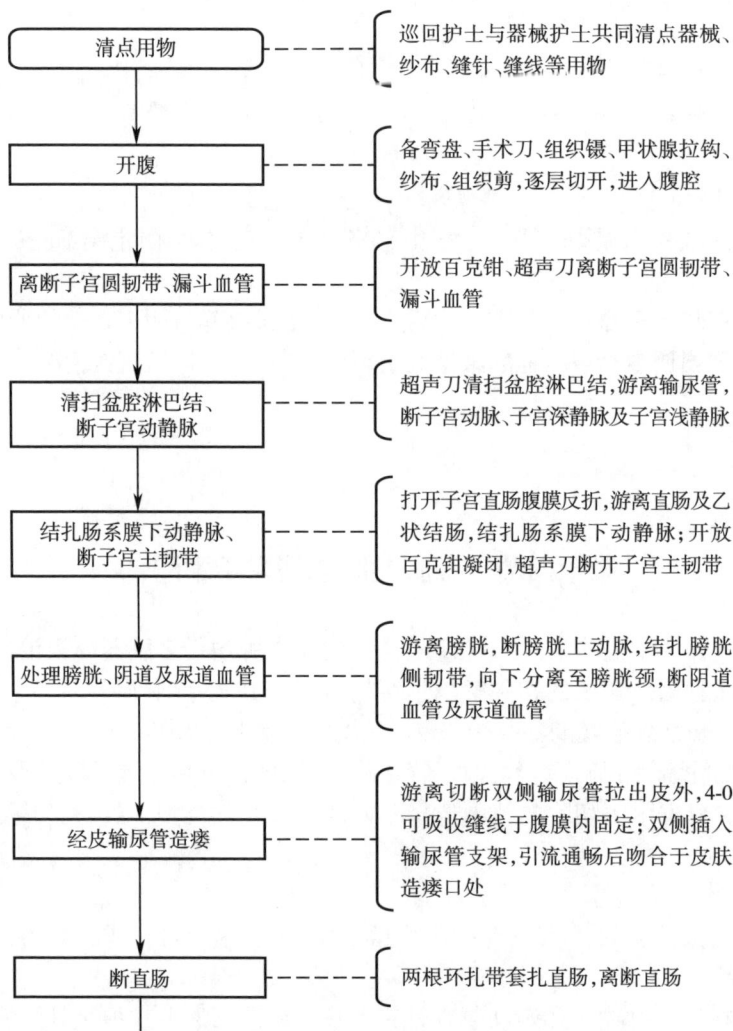

| 清点用物 | → | 巡回护士与器械护士共同清点器械、纱布、缝针、缝线等用物 |
|---|---|---|
| 开腹 | → | 备弯盘、手术刀、组织镊、甲状腺拉钩、纱布、组织剪,逐层切开,进入腹腔 |
| 离断子宫圆韧带、漏斗血管 | → | 开放百克钳、超声刀离断子宫圆韧带、漏斗血管 |
| 清扫盆腔淋巴结、断子宫动静脉 | → | 超声刀清扫盆腔淋巴结,游离输尿管,断子宫动脉、子宫深静脉及子宫浅静脉 |
| 结扎肠系膜下动静脉、断子宫主韧带 | → | 打开子宫直肠腹膜反折,游离直肠及乙状结肠,结扎肠系膜下动静脉;开放百克钳凝闭,超声刀断开子宫主韧带 |
| 处理膀胱、阴道及尿道血管 | → | 游离膀胱,断膀胱上动脉,结扎膀胱侧韧带,向下分离至膀胱颈,断阴道血管及尿道血管 |
| 经皮输尿管造瘘 | → | 游离切断双侧输尿管拉出皮外,4-0可吸收缝线于腹膜内固定;双侧插入输尿管支架,引流通畅后吻合于皮肤造瘘口处 |
| 断直肠 | → | 两根环扎带套扎直肠,离断直肠 |

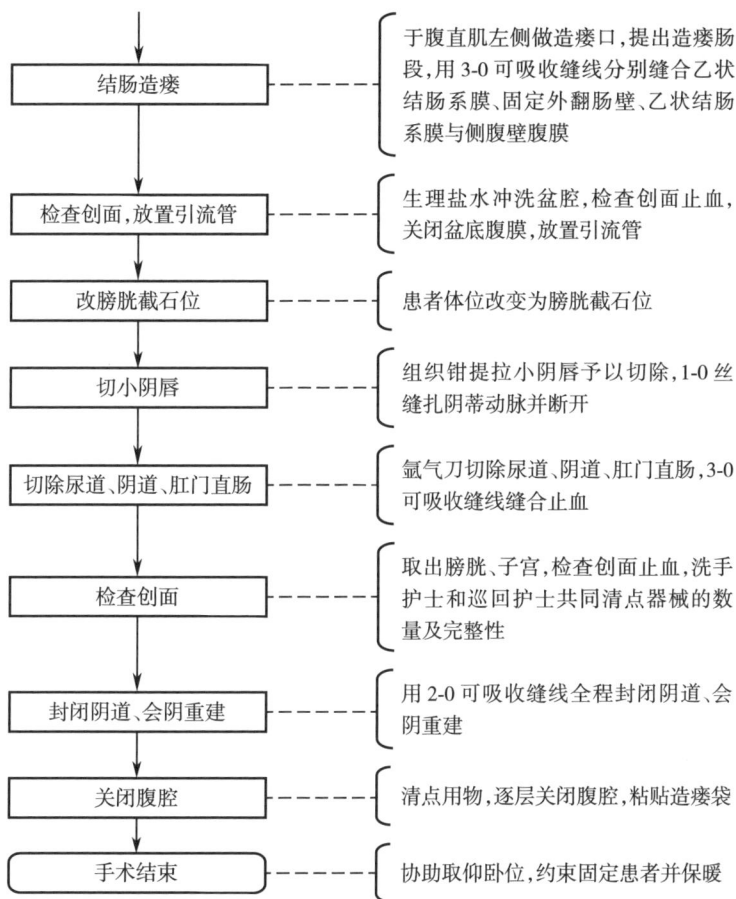

```
┌──────────────┐      ┌ 于腹直肌左侧做造瘘口,提出造瘘肠
│   结肠造瘘    │┄┄┄┄┤ 段,用 3-0 可吸收缝线分别缝合乙状
└──────────────┘      │ 结肠系膜、固定外翻肠壁、乙状结肠
       │               └ 系膜与侧腹壁腹膜
       ↓
┌──────────────┐      ┌ 生理盐水冲洗盆腔,检查创面止血,
│检查创面,放置引流管│┄┄┄┄┤ 关闭盆底腹膜,放置引流管
└──────────────┘      └
       │
       ↓
┌──────────────┐      ┌
│  改膀胱截石位  │┄┄┄┄┤ 患者体位改变为膀胱截石位
└──────────────┘      └
       │
       ↓
┌──────────────┐      ┌ 组织钳提拉小阴唇予以切除,1-0 丝
│   切小阴唇    │┄┄┄┄┤ 缝扎阴蒂动脉并断开
└──────────────┘      └
       │
       ↓
┌──────────────┐      ┌ 氩气刀切除尿道、阴道、肛门直肠,3-0
│切除尿道、阴道、肛门直肠│┄┄┄┄┤ 可吸收缝线缝合止血
└──────────────┘      └
       │
       ↓
┌──────────────┐      ┌ 取出膀胱、子宫,检查创面止血,洗手
│   检查创面    │┄┄┄┄┤ 护士和巡回护士共同清点器械的数
└──────────────┘      │ 量及完整性
       │               └
       ↓
┌──────────────┐      ┌ 用 2-0 可吸收缝线全程封闭阴道、会
│封闭阴道、会阴重建│┄┄┄┄┤ 阴重建
└──────────────┘      └
       │
       ↓
┌──────────────┐      ┌
│   关闭腹腔    │┄┄┄┄┤ 清点用物,逐层关闭腹腔,粘贴造瘘袋
└──────────────┘      └
       │
       ↓
(   手术结束    )┄┄┄┄┤ 协助取仰卧位,约束固定患者并保暖
```

【关键点】

1. **防止皮肤压力性损伤**　由于手术时间长,骶尾部皮肤受压严重,术前应做好压力性损伤防护,常规使用凝胶体位垫和泡沫敷贴进行预防。

2. **防止患者体位损伤**　采用马镫形腿架安置膀胱截石位,将患者双腿摆放成舒适的功能性体位,避免手术时间过长造成患者腿部神经损伤。

3. **高值耗材的管理**　因术中涉及输尿管、肠道手术,应根据术者所使用的材料,做好材料型号、名称、数量以及规格型号的相关记录。

4. **造瘘口的护理**　术后及时粘贴固定造瘘袋,防止感染。

5. **加强访视,做好患者心理护理**　盆腔廓清术主要是病灶的切除和相关器官的重建,永久性的造瘘将会改变患者自身的形象,给患者带来焦虑、恐惧等情绪。通过术前、术后的访视可引导患者认识造瘘,减轻其焦虑情绪。

(杨旭好　孟祥振)

# 第六章　外阴及阴道手术配合

## 第一节　处女膜闭锁切开术手术配合

处女膜是位于阴道外口周缘的薄层黏膜皱襞组织,内含神经、血管及结缔组织,正常处女膜分为有孔形、新月形、伞状等。如完全无孔隙,则称为处女膜闭锁,因女性泌尿生殖窦上皮未能贯穿前庭造成,是生殖器官发育异常中的常见类型。临床表现为青春期后无月经初潮,由于经血无法排出,积聚在阴道内,导致处女膜呈紫蓝色,向外隆凸,严重者肛诊有阴道积血包块,多周期以后逐渐发展为子宫腔内积血,甚至引起输卵管或腹腔积血,可出现逐渐加重的周期性下腹痛、便秘、肛门坠胀、尿频等压迫症状。

【手术适应证】

凡确认患有处女膜闭锁即应手术,但需排除阴道闭锁及先天性无阴道等畸形。

【手术用物准备】

1. **布类及一次性用物**　阴道包、中单、手术衣、手套、一次性吸引管、电刀笔、阴式套针、1-0丝线、4-0可吸收缝线等。

2. **手术器械**　盆底修补器械、能量器械。

3. **手术设备**　能量设备、小托盘、马镫形腿架。

【手术体位】

膀胱截石位。

【手术步骤及配合】

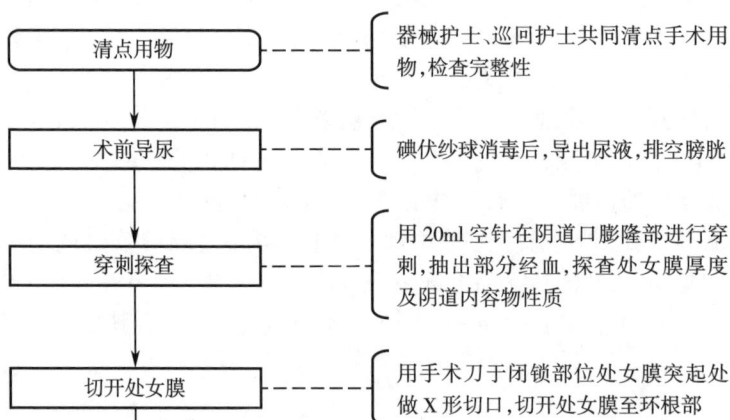

```
┌──────────┐     ┌ 器械护士、巡回护士共同清点手术用
│  清点用物  │─ ─ ─┤ 物,检查完整性
└──────────┘     └
      │
      ▼
┌──────────┐     ┌ 碘伏纱球消毒后,导出尿液,排空膀胱
│  术前导尿  │─ ─ ─┤
└──────────┘     └
      │
      ▼
┌──────────┐     ┌ 用20ml空针在阴道口膨隆部进行穿
│  穿刺探查  │─ ─ ─┤ 刺,抽出部分经血,探查处女膜厚度
└──────────┘     └ 及阴道内容物性质
      │
      ▼
┌──────────┐     ┌ 用手术刀于闭锁部位处女膜突起处
│  切开处女膜 │─ ─ ─┤ 做X形切口,切开处女膜至环根部
└──────────┘     └
      │
```

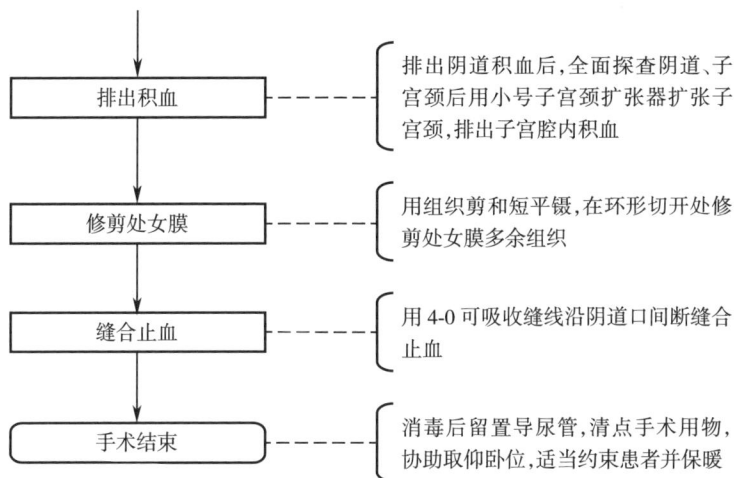

```
┌─────────────────┐       ┌ 排出阴道积血后,全面探查阴道、子
│    排出积血      │╌╌╌╌╌┤ 宫颈后用小号子宫颈扩张器扩张子
└─────────────────┘       └ 宫颈,排出子宫腔内积血
         │
         ▼
┌─────────────────┐       ┌ 用组织剪和短平镊,在环形切开处修
│   修剪处女膜     │╌╌╌╌╌┤ 剪处女膜多余组织
└─────────────────┘       └
         │
         ▼
┌─────────────────┐       ┌ 用 4-0 可吸收缝线沿阴道口间断缝合
│    缝合止血      │╌╌╌╌╌┤ 止血
└─────────────────┘       └
         │
         ▼
┌─────────────────┐       ┌ 消毒后留置导尿管,清点手术用物,
│    手术结束      │╌╌╌╌╌┤ 协助取仰卧位,适当约束患者并保暖
└─────────────────┘       └
```

【关键点】

严格无菌操作:有经血潴留者,引流时防止污染其他部位。

(陈 燕 郑 丹)

## 第二节 前庭大腺囊肿切除术手术配合

前庭大腺是位于大阴唇后部、阴道口两侧的一对腺体,可分泌黏液。前庭大腺囊肿系因病原体侵入导致腺管阻塞、分泌物积聚而成,常见于育龄期妇女。初期常发生前庭大腺导管炎,继而感染加重形成前庭大腺脓肿,脓肿消退后,堵塞的黏液分泌物形成前庭大腺囊肿。前庭大腺囊肿多为单侧,可反复发作。前庭大腺囊肿反复发作或囊肿较大者,可行囊肿造口术或囊肿切除术。

【手术适应证】

前庭大腺囊肿反复发作的患者在非急性感染期,为达根治目的,可行前庭大腺囊肿切除术。

【手术用物准备】

1. **布类及一次性用物** 常规布类为阴道包、中单、手术衣、手套、一次性吸引管、电刀笔、阴式套针、可吸收缝线等。

2. **手术器械** 盆底修补器械、能量器械。

3. **手术设备** 能量设备、小托盘、马镫形腿架。

【手术体位】

膀胱截石位。

【手术步骤及配合】

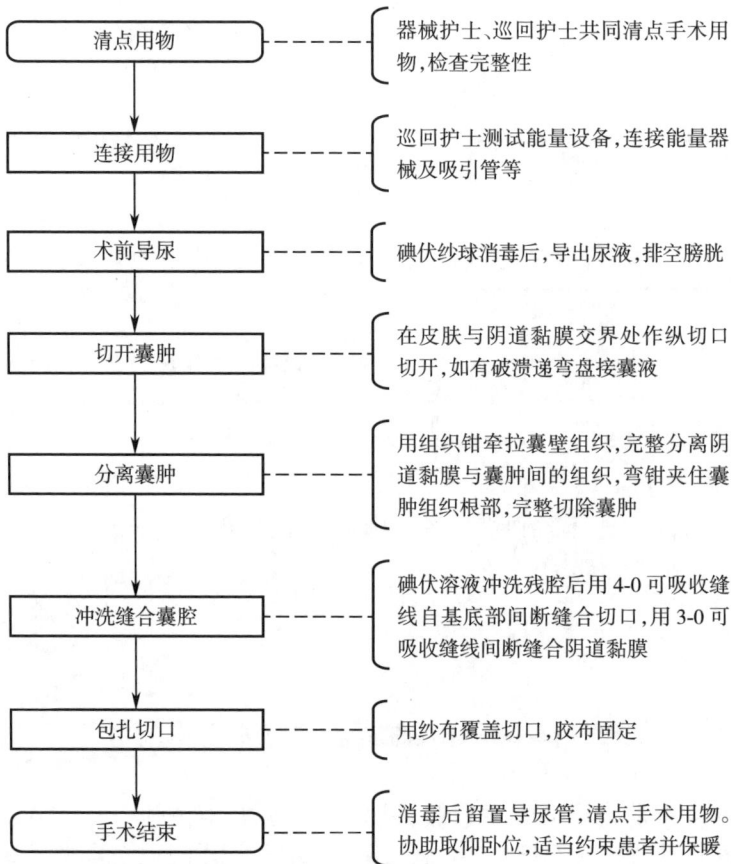

```
┌─────────────┐      ┌ 器械护士、巡回护士共同清点手术用
│   清点用物    │ ----- ┤ 物,检查完整性
└─────────────┘      └
       │
       ▼
┌─────────────┐      ┌ 巡回护士测试能量设备,连接能量器
│   连接用物    │ ----- ┤ 械及吸引管等
└─────────────┘      └
       │
       ▼
┌─────────────┐      ┌ 碘伏纱球消毒后,导出尿液,排空膀胱
│   术前导尿    │ ----- ┤
└─────────────┘      └
       │
       ▼
┌─────────────┐      ┌ 在皮肤与阴道黏膜交界处作纵切口
│   切开囊肿    │ ----- ┤ 切开,如有破溃递弯盘接囊液
└─────────────┘      └
       │
       ▼
┌─────────────┐      ┌ 用组织钳牵拉囊壁组织,完整分离阴
│   分离囊肿    │ ----- ┤ 道黏膜与囊肿间的组织,弯钳夹住囊
└─────────────┘      │ 肿组织根部,完整切除囊肿
                     └
       │
       ▼
┌─────────────┐      ┌ 碘伏溶液冲洗残腔后用 4-0 可吸收缝
│  冲洗缝合囊腔  │ ----- ┤ 线自基底部间断缝合切口,用 3-0 可
└─────────────┘      │ 吸收缝线间断缝合阴道黏膜
                     └
       │
       ▼
┌─────────────┐      ┌ 用纱布覆盖切口,胶布固定
│   包扎切口    │ ----- ┤
└─────────────┘      └
       │
       ▼
┌─────────────┐      ┌ 消毒后留置导尿管,清点手术用物。
│   手术结束    │ ----- ┤ 协助取仰卧位,适当约束患者并保暖
└─────────────┘      └
```

【关键点】
在缝合囊腔前,注意使用碘伏溶液进行彻底冲洗。

（陈　婧　陈　燕）

## 第三节　单纯外阴切除术手术配合

外阴是女性外生殖器的统称,前为耻骨联合,后为会阴,包括有阴阜、小阴唇、大阴唇、阴蒂和阴道前庭,是女性生殖器官的外露部分。单纯外阴切除是将病变区域皮肤或全部外阴皮肤及部分皮下组织切除,包括对部分阴阜、阴蒂、阴唇和会阴体进行切除。

【手术适应证】

1. 药物治疗无效的各型外阴营养不良。

2. 药物或物理治疗无效的顽固性外阴炎。

3. 外阴上皮内瘤样变或原位癌。

4. 外阴鲍恩病、外阴 Paget 病。

5. 外阴尖锐湿疣。

【手术用物准备】

1. **布类及一次性用物** 阴道包、中单、手术衣、手套、一次性吸引管、电刀笔、阴式套针、4-0 可吸收缝线、2-0 可吸收缝线等。

2. **手术器械** 盆底修补器械、能量器械。

3. **手术设备** 能量设备、小托盘、马镫形腿架。

【手术体位】

膀胱截石位。

【手术步骤及配合】

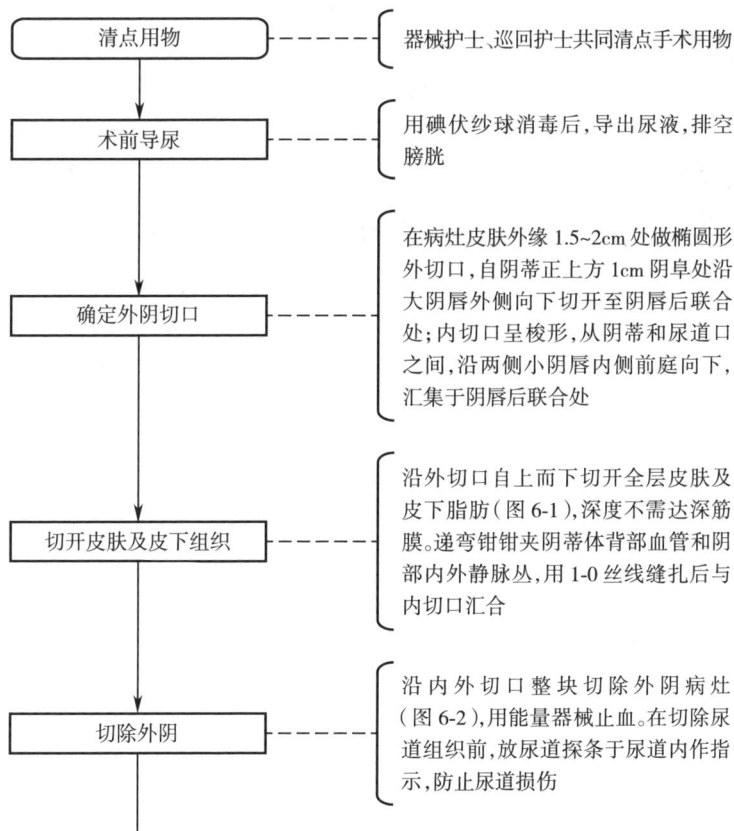

```
┌──────────────┐        ┌ 器械护士、巡回护士共同清点手术用物
│   清点用物    │ ------ ┤
└──────────────┘        └
       │
       ▼
┌──────────────┐        ┌ 用碘伏纱球消毒后,导出尿液,排空
│   术前导尿    │ ------ ┤ 膀胱
└──────────────┘        └
       │
       ▼
┌──────────────┐        ┌ 在病灶皮肤外缘 1.5~2cm 处做椭圆形
│              │        │ 外切口,自阴蒂正上方 1cm 阴阜处沿
│              │        │ 大阴唇外侧向下切开至阴唇后联合
│  确定外阴切口  │ ------ ┤ 处;内切口呈梭形,从阴蒂和尿道口
│              │        │ 之间,沿两侧小阴唇内侧前庭向下,
│              │        │ 汇集于阴唇后联合处
└──────────────┘        └
       │
       ▼
┌──────────────┐        ┌ 沿外切口自上而下切开全层皮肤及
│              │        │ 皮下脂肪(图 6-1),深度不需达深筋
│ 切开皮肤及皮下 │ ------ ┤ 膜。递弯钳钳夹阴蒂体背部血管和阴
│    组织       │        │ 部内外静脉丛,用 1-0 丝线缝扎后与
│              │        │ 内切口汇合
└──────────────┘        └
       │
       ▼
┌──────────────┐        ┌ 沿内外切口整块切除外阴病灶
│              │        │ (图 6-2),用能量器械止血。在切除尿
│   切除外阴    │ ------ ┤ 道组织前,放尿道探条于尿道内作指
│              │        │ 示,防止尿道损伤
└──────────────┘        └
       │
       ▼
```

```
         ↓
  ┌─────────────┐        ┌ 碘伏溶液和生理盐水冲洗创面后,
  │   缝合外阴   │- - - - ┤ 用 2-0 和 4-0 可吸收缝线缝合创面
  └─────────────┘        │ (图 6-3)。留置引流管及导尿管,消毒
         │               └ 后放置油纱卷
         ↓
  ┌─────────────┐        ┌ 用两张纱布剪成 Y 形,导尿管上下各
  │   包扎切口   │- - - - ┤ 一张覆盖切口,使用棉垫覆盖在切口
  └─────────────┘        │ 上,用绷带加压固定
         │               └
         ↓
  ┌─────────────┐        ┌ 清点手术用物,协助取仰卧位,适当
  │   手术结束   │- - - - ┤ 约束患者并保暖
  └─────────────┘        └
```

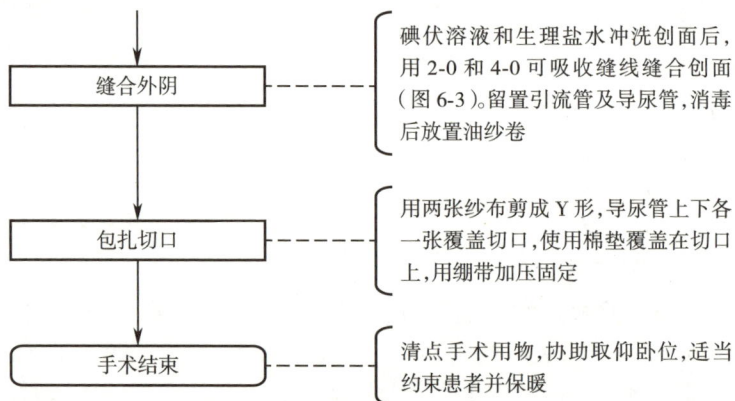

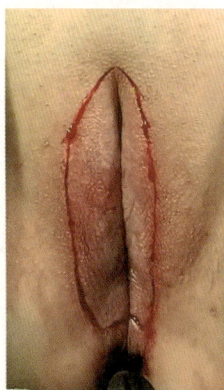

图 6-1　切开皮肤和
　　　　皮下脂肪

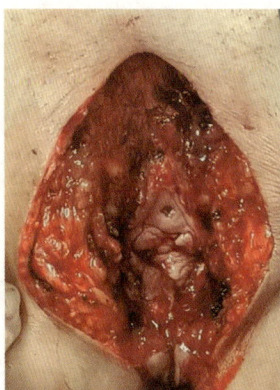

图 6-2　切除外阴

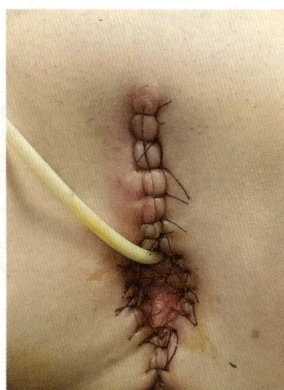

图 6-3　缝合会阴部

【关键点】

1. **防止皮肤压力性损伤**　由于手术时间长,骶尾部皮肤受压严重,术前应做好压力性损伤防护,常规使用凝胶体位垫和泡沫敷贴进行预防。

2. **正确使用能量器械**　术前询问患者是否安置金属植入物,使用后妥善保管,以免发生电灼伤。

3. **正确包扎外阴**　包扎外阴时,注意不要压迫引流管和导尿管,松紧适宜。

(吴若梅　陈　燕)

## 第四节　广泛性外阴切除术 + 腹股沟淋巴结清扫术手术配合

外阴癌为外阴恶性肿瘤,占女性生殖恶性肿瘤的 3%~5%,多见于 60 岁以上妇女。组织类型较多,最常见的是外阴鳞状细胞癌。外阴癌好发于大阴唇、小阴唇、阴道前庭及阴蒂等部位,临床表现为先外阴局部出现结节或肿块,随后逐渐增大、坏死、破溃以及感染,分泌物增多,伴有疼痛及瘙痒。肿块呈乳头或菜花状,并迅速扩大,可累及肛门、直肠、尿道及膀胱等。

【手术适应证】

1. 肿瘤局限于外阴部,基底部可移动且直径≥2cm,未累及筋膜的临床Ⅱ期患者。

2. 癌肿局限于外阴部,腹股沟淋巴结肿大、质硬、活动,疑有癌肿扩散至尿道口、阴道、会阴部的临床Ⅲ期患者。

【手术用物准备】

1. **布类及一次性用物**　阴道包、手术衣、剖腹单、中单、外阴癌布类包、广泛套针、2-0 可吸收缝线、4-0 可吸收缝线、3-0 丝线等。

2. **手术器械**　外阴广泛器械、子宫广泛器械、能量器械。

3. **手术设备**　能量设备、小托盘、马镫形腿架。

【手术体位】

仰卧位、膀胱截石位。

【手术步骤及配合】

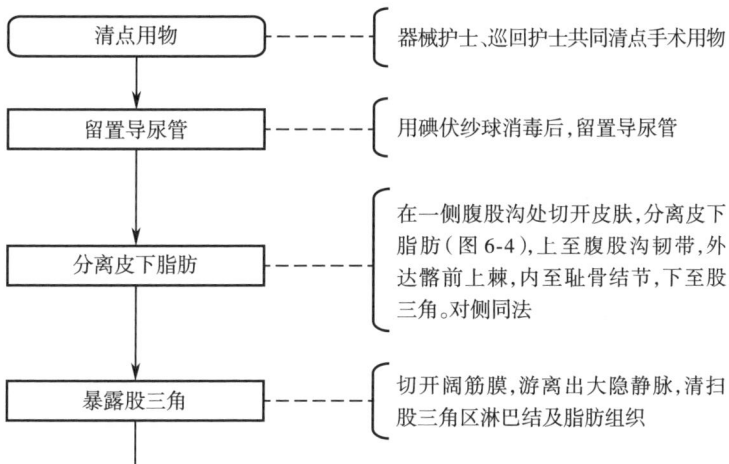

```
┌─────────────┐
│   清点用物    │ ----- { 器械护士、巡回护士共同清点手术用物
└─────────────┘
      │
      ▼
┌─────────────┐
│   留置导尿管   │ ----- { 用碘伏纱球消毒后,留置导尿管
└─────────────┘
      │
      ▼
┌─────────────┐      ┌ 在一侧腹股沟处切开皮肤,分离皮下
│   分离皮下脂肪  │ ----- { 脂肪(图 6-4),上至腹股沟韧带,外
└─────────────┘      │ 达髂前上棘,内至耻骨结节,下至股
      │               └ 三角。对侧同法
      ▼
┌─────────────┐      ┌ 切开阔筋膜,游离出大隐静脉,清扫
│   暴露股三角   │ ----- { 股三角区淋巴结及脂肪组织
└─────────────┘      └
      │
```

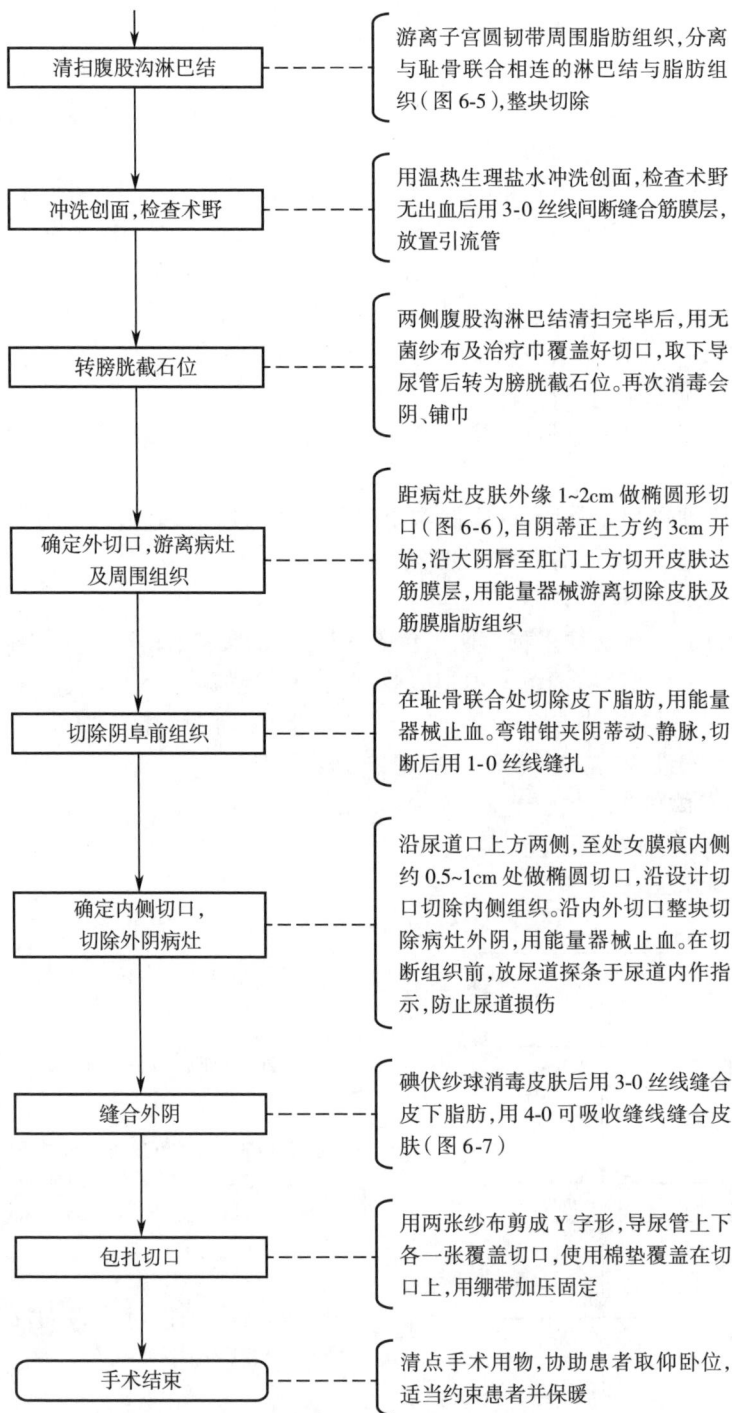

清扫腹股沟淋巴结 - - - - { 游离子宫圆韧带周围脂肪组织,分离与耻骨联合相连的淋巴结与脂肪组织(图 6-5),整块切除

冲洗创面,检查术野 - - - - { 用温热生理盐水冲洗创面,检查术野无出血后用 3-0 丝线间断缝合筋膜层,放置引流管

转膀胱截石位 - - - - { 两侧腹股沟淋巴结清扫完毕后,用无菌纱布及治疗巾覆盖好切口,取下导尿管后转为膀胱截石位。再次消毒会阴、铺巾

确定外切口,游离病灶及周围组织 - - - - { 距病灶皮肤外缘 1~2cm 做椭圆形切口(图 6-6),自阴蒂正上方约 3cm 开始,沿大阴唇至肛门上方切开皮肤达筋膜层,用能量器械游离切除皮肤及筋膜脂肪组织

切除阴阜前组织 - - - - { 在耻骨联合处切除皮下脂肪,用能量器械止血。弯钳钳夹阴蒂动、静脉,切断后用 1-0 丝线缝扎

确定内侧切口,切除外阴病灶 - - - - { 沿尿道口上方两侧,至处女膜痕内侧约 0.5~1cm 处做椭圆切口,沿设计切口切除内侧组织。沿内外切口整块切除病灶外阴,用能量器械止血。在切断组织前,放尿道探条于尿道内作指示,防止尿道损伤

缝合外阴 - - - - { 碘伏纱球消毒皮肤后用 3-0 丝线缝合皮下脂肪,用 4-0 可吸收缝线缝合皮肤(图 6-7)

包扎切口 - - - - { 用两张纱布剪成 Y 字形,导尿管上下各一张覆盖切口,使用棉垫覆盖在切口上,用绷带加压固定

手术结束 - - - - { 清点手术用物,协助患者取仰卧位,适当约束患者并保暖

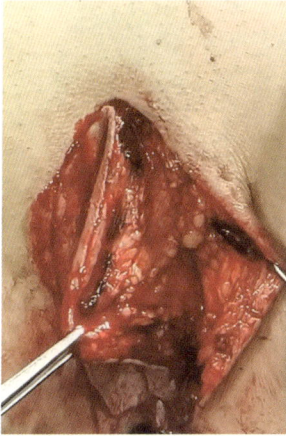

图6-4　分离皮下脂肪

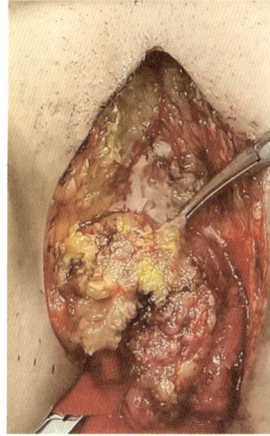

图6-5　分离皮下脂肪及淋巴结

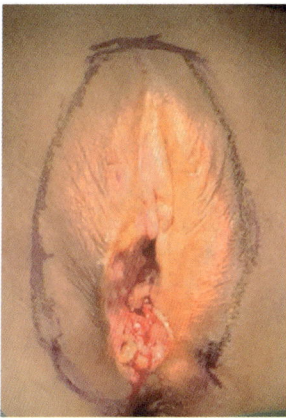

图6-6　外阴切口

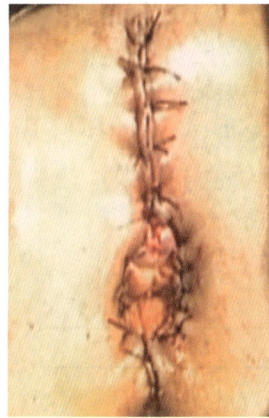

图6-7　缝合切口

【关键点】

1. **防止患者体位损伤**　采用马镫形腿架安置膀胱截石位，将患者双腿摆放成舒适的功能性体位，避免手术时间过长造成患者腿部神经损伤。

2. **及时清点纱布、纱球**　术中纱布、纱球妥善放置，第二次消毒时使用的纱球需及时清点并记录。

3. **正确包扎外阴**　包扎外阴时，注意不要压迫引流管和导尿管，松紧适宜。

（吴若梅　陈　燕）

# 第五节　阴道隔膜切除术手术配合

在女性生殖管道的发育过程中,由于副中肾管的形成或融合异常,造成阴道横隔、纵隔或阴道斜隔的形成。阴道横隔常位于阴道中上段交界处,是因尿生殖窦与两侧副中肾管尾端交界处部分贯通或未贯通形成。阴道纵隔是因双侧副中肾管尾端部分消失或未消失形成,纵隔可达阴道口或在阴道内。由于一侧副中肾管未达泌尿生殖窦,患者常伴双子宫、双子宫颈、一侧肾缺如,称为阴道斜隔综合征。

【手术适应证】

导致经血流出不畅,影响性生活及分娩的隔膜。

【手术用物准备】

1. **布类及一次性用物**　阴道包、中单、手术衣、手套、一次性吸引管、电刀笔、阴式套针、可吸收缝线等。

2. **手术器械**　盆底修补器械、能量器械。

3. **手术设备**　能量设备、小托盘、马镫形腿架。

【手术体位】

膀胱截石位。

【手术步骤及配合】

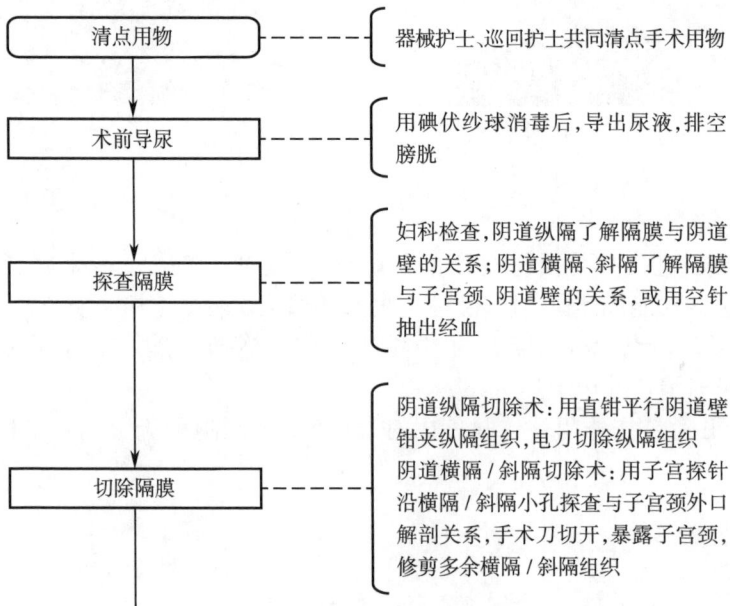

```
┌──────────────┐
│   清点用物    │ ------- 器械护士、巡回护士共同清点手术用物
└──────┬───────┘
       │
┌──────┴───────┐
│   术前导尿    │ ------- 用碘伏纱球消毒后,导出尿液,排空
└──────┬───────┘          膀胱
       │
┌──────┴───────┐        妇科检查,阴道纵隔了解隔膜与阴道
│   探查隔膜    │ ------- 壁的关系;阴道横隔、斜隔了解隔膜
└──────┬───────┘        与子宫颈、阴道壁的关系,或用空针
       │                抽出经血
       │
┌──────┴───────┐        阴道纵隔切除术:用直钳平行阴道壁
│   切除隔膜    │ ------- 钳夹纵隔组织,电刀切除纵隔组织
└──────┬───────┘        阴道横隔/斜隔切除术:用子宫探针
       │                沿横隔/斜隔小孔探查与子宫颈外口
       │                解剖关系,手术刀切开,暴露子宫颈,
       │                修剪多余横隔/斜隔组织
```

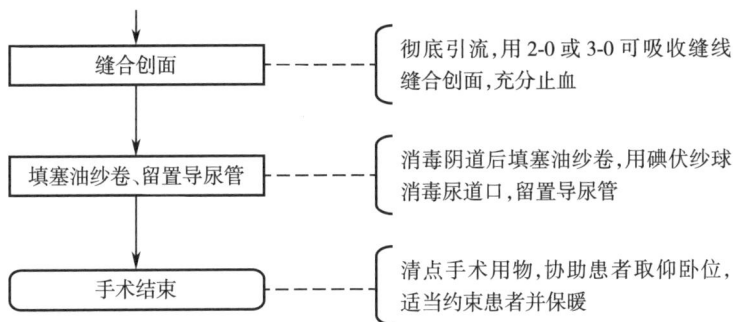

```
┌─────────────────┐      ┌ 彻底引流,用 2-0 或 3-0 可吸收缝线
│    缝合创面       │ ─ ─ ─┤ 缝合创面,充分止血
└─────────────────┘      └
         │
         ▼
┌─────────────────┐      ┌ 消毒阴道后填塞油纱卷,用碘伏纱球
│ 填塞油纱卷、留置导尿管 │ ─ ─ ─┤ 消毒尿道口,留置导尿管
└─────────────────┘      └
         │
         ▼
┌─────────────────┐      ┌ 清点手术用物,协助患者取仰卧位,
│    手术结束       │ ─ ─ ─┤ 适当约束患者并保暖
└─────────────────┘      └
```

【关键点】

正确使用油纱卷:油纱卷应大小适宜,使用时注意无菌操作。

(罗 丹 廖 芯)

## 第六节 阴道前后壁膨出修补术手术配合

阴道前壁膨出包括膀胱膨出和尿道膨出两种类型,而阴道后壁膨出即直肠膨出,常伴有直肠子宫陷凹疝。阴道前后壁膨出多与女性盆底组织退化、创伤、年龄因素以及可致腹压增加的各种疾病相关。阴道前壁膨出常伴有泌尿系统症状,阴道后壁膨出多表现为便秘。膨出的阴道组织常有增厚角化,可伴有溃烂或出血。

【手术适应证】

1. 子宫脱垂伴阴道壁膨出。

2. 有症状的单纯性阴道膨出。

3. I度子宫脱垂伴或不伴膀胱、直肠膨出,但子宫颈无延长者。

4. 子宫脱垂者经非手术治疗后,仍有前壁膨出或经手术治疗但未处理膀胱膨出者,可进行阴道前壁修补术。

【手术用物准备】

1. **布类及一次性用物** 阴道包、中单、手术衣、手套、一次性吸引管、电刀笔、阴式套针、医用手术薄膜(脑科)、手术刀片、医用油纱、3-0 丝线、1-0 可吸收缝线、2-0 可吸收缝线、4-0 可吸收缝线等。

2. **手术器械** 盆底修补器械、能量器械。

3. **手术设备** 能量设备。

【手术体位】

膀胱截石位。

【手术步骤及配合】

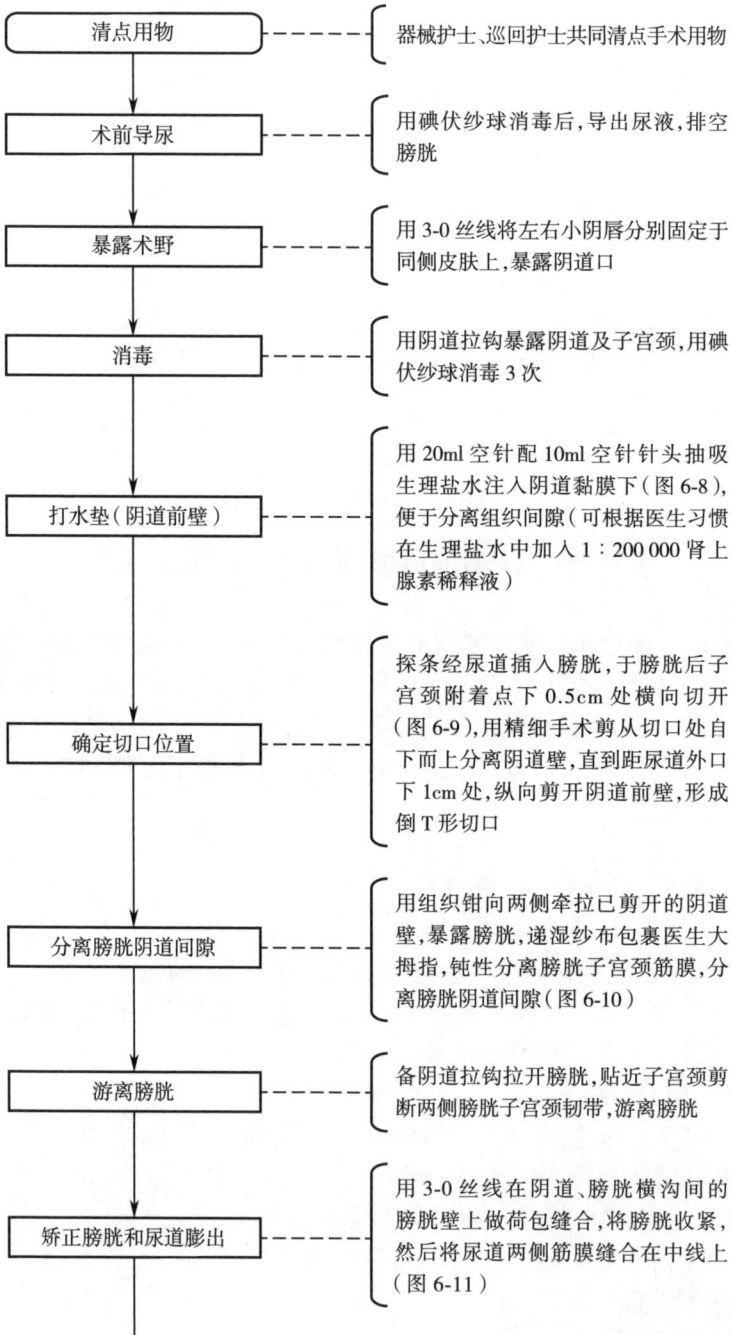

| | |
|---|---|
| 清点用物 | 器械护士、巡回护士共同清点手术用物 |
| 术前导尿 | 用碘伏纱球消毒后,导出尿液,排空膀胱 |
| 暴露术野 | 用 3-0 丝线将左右小阴唇分别固定于同侧皮肤上,暴露阴道口 |
| 消毒 | 用阴道拉钩暴露阴道及子宫颈,用碘伏纱球消毒 3 次 |
| 打水垫(阴道前壁) | 用 20ml 空针配 10ml 空针针头抽吸生理盐水注入阴道黏膜下(图 6-8),便于分离组织间隙(可根据医生习惯在生理盐水中加入 1∶200 000 肾上腺素稀释液) |
| 确定切口位置 | 探条经尿道插入膀胱,于膀胱后子宫颈附着点下 0.5cm 处横向切开(图 6-9),用精细手术剪从切口处自下而上分离阴道壁,直到距尿道外口下 1cm 处,纵向剪开阴道前壁,形成倒 T 形切口 |
| 分离膀胱阴道间隙 | 用组织钳向两侧牵拉已剪开的阴道壁,暴露膀胱,递湿纱布包裹医生大拇指,钝性分离膀胱子宫颈筋膜,分离膀胱阴道间隙(图 6-10) |
| 游离膀胱 | 备阴道拉钩拉开膀胱,贴近子宫颈剪断两侧膀胱子宫颈韧带,游离膀胱 |
| 矫正膀胱和尿道膨出 | 用 3-0 丝线在阴道、膀胱横沟间的膀胱壁上做荷包缝合,将膀胱收紧,然后将尿道两侧筋膜缝合在中线上(图 6-11) |

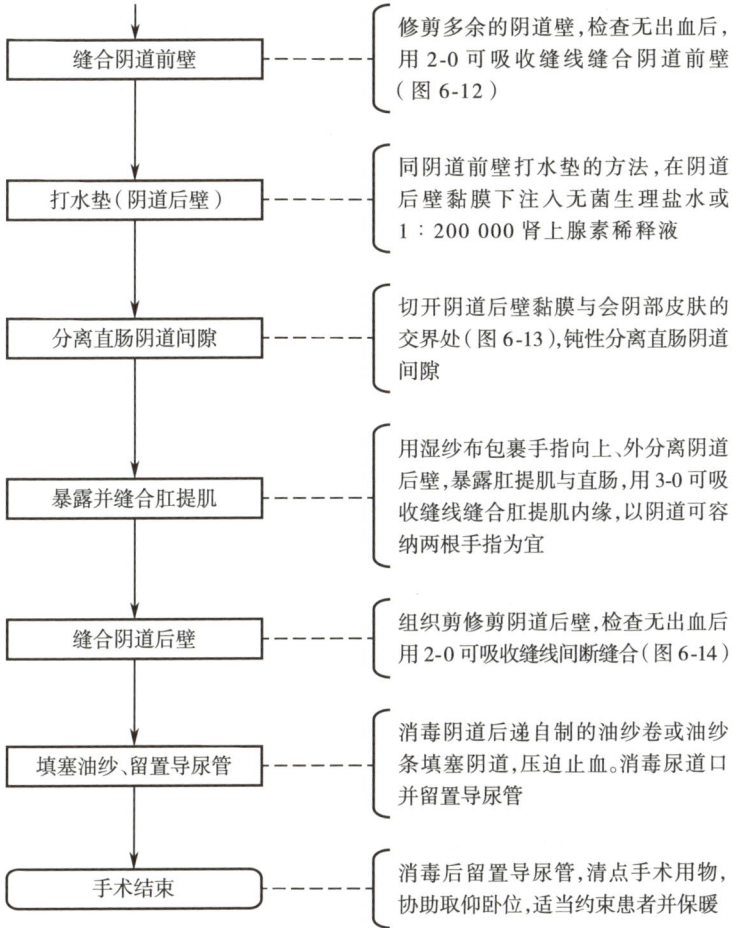

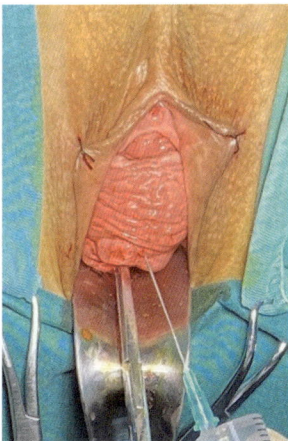

| 缝合阴道前壁 | 修剪多余的阴道壁,检查无出血后,用 2-0 可吸收缝线缝合阴道前壁(图 6-12) |

| 打水垫(阴道后壁) | 同阴道前壁打水垫的方法,在阴道后壁黏膜下注入无菌生理盐水或 1:200 000 肾上腺素稀释液 |

| 分离直肠阴道间隙 | 切开阴道后壁黏膜与会阴部皮肤的交界处(图 6-13),钝性分离直肠阴道间隙 |

| 暴露并缝合肛提肌 | 用湿纱布包裹手指向上、外分离阴道后壁,暴露肛提肌与直肠,用 3-0 可吸收缝线缝合肛提肌内缘,以阴道可容纳两根手指为宜 |

| 缝合阴道后壁 | 组织剪修剪阴道后壁,检查无出血后用 2-0 可吸收缝线间断缝合(图 6-14) |

| 填塞油纱、留置导尿管 | 消毒阴道后递自制的油纱卷或油纱条填塞阴道,压迫止血。消毒尿道口并留置导尿管 |

| 手术结束 | 消毒后留置导尿管,清点手术用物,协助取仰卧位,适当约束患者并保暖 |

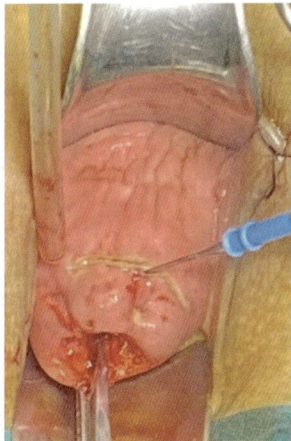

图 6-8 打水垫　　图 6-9 阴道前壁切口　　图 6-10 游离膀胱阴道间隙

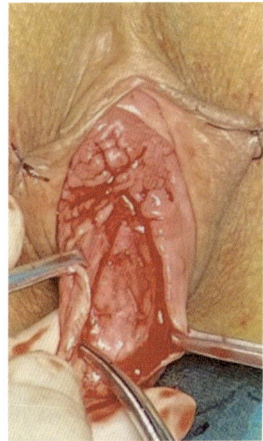

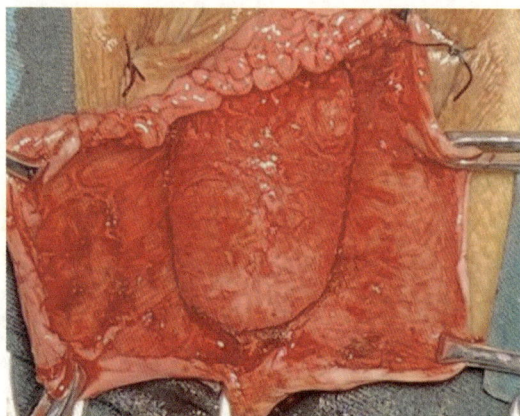

图 6-11　修补膀胱及尿道两侧的筋膜

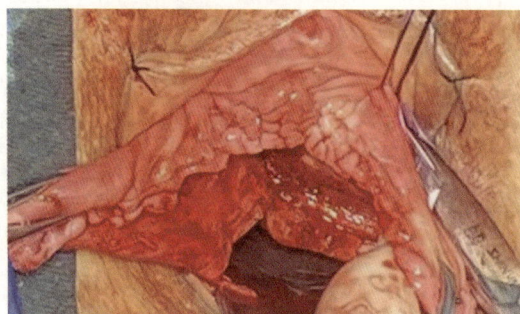

图 6-12　缝合阴道前壁

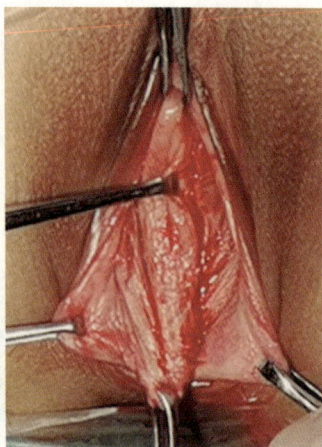

图 6-13　阴道后壁切口

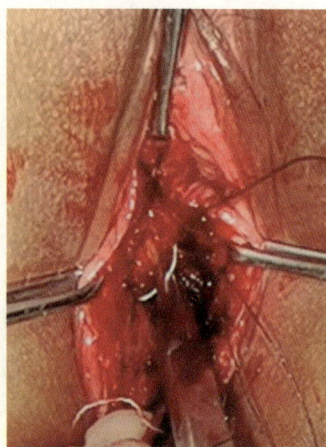

图 6-14　缝合切口

【关键点】

1. **特殊用物准备** 术前备亚甲蓝、膀胱镜器械,于可疑膀胱损伤时使用。

2. **正确配制肾上腺素液** 若术中使用肾上腺素,遵医嘱进行配制,严格执行"三查八对"。

（徐小凤 陈 燕）

## 第七节 阴道癌手术配合

阴道癌有原发性和继发性之分,继发性阴道癌比原发性阴道癌多见。阴道癌多为鳞癌,其次为腺癌,阴道黑色素瘤及肉瘤较为少见。阴道癌以阴道分泌物过多和不规则阴道出血为主要临床症状,好发于绝经后妇女和老年妇女以及患有宫颈癌、子宫内膜癌的女性。

【手术适应证】

1. 阴道原位癌,行局部阴道切除、部分阴道或全阴道切除,同时进行阴道成形术。

2. 阴道上段肿瘤浸润不深的早期患者,行广泛性子宫切除术及部分阴道切除和盆腔淋巴结清扫术。

3. 阴道下段早期病变,行阴道及外阴切除和腹股沟淋巴结清扫术。

4. 阴道中段肿瘤,行全子宫、全阴道切除及盆腔淋巴结清扫术。

【手术用物准备】

1. **布类及一次性用物** 阴道包、开腹大包、中单、手术衣、手套、一次性吸引管、电刀笔、广泛套针、手术刀片、无菌手术薄膜、医用敷料等。

2. **手术器械** 子宫器械、子宫广泛器械、盆底修补器械、能量器械。

3. **手术设备** 能量设备。

【手术体位】

膀胱截石位。

【手术步骤及配合】

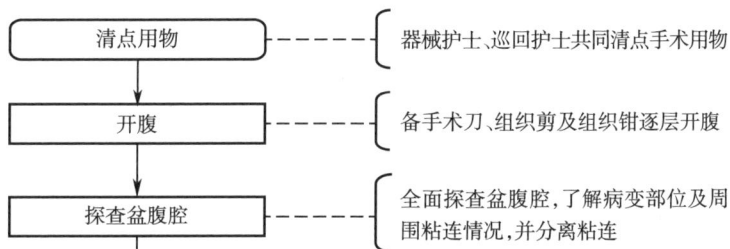

```
清点用物 ----- 器械护士、巡回护士共同清点手术用物
   ↓
开腹 ----- 备手术刀、组织剪及组织钳逐层开腹
   ↓
探查盆腹腔 ----- 全面探查盆腹腔,了解病变部位及周围粘连情况,并分离粘连
```

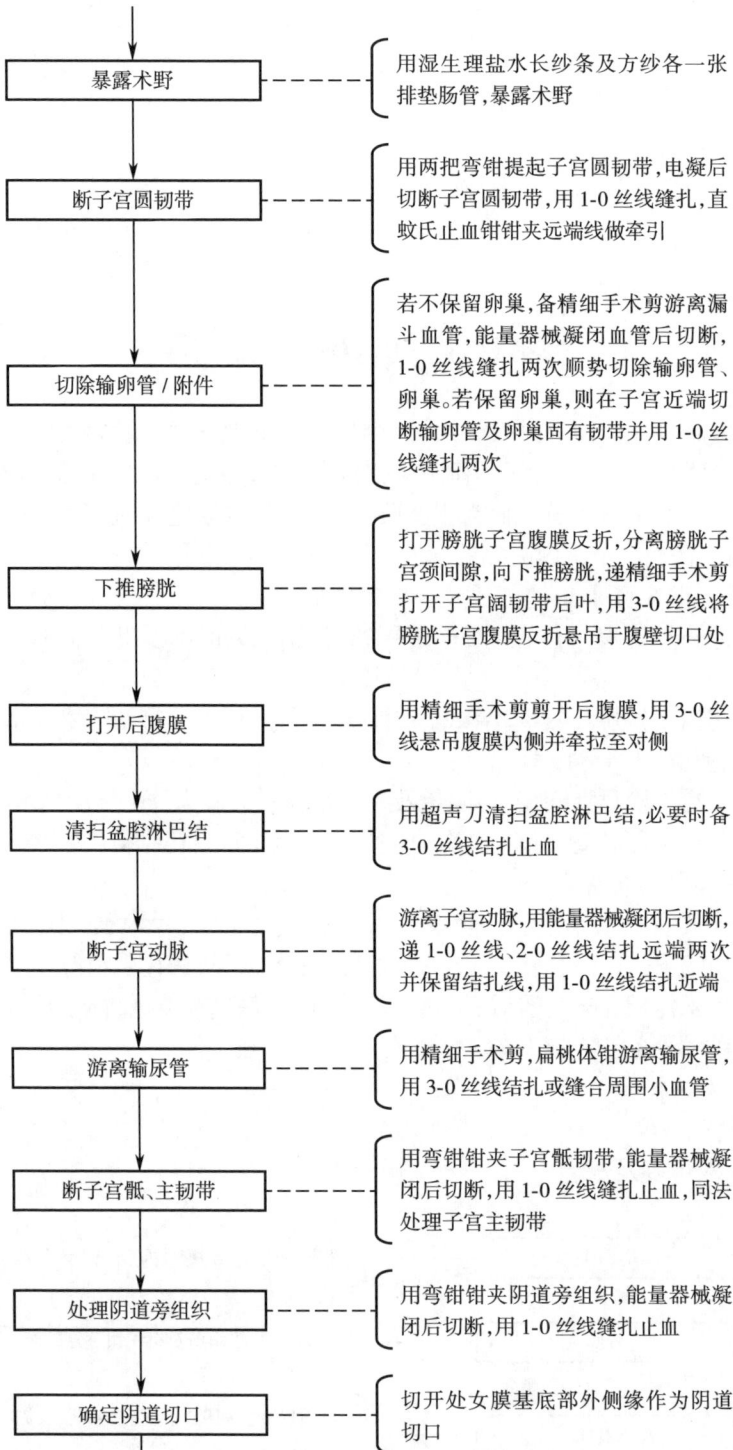

暴露术野 ---- { 用湿生理盐水长纱条及方纱各一张排垫肠管,暴露术野

断子宫圆韧带 ---- { 用两把弯钳提起子宫圆韧带,电凝后切断子宫圆韧带,用 1-0 丝线缝扎,直蚊氏止血钳钳夹远端线做牵引

切除输卵管 / 附件 ---- { 若不保留卵巢,备精细手术剪游离漏斗血管,能量器械凝闭血管后切断,1-0 丝线缝扎两次顺势切除输卵管、卵巢。若保留卵巢,则在子宫近端切断输卵管及卵巢固有韧带并用 1-0 丝线缝扎两次

下推膀胱 ---- { 打开膀胱子宫腹膜反折,分离膀胱子宫颈间隙,向下推膀胱,递精细手术剪打开子宫阔韧带后叶,用 3-0 丝线将膀胱子宫腹膜反折悬吊于腹壁切口处

打开后腹膜 ---- { 用精细手术剪剪开后腹膜,用 3-0 丝线悬吊腹膜内侧并牵拉至对侧

清扫盆腔淋巴结 ---- { 用超声刀清扫盆腔淋巴结,必要时备 3-0 丝线结扎止血

断子宫动脉 ---- { 游离子宫动脉,用能量器械凝闭后切断,递 1-0 丝线、2-0 丝线结扎远端两次并保留结扎线,用 1-0 丝线结扎近端

游离输尿管 ---- { 用精细手术剪,扁桃体钳游离输尿管,用 3-0 丝线结扎或缝合周围小血管

断子宫骶、主韧带 ---- { 用弯钳钳夹子宫骶韧带,能量器械凝闭后切断,用 1-0 丝线缝扎止血,同法处理子宫主韧带

处理阴道旁组织 ---- { 用弯钳钳夹阴道旁组织,能量器械凝闭后切断,用 1-0 丝线缝扎止血

确定阴道切口 ---- { 切开处女膜基底部外侧缘作为阴道切口

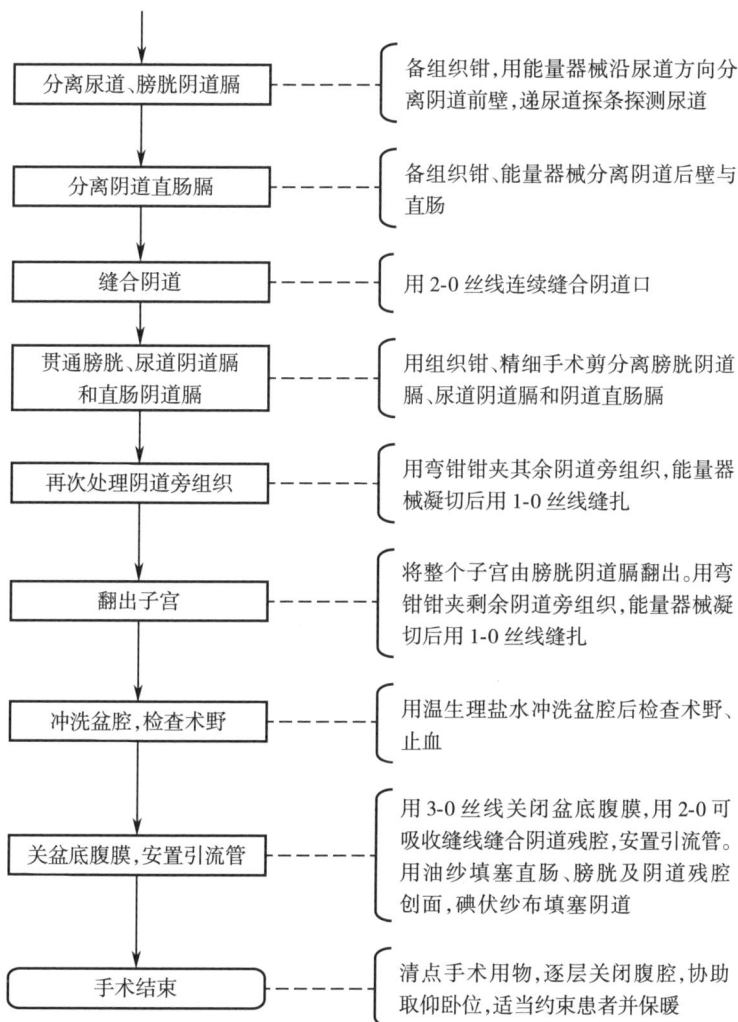

| | |
|---|---|
| 分离尿道、膀胱阴道膈 | 备组织钳,用能量器械沿尿道方向分离阴道前壁,递尿道探条探测尿道 |
| 分离阴道直肠膈 | 备组织钳、能量器械分离阴道后壁与直肠 |
| 缝合阴道 | 用 2-0 丝线连续缝合阴道口 |
| 贯通膀胱、尿道阴道膈和直肠阴道膈 | 用组织钳、精细手术剪分离膀胱阴道膈、尿道阴道膈和阴道直肠膈 |
| 再次处理阴道旁组织 | 用弯钳钳夹其余阴道旁组织,能量器械凝切后用 1-0 丝线缝扎 |
| 翻出子宫 | 将整个子宫由膀胱阴道膈翻出。用弯钳钳夹剩余阴道旁组织,能量器械凝切后用 1-0 丝线缝扎 |
| 冲洗盆腔,检查术野 | 用温生理盐水冲洗盆腔后检查术野、止血 |
| 关盆底腹膜,安置引流管 | 用 3-0 丝线关闭盆底腹膜,用 2-0 可吸收缝线缝合阴道残腔,安置引流管。用油纱填塞直肠、膀胱及阴道残腔创面,碘伏纱布填塞阴道 |
| 手术结束 | 清点手术用物,逐层关闭腹腔,协助取仰卧位,适当约束患者并保暖 |

【关键点】

1. **防止患者体位损伤** 采用马镫形腿架安置膀胱截石位,将患者双腿摆放成舒适的功能性体位,避免手术时间过长造成患者腿部神经损伤。

2. **严格无菌操作** 腹部手术和会阴部手术为两组医生和器械护士,手术物品严格区分。

3. **提前准备油纱** 根据手术需求,制作油纱卷或油纱条。

4. **无瘤技术原则** 手术过程中严格遵守无瘤技术,防止癌细胞的脱落种植及散播。

（向 瑜  刘 颖）

## 第八节　宫颈锥切术手术配合

宫颈锥切术是指由外向内呈圆锥形切下一部分子宫颈组织,是切除子宫颈的一种手术方式。其目的一方面是为了做病理检查,确诊子宫颈的病变,另一方面也是切除病变的一种治疗方法。宫颈锥切术主要包括以下类型:①子宫颈外口和子宫颈管病变的锥形切除;②子宫颈外口病变的锥形切除;③子宫颈外口和子宫颈管较广泛的病变锥形切除;④仅存子宫颈管病变的锥形切除。

【手术适应证】

1. 子宫颈肥大、增生、外翻,经保守治疗效果不佳的慢性宫颈炎患者,可做小范围宫颈锥切术治疗。

2. 子宫颈细胞学检查为宫颈高级别鳞状上皮内病变( high-grade squamous intraepithelial lesion, HSIL )及以上及人乳头瘤病毒( human papilloma virus, HPV )检测 HPV18 和 / 或 HPV16 阳性者,但宫颈活检为宫颈低级别鳞状上皮内病变( low-grade squamous intraepithelial lesion, LSIL )及以下,可进行子宫颈锥切术进一步鉴别。

3. 临床为可疑浸润癌,子宫颈活检为 HSIL,为明确病变范围和程度进行诊断性子宫颈锥切术。

4. 子宫颈活检结果为原位腺癌者。

【手术用物准备】

1. **布类及一次性用物**　常规布类为阴道包、中单、手术衣、手套、一次性吸引管、电刀笔、阴式套针、可吸收缝线等。

2. **手术器械**　盆底修补器械、能量器械。

3. **手术设备**　能量设备、小托盘、马镫形腿架。

【手术体位】

膀胱截石位。

【手术步骤及配合】

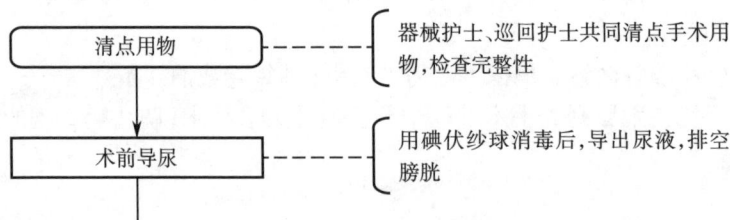

```
┌──────────────┐      ┌ 器械护士、巡回护士共同清点手术用
│   清点用物    │ ─ ─ ─┤
└──────────────┘      └ 物,检查完整性
       │
       ▼
┌──────────────┐      ┌ 用碘伏纱球消毒后,导出尿液,排空
│   术前导尿    │ ─ ─ ─┤
└──────────────┘      └ 膀胱
       │
       ▼
```

固定小阴唇 ----- 用三角针1号丝线将双侧小阴唇固定于外阴处,碘伏纱球消毒阴道及子宫颈,若需染色试验定位,可用3%~5%的醋酸或复方碘浸湿子宫颈表面

暴露阴道 ----- 阴道拉钩暴露子宫颈,组织钳牵拉宫颈前唇,碘伏棉签消毒子宫颈口,子宫探条探测子宫颈管深度

切除子宫颈 ----- 用三角针1号线在子宫颈12点钟处做标记(图6-15)。手术刀在子宫颈病灶外3~5mm处做圆锥形切除(图6-16)。切口深度达子宫颈间质,长达2~2.5cm

缝合子宫颈 ----- 用高频电刀电凝出血创面部位,递持针器和1号可吸收缝线缝合子宫颈

填塞油纱卷 ----- 递4号子宫颈扩张器探查子宫颈无闭锁,油纱卷填塞于子宫颈口

手术结束 ----- 消毒后留置导尿管,清点手术用物,协助取仰卧位,适当约束患者并保暖

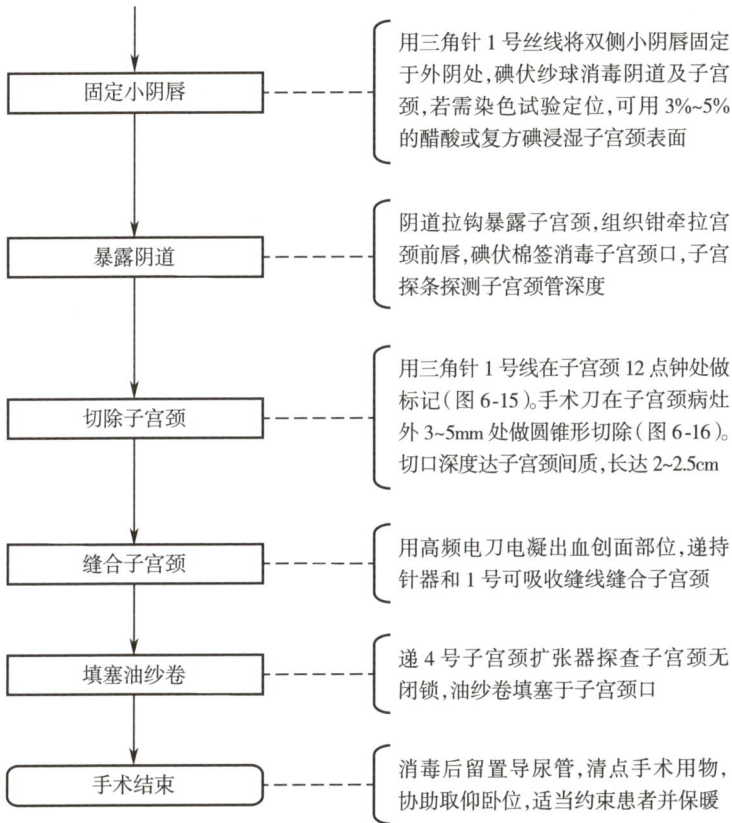

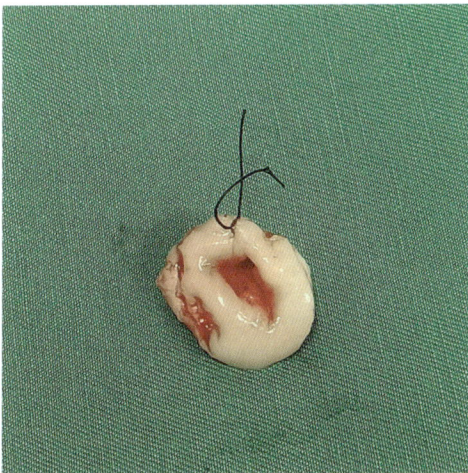

图6-15 子宫颈12点钟方向做标记

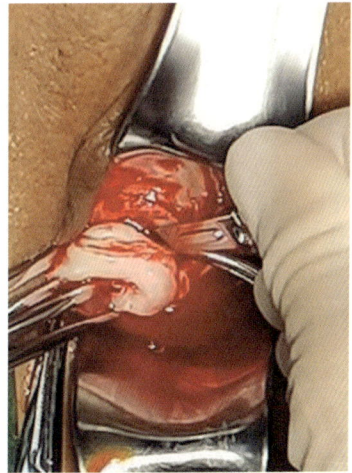

图6-16 锥形切除子宫颈

【关键点】

妥善保管标本：器械护士应及时将切除的标本做好标记，妥善保管好切缘标本，分清标识位置。

（胡　蝶　周俊英）

## 第九节　子宫颈截除术手术配合

子宫颈截除术适用于子宫颈良性疾病的手术治疗方案。

【手术适应证】

1. 适用于子宫脱垂合并子宫颈延长者。

2. 严重宫颈炎经物理治疗未能治愈者。

【手术用物准备】

1. **布类及一次性用物**　阴道包、中单、手术衣、手套、一次性吸引管、电刀笔、阴式套针、手术刀片、医用油纱、3-0 丝线、1-0 可吸收缝线。

2. **手术器械**　盆底修补器械、能量器械。

3. **手术设备**　高频电刀。

【手术体位】

膀胱截石位。

【手术步骤及配合】

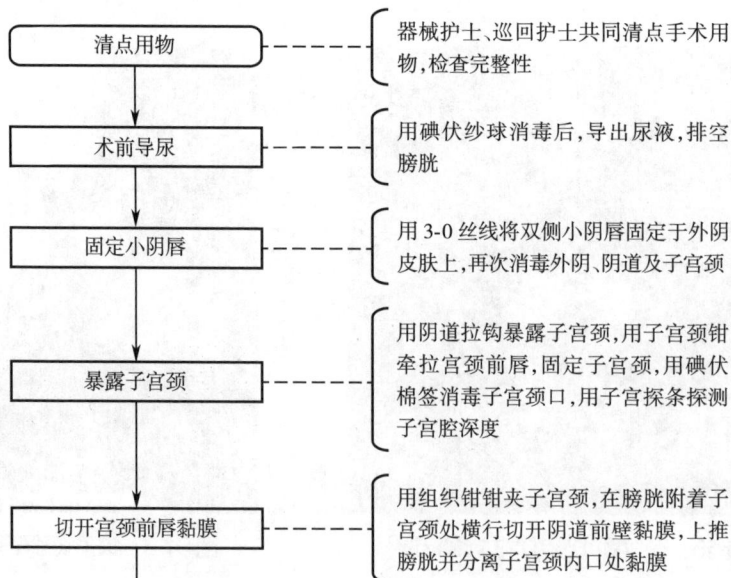

| 步骤 | 配合 |
|---|---|
| 清点用物 | 器械护士、巡回护士共同清点手术用物，检查完整性 |
| 术前导尿 | 用碘伏纱球消毒后，导出尿液，排空膀胱 |
| 固定小阴唇 | 用 3-0 丝线将双侧小阴唇固定于外阴皮肤上，再次消毒外阴、阴道及子宫颈 |
| 暴露子宫颈 | 用阴道拉钩暴露子宫颈，用子宫颈钳牵拉宫颈前唇，固定子宫颈，用碘伏棉签消毒子宫颈口，用子宫探条探测子宫腔深度 |
| 切开宫颈前唇黏膜 | 用组织钳钳夹子宫颈，在膀胱附着子宫颈处横行切开阴道前壁黏膜，上推膀胱并分离子宫颈内口处黏膜 |

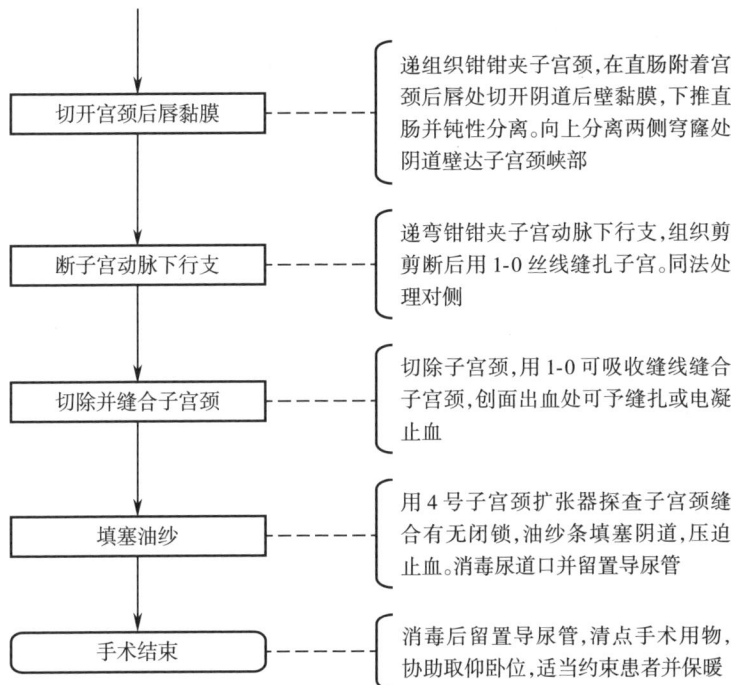

切开宫颈后唇黏膜 ----- 递组织钳钳夹子宫颈,在直肠附着宫颈后唇处切开阴道后壁黏膜,下推直肠并钝性分离。向上分离两侧穹窿处阴道壁达子宫颈峡部

断子宫动脉下行支 ----- 递弯钳钳夹子宫动脉下行支,组织剪剪断后用 1-0 丝线缝扎子宫。同法处理对侧

切除并缝合子宫颈 ----- 切除子宫颈,用 1-0 可吸收缝线缝合子宫颈,创面出血处可予缝扎或电凝止血

填塞油纱 ----- 用 4 号子宫颈扩张器探查子宫颈缝合有无闭锁,油纱条填塞阴道,压迫止血。消毒尿道口并留置导尿管

手术结束 ----- 消毒后留置导尿管,清点手术用物,协助取仰卧位,适当约束患者并保暖

【关键点】

提前准备油纱:根据手术需求,制作油纱卷或油纱条。

（胡　蝶　周俊英）

## 第十节　阴式全子宫及双附件切除术手术配合

阴式全子宫及双附件切除术是利用阴道这一自然腔道进行手术。经阴道切除子宫对盆腹腔的干扰最小,创伤小,恢复快,术后并发症少,尤其适合肥胖的患者。

【手术适应证】

1. 子宫脱垂及阴道前后壁膨出者。

2. 子宫良性肿瘤,子宫大小不宜超过 3 个月妊娠,无盆腔粘连者。

3. 功能性子宫出血者。

4. 宫颈癌前病变等。

【手术用物准备】

1. **布类及一次性用物**　阴道包、中单、手术衣、手套、一次性吸引管、阴式套针、医用手术薄膜(脑科)、手术刀片、可吸收缝线等。

2. **手术器械**　盆底修补器械、阴式子宫器械、能量器械。

3. **手术设备**　能量设备。

【手术体位】

膀胱截石位。

【手术步骤及配合】

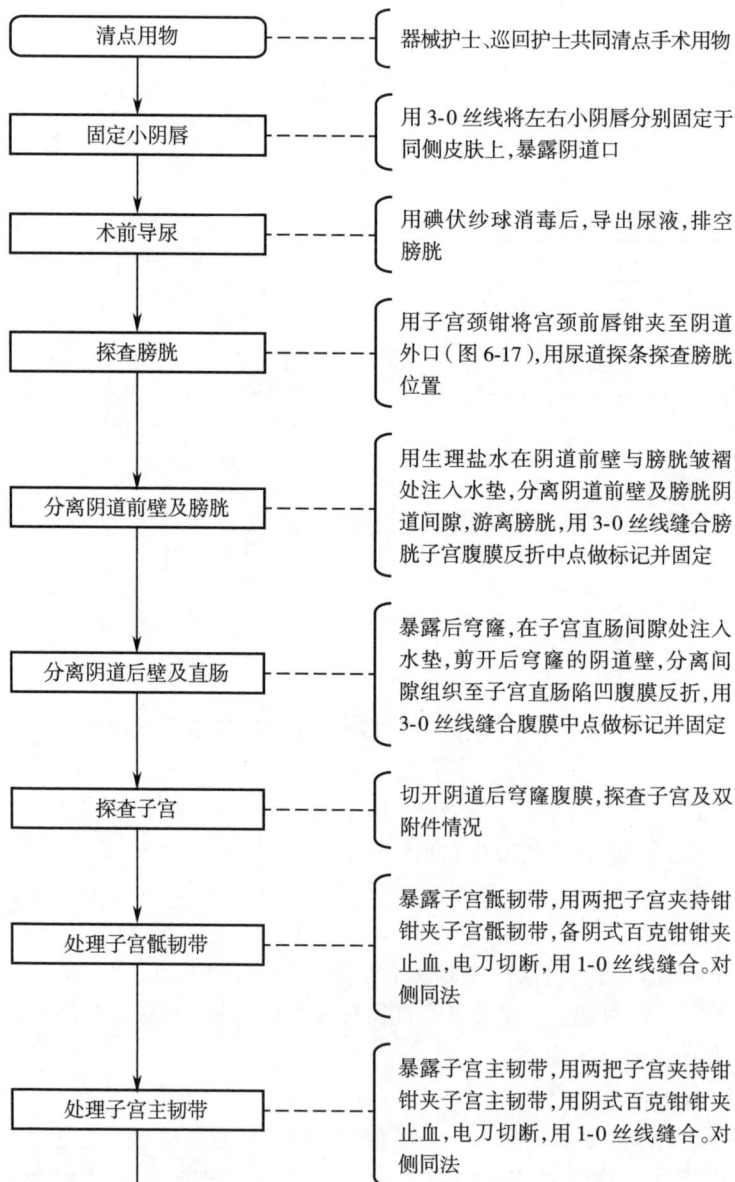

```
┌─────────────┐
│  清点用物   │┄┄┄┄┄  器械护士、巡回护士共同清点手术用物
└─────────────┘
       │
       ▼
┌─────────────┐
│  固定小阴唇  │┄┄┄┄┄  用3-0丝线将左右小阴唇分别固定于
└─────────────┘        同侧皮肤上,暴露阴道口
       │
       ▼
┌─────────────┐
│  术前导尿   │┄┄┄┄┄  用碘伏纱球消毒后,导出尿液,排空
└─────────────┘        膀胱
       │
       ▼
┌─────────────┐
│  探查膀胱   │┄┄┄┄┄  用子宫颈钳将宫颈前唇钳夹至阴道
└─────────────┘        外口(图6-17),用尿道探条探查膀胱
                       位置
       │
       ▼
┌─────────────┐       用生理盐水在阴道前壁与膀胱皱褶
│ 分离阴道前壁 │┄┄┄┄┄  处注入水垫,分离阴道前壁及膀胱阴
│   及膀胱    │        道间隙,游离膀胱,用3-0丝线缝合膀
└─────────────┘        胱子宫腹膜反折中点做标记并固定
       │
       ▼
┌─────────────┐       暴露后穹隆,在子宫直肠间隙处注入
│ 分离阴道后壁 │┄┄┄┄┄  水垫,剪开后穹隆的阴道壁,分离间
│   及直肠    │        隙组织至子宫直肠陷凹腹膜反折,用
└─────────────┘        3-0丝线缝合腹膜中点做标记并固定
       │
       ▼
┌─────────────┐
│  探查子宫   │┄┄┄┄┄  切开阴道后穹隆腹膜,探查子宫及双
└─────────────┘        附件情况
       │
       ▼
┌─────────────┐       暴露子宫骶韧带,用两把子宫夹持钳
│ 处理子宫骶韧带│┄┄┄┄┄  钳夹子宫骶韧带,备阴式百克钳钳夹
└─────────────┘        止血,电刀切断,用1-0丝线缝合。对
                       侧同法
       │
       ▼
┌─────────────┐       暴露子宫主韧带,用两把子宫夹持钳
│ 处理子宫主韧带│┄┄┄┄┄  钳夹子宫主韧带,用阴式百克钳钳夹
└─────────────┘        止血,电刀切断,用1-0丝线缝合。对
                       侧同法
```

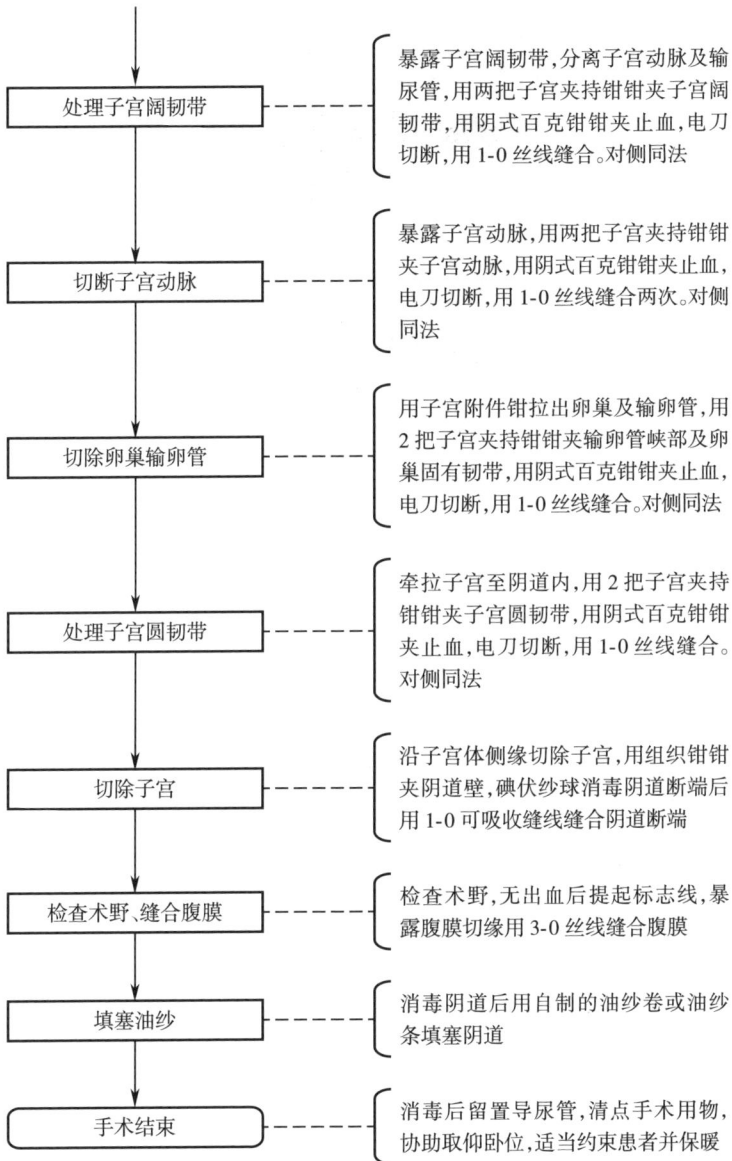

```
        │
        ▼
┌──────────────┐      暴露子宫阔韧带,分离子宫动脉及输
│  处理子宫阔韧带  │----  尿管,用两把子宫夹持钳钳夹子宫阔
└──────────────┘      韧带,用阴式百克钳钳夹止血,电刀
        │             切断,用1-0丝线缝合。对侧同法
        ▼
┌──────────────┐      暴露子宫动脉,用两把子宫夹持钳钳
│  切断子宫动脉    │----  夹子宫动脉,用阴式百克钳钳夹止血,
└──────────────┘      电刀切断,用1-0丝线缝合两次。对侧
        │             同法
        ▼
┌──────────────┐      用子宫附件钳拉出卵巢及输卵管,用
│ 切除卵巢输卵管   │----  2把子宫夹持钳钳夹输卵管峡部及卵
└──────────────┘      巢固有韧带,用阴式百克钳钳夹止血,
        │             电刀切断,用1-0丝线缝合。对侧同法
        ▼
┌──────────────┐      牵拉子宫至阴道内,用2把子宫夹持
│  处理子宫圆韧带  │----  钳钳夹子宫圆韧带,用阴式百克钳钳
└──────────────┘      夹止血,电刀切断,用1-0丝线缝合。
        │             对侧同法
        ▼
┌──────────────┐      沿子宫体侧缘切除子宫,用组织钳钳
│   切除子宫      │----  夹阴道壁,碘伏纱球消毒阴道断端后
└──────────────┘      用1-0可吸收缝线缝合阴道断端
        │
        ▼
┌──────────────┐      检查术野,无出血后提起标志线,暴
│ 检查术野、缝合腹膜 │----  露腹膜切缘用3-0丝线缝合腹膜
└──────────────┘
        │
        ▼
┌──────────────┐      消毒阴道后用自制的油纱卷或油纱
│   填塞油纱      │----  条填塞阴道
└──────────────┘
        │
        ▼
┌──────────────┐      消毒后留置导尿管,清点手术用物,
│   手术结束      │----  协助取仰卧位,适当约束患者并保暖
└──────────────┘
```

【关键点】

1. **防止患者体位损伤** 采用马镫形腿架安置膀胱截石位,将患者双腿摆放成舒适的功能性体位,避免手术时间过长造成患者腿部神经损伤。

2. **正确使用能量器械** 术前询问患者是否安置金属植入物,使用后妥善保管,以免发生电灼伤。

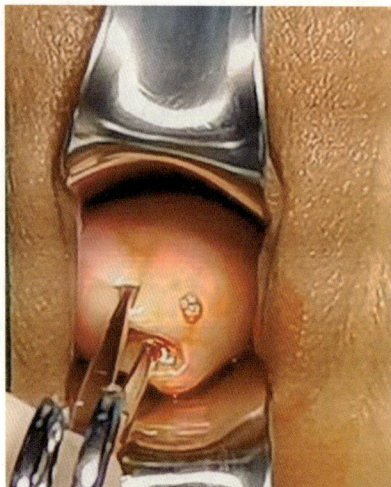

图 6-17　牵引子宫颈

（吴若梅　周俊英）

## 第十一节　骶棘韧带悬吊术手术配合

　　盆腔脏器脱垂是因盆腔器官移位而出现的一系列功能异常的疾病,由盆底支撑结构的发育缺陷、薄弱、退化、损伤及功能障碍导致,主要包括阴道前、后壁脱垂,子宫脱垂以及子宫切除术后的阴道穹窿脱垂,可伴有排尿或排便障碍,不同程度地影响患者的生活质量。骶棘韧带悬吊术是临床广泛应用的治疗中盆腔脱垂的手术方式,是将阴道穹窿固定于一侧或者双侧的骶棘韧带上,从而修复顶端脱垂。

【手术适应证】
　　1. 子宫主韧带、骶韧带明显松弛、薄弱,无法作为支持物。
　　2. 子宫、阴道呈中重度脱垂者。
　　3. 子宫切除术后,阴道残端脱垂者。

【手术用物准备】
　　1. **布类和一次性物品**　阴道包、中单、手术衣、手套、一次性吸引管、电刀笔、阴式套针、手术刀片、2-0 可吸收缝线、1-0 丝线等。
　　2. **手术器械**　盆底修补器械、长持针器、阴道侧壁拉钩(图 6-18)。
　　3. **手术设备**　能量设备。

【手术体位】
　　膀胱截石位。

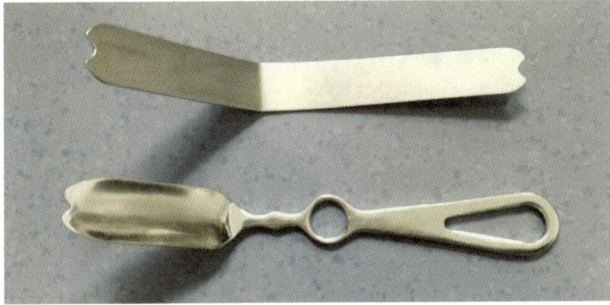

图 6-18 阴道侧壁拉钩

【手术步骤及配合】

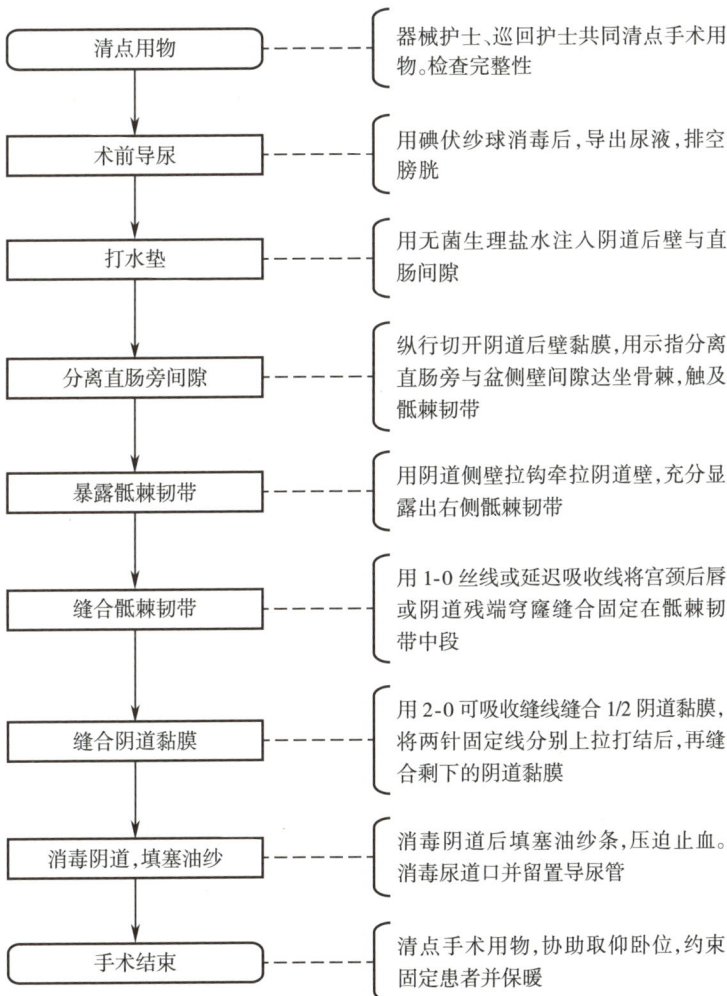

```
┌──────────────┐        ┌ 器械护士、巡回护士共同清点手术用
│   清点用物    │ ─ ─ ─ ─ ┤ 物。检查完整性
└──────────────┘        └
        │
        ▼
┌──────────────┐        ┌ 用碘伏纱球消毒后,导出尿液,排空
│   术前导尿    │ ─ ─ ─ ─ ┤ 膀胱
└──────────────┘        └
        │
        ▼
┌──────────────┐        ┌ 用无菌生理盐水注入阴道后壁与直
│   打水垫      │ ─ ─ ─ ─ ┤ 肠间隙
└──────────────┘        └
        │
        ▼
┌──────────────┐        ┌ 纵行切开阴道后壁黏膜,用示指分离
│  分离直肠旁间隙 │ ─ ─ ─ ─ ┤ 直肠旁与盆侧壁间隙达坐骨棘,触及
└──────────────┘        │ 骶棘韧带
                        └
        │
        ▼
┌──────────────┐        ┌ 用阴道侧壁拉钩牵拉阴道壁,充分显
│  暴露骶棘韧带  │ ─ ─ ─ ─ ┤ 露出右侧骶棘韧带
└──────────────┘        └
        │
        ▼
┌──────────────┐        ┌ 用 1-0 丝线或延迟吸收线将宫颈后唇
│  缝合骶棘韧带  │ ─ ─ ─ ─ ┤ 或阴道残端穹窿缝合固定在骶棘韧
└──────────────┘        │ 带中段
                        └
        │
        ▼
┌──────────────┐        ┌ 用 2-0 可吸收缝线缝合 1/2 阴道黏膜,
│  缝合阴道黏膜  │ ─ ─ ─ ─ ┤ 将两针固定线分别上拉打结后,再缝
└──────────────┘        │ 合剩下的阴道黏膜
                        └
        │
        ▼
┌──────────────┐        ┌ 消毒阴道后填塞油纱条,压迫止血。
│消毒阴道,填塞油纱│ ─ ─ ─ ─ ┤ 消毒尿道口并留置导尿管
└──────────────┘        └
        │
        ▼
┌──────────────┐        ┌ 清点手术用物,协助取仰卧位,约束
│   手术结束    │ ─ ─ ─ ─ ┤ 固定患者并保暖
└──────────────┘        └
```

【关键点】

1. **骶棘韧带悬吊术**　多选用右侧做骶棘韧带悬吊术,可根据阴道顶端宽度选择是否进行双侧骶棘韧带悬吊术。

2. **正确缝合骶棘韧带**　缝合骶棘韧带时进针深浅和距离要适宜,缝合过深可能损伤血管和神经,造成术中大出血或术后大腿疼痛;缝合过浅则力度不够,容易发生撕裂,导致手术失败。

（王　静　段梦琪）

## 第十二节　经闭孔无张力尿道中段悬吊术手术配合

压力性尿失禁是指在腹压增高时出现不自主的尿液自尿道外口漏出的症状,如打喷嚏、咳嗽或运动。经闭孔无张力尿道中段悬吊术(tension-free vaginal tape-obturator, TVT-O)是一种压力性尿失禁的手术治疗方法,它的机制是在尿道中段下方置入一条聚丙烯网片/带。由于没有经过耻骨后路径,减少了盆腔脏器损伤和大血管损伤的风险,TVT-O 显示出更加安全的优势。

【手术适应证】

1. 尿道高活动性压力性尿失禁。

2. 保守治疗失败的压力性尿失禁。

3. 以压力性尿失禁为主的混合性尿失禁。

【手术用物准备】

1. **布类和一次性物品**　阴道包、中单、手术衣、手套、一次性吸引管、电刀笔、阴式套针、医用手术薄膜(脑科)、2-0 可吸收缝线、无菌记号笔、尺子等。

2. **手术器械**　盆底修补器械、经闭孔无张力尿道悬吊网片、盆底穿刺器。

3. **手术设备**　能量设备、马镫形腿架。

【手术体位】

膀胱截石位。

【手术步骤及配合】

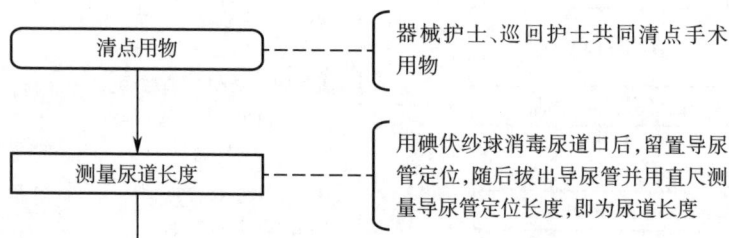

| 清点用物 | ┄┄ | 器械护士、巡回护士共同清点手术用物 |
|---|---|---|
| 测量尿道长度 | ┄┄ | 用碘伏纱球消毒尿道口后,留置导尿管定位,随后拔出导尿管并用直尺测量导尿管定位长度,即为尿道长度 |

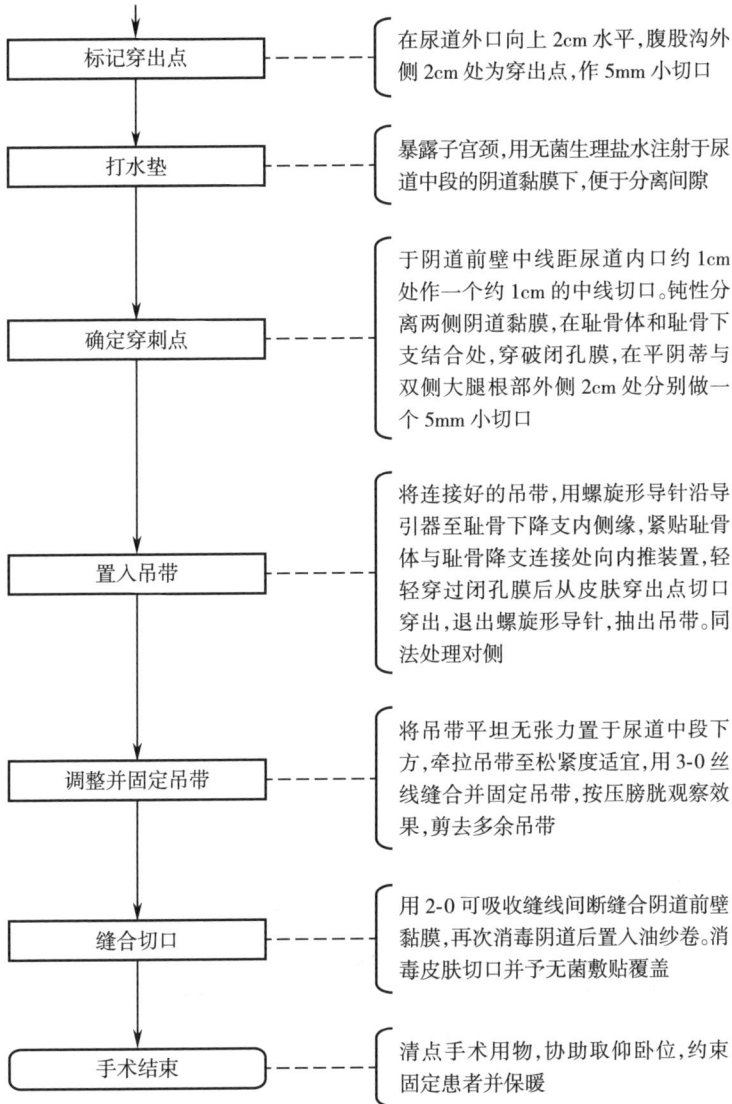

| 标记穿出点 | 在尿道外口向上 2cm 水平,腹股沟外侧 2cm 处为穿出点,作 5mm 小切口 |

| 打水垫 | 暴露子宫颈,用无菌生理盐水注射于尿道中段的阴道黏膜下,便于分离间隙 |

| 确定穿刺点 | 于阴道前壁中线距尿道内口约 1cm 处作一个约 1cm 的中线切口。钝性分离两侧阴道黏膜,在耻骨体和耻骨下支结合处,穿破闭孔膜,在平阴蒂与双侧大腿根部外侧 2cm 处分别做一个 5mm 小切口 |

| 置入吊带 | 将连接好的吊带,用螺旋形导针沿导引器至耻骨下降支内侧缘,紧贴耻骨体与耻骨降支连接处向内推装置,轻轻穿过闭孔膜后从皮肤穿出点切口穿出,退出螺旋形导针,抽出吊带。同法处理对侧 |

| 调整并固定吊带 | 将吊带平坦无张力置于尿道中段下方,牵拉吊带至松紧度适宜,用 3-0 丝线缝合并固定吊带,按压膀胱观察效果,剪去多余吊带 |

| 缝合切口 | 用 2-0 可吸收缝线间断缝合阴道前壁黏膜,再次消毒阴道后置入油纱卷。消毒皮肤切口并予无菌敷贴覆盖 |

| 手术结束 | 清点手术用物,协助取仰卧位,约束固定患者并保暖 |

【关键点】

正确使用吊带:在吊带准确定位前,不要去除塑料外鞘,术中应注意仔细保存和传递吊带,防止吊带掉落或污染。

(胡 蝶 周俊英)

## 第十三节　经耻骨后无张力尿道中段悬吊术手术配合

经耻骨后无张力尿道中段悬吊术（tension-free vaginal tape，TVT）是一种常用的改善女性压力性尿失禁的手术方法，可有效解决女性患者在运动、咳嗽、大笑时尿液不自主流出的困扰，其最大优势在于损伤小、并发症少，可极大改善患者的生活质量。

【手术适应证】

1. 盆底组织松弛引起的解剖型压力性尿失禁。

2. 压力性尿失禁合并急迫性尿失禁的混合性尿失禁。

3. 尿道括约肌损伤伴有后尿道下移的压力性尿失禁。

4. 尿道过度活动的压力性尿失禁。

5. 复发性尿失禁。

【手术用物准备】

1. **布类及一次性用物**　阴道包、中单、手术衣、手套、一次性吸引管、电刀笔、阴式套针、医用手术薄膜（脑科）、腔镜套、记号笔、尺子、2-0可吸收缝线等。

2. **手术器械**　盆底修补器械、70°膀胱镜、膀胱镜外鞘、经耻骨无张力尿道悬吊网片、盆底穿刺器（图6-19）。

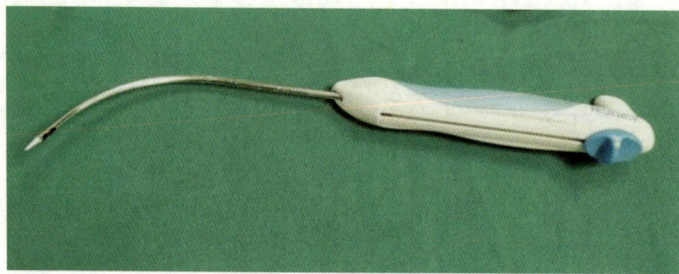

图6-19　盆底穿刺器

3. **手术设备**　腹腔镜设备、能量设备。

【手术体位】

膀胱截石位。

【手术步骤及配合】

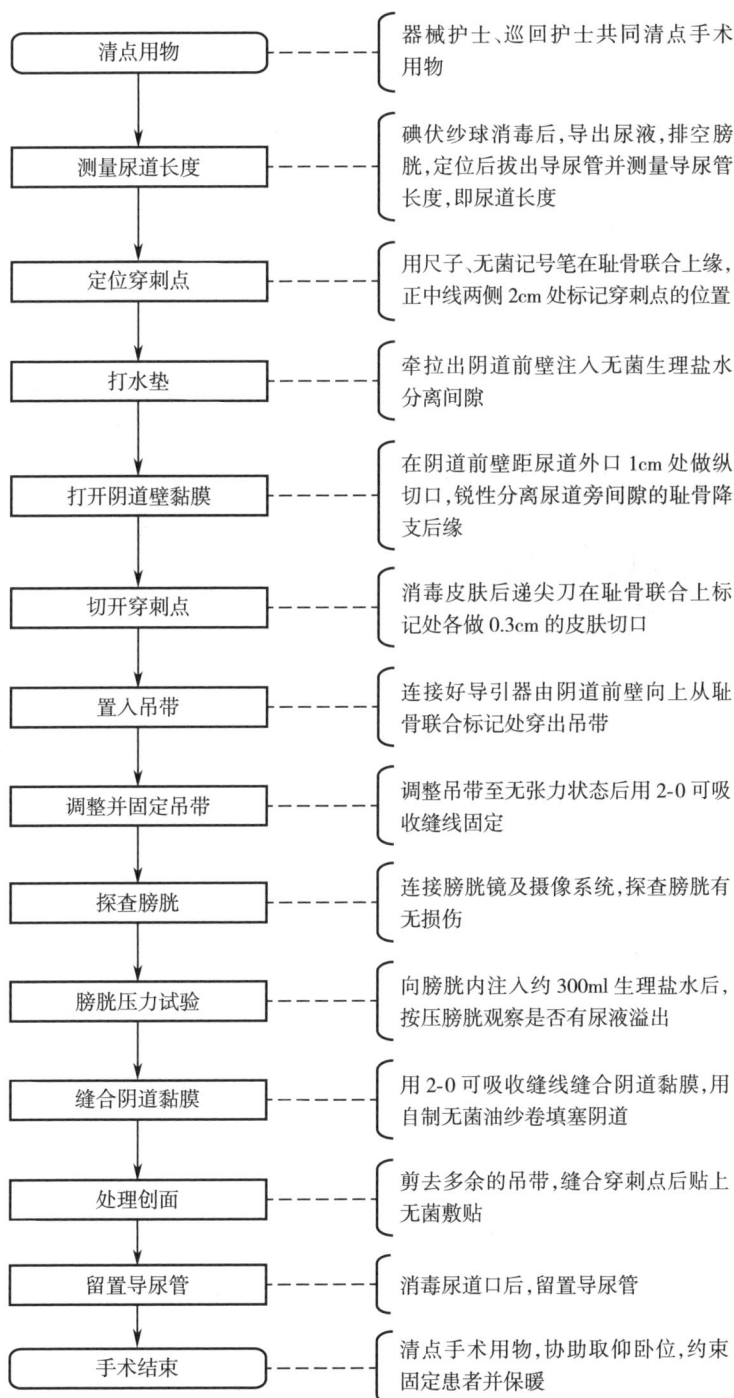

| 清点用物 | 器械护士、巡回护士共同清点手术用物 |

| 测量尿道长度 | 碘伏纱球消毒后,导出尿液,排空膀胱,定位后拔出导尿管并测量导尿管长度,即尿道长度 |

| 定位穿刺点 | 用尺子、无菌记号笔在耻骨联合上缘,正中线两侧2cm处标记穿刺点的位置 |

| 打水垫 | 牵拉出阴道前壁注入无菌生理盐水分离间隙 |

| 打开阴道壁黏膜 | 在阴道前壁距尿道外口1cm处做纵切口,锐性分离尿道旁间隙的耻骨降支后缘 |

| 切开穿刺点 | 消毒皮肤后递尖刀在耻骨联合上标记处各做0.3cm的皮肤切口 |

| 置入吊带 | 连接好导引器由阴道前壁向上从耻骨联合标记处穿出吊带 |

| 调整并固定吊带 | 调整吊带至无张力状态后用2-0可吸收缝线固定 |

| 探查膀胱 | 连接膀胱镜及摄像系统,探查膀胱有无损伤 |

| 膀胱压力试验 | 向膀胱内注入约300ml生理盐水后,按压膀胱观察是否有尿液溢出 |

| 缝合阴道黏膜 | 用2-0可吸收缝线缝合阴道黏膜,用自制无菌油纱卷填塞阴道 |

| 处理创面 | 剪去多余的吊带,缝合穿刺点后贴上无菌敷贴 |

| 留置导尿管 | 消毒尿道口后,留置导尿管 |

| 手术结束 | 清点手术用物,协助取仰卧位,约束固定患者并保暖 |

【关键点】

**1. 穿刺方向**　经耻骨后无张力尿道中段悬吊术穿刺方向为由阴道前壁向上穿出耻骨联合（图6-20~图6-21），易损伤膀胱，备膀胱镜。

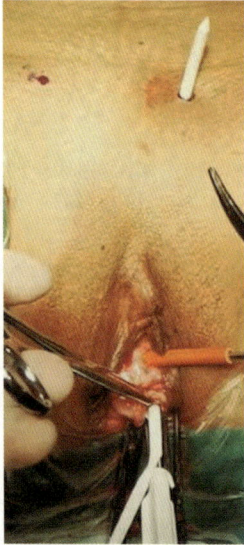

图6-20　穿刺路径

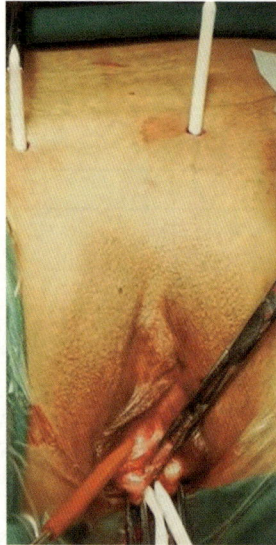

图6-21　穿刺点位置

**2. 正确使用吊带**　术中应注意吊带的保存和交接，防止吊带掉落或污染，同时做好高值耗材登记。

（徐小凤　段梦琪）

## 第十四节　全盆底重建术手术配合

盆底重建术是治疗女性盆底功能障碍性疾病的一项重要治疗方式，是基于盆底解剖的"整体理论"，兼顾前、中、后盆腔，修复"三水平"解剖缺陷及重建盆腔结构的手术。全盆底重建术主要通过使用网片作为盆底缺陷筋膜和韧带组织的补充和强化，将脱垂的脏器恢复到正常的部位，达到加固、支撑盆腔器官到正常解剖位置、缓解症状、改善生活质量的目的。

【手术适应证】

子宫脱垂，合并阴道前后壁膨出者。

【手术用物准备】

**1. 布类及一次性用物**　阴道包、中单、手术衣、手套、一次性吸引管、电刀笔、阴式套针、无菌手术薄膜（脑科）、可吸收缝线、无菌记号笔、尺子等。

  2. **手术器械**  盆底修补器械、盆底穿刺器（图 6-19）。

  3. **手术设备**  能量设备、马镫形脚架。

【手术体位】

膀胱截石位。

【手术步骤及配合】

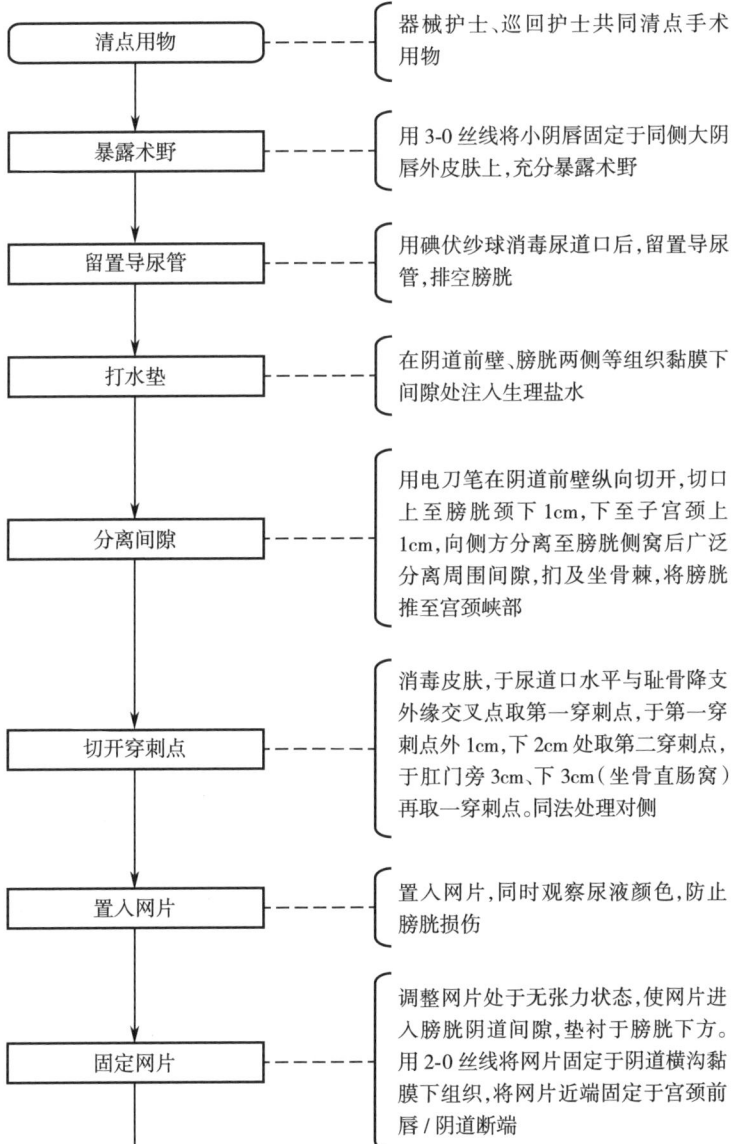

```
┌──────────────┐     ┌ 器械护士、巡回护士共同清点手术
│   清点用物   │ ----┤
└──────────────┘     └ 用物
        │
        ▼
┌──────────────┐     ┌ 用 3-0 丝线将小阴唇固定于同侧大阴
│   暴露术野   │ ----┤ 唇外皮肤上,充分暴露术野
└──────────────┘     └
        │
        ▼
┌──────────────┐     ┌ 用碘伏纱球消毒尿道口后,留置导尿
│  留置导尿管  │ ----┤ 管,排空膀胱
└──────────────┘     └
        │
        ▼
┌──────────────┐     ┌ 在阴道前壁、膀胱两侧等组织黏膜下
│   打水垫     │ ----┤ 间隙处注入生理盐水
└──────────────┘     └
        │
        ▼
┌──────────────┐     ┌ 用电刀笔在阴道前壁纵向切开,切口
│   分离间隙   │ ----┤ 上至膀胱颈下 1cm,下至子宫颈上
└──────────────┘     │ 1cm,向侧方分离至膀胱侧窝后广泛
                     │ 分离周围间隙,扪及坐骨棘,将膀胱
                     └ 推至宫颈峡部
        │
        ▼
┌──────────────┐     ┌ 消毒皮肤,于尿道口水平与耻骨降支
│  切开穿刺点  │ ----┤ 外缘交叉点取第一穿刺点,于第一穿
└──────────────┘     │ 刺点外 1cm,下 2cm 处取第二穿刺点,
                     │ 于肛门旁 3cm、下 3cm（坐骨直肠窝）
                     └ 再取一穿刺点。同法处理对侧
        │
        ▼
┌──────────────┐     ┌ 置入网片,同时观察尿液颜色,防止
│   置入网片   │ ----┤ 膀胱损伤
└──────────────┘     └
        │
        ▼
┌──────────────┐     ┌ 调整网片处于无张力状态,使网片进
│   固定网片   │ ----┤ 入膀胱阴道间隙,垫衬于膀胱下方。
└──────────────┘     │ 用 2-0 丝线将网片固定于阴道横沟黏
        │            │ 膜下组织,将网片近端固定于宫颈前
        ▼            └ 唇／阴道断端
```

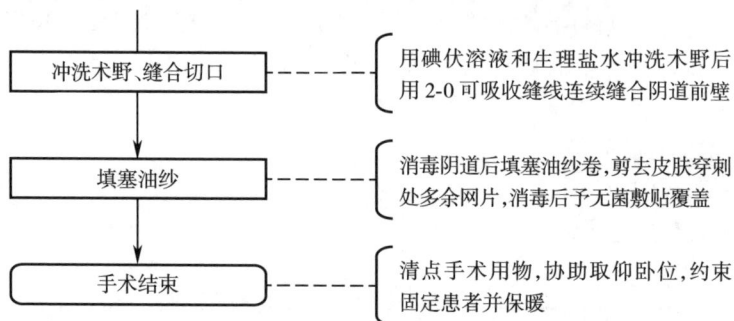

冲洗术野、缝合切口 ----- 用碘伏溶液和生理盐水冲洗术野后用 2-0 可吸收缝线连续缝合阴道前壁

填塞油纱 ----- 消毒阴道后填塞油纱卷,剪去皮肤穿刺处多余网片,消毒后予无菌敷贴覆盖

手术结束 ----- 清点手术用物,协助取仰卧位,约束固定患者并保暖

【关键点】

正确使用网片:网片可在缝合阴道黏膜前充分止血,避免血肿形成,放置时应注意平整,去除褶皱。

（胡　蝶　周俊英）

# 第七章　产科手术配合

## 第一节　经腹子宫下段剖宫产术手术配合

妊娠达到或超过 28 周,胎儿及附属物从临产开始至全部从母体娩出的过程称分娩。剖宫产术对于解决高危的妊娠分娩问题起到了重要作用。凡孕龄达 28 周的妊娠,通过剖腹、切开子宫娩出胎儿的手术称为剖宫产术。剖宫产术分为古典式剖宫产术(子宫体部剖宫产术)、腹膜外剖宫产术、经腹子宫下段剖宫产术、新式剖宫产术。其中经腹子宫下段剖宫产术是目前临床应用最广的剖宫产术式。

【手术适应证】

1. 胎位不正、横位无法矫正或胎儿畸形行毁胎术有困难者。初产妇胎儿为臀位且体重估计超过 3 500g 者。

2. 绝对骨盆狭窄、胎儿过大或相对头盆不称者。

3. 极低体重儿(小于 1 500g),剖宫产较安全。

4. 因患其他疾病生命垂危,需抢救胎儿者,或母亲患其他严重疾病不宜继续妊娠但短期内又无法经阴道分娩者。

5. 胎儿窘迫须尽快娩出胎儿者。

6. 子宫颈未开全但脐带脱出时。

7. 两次以上胎、婴儿死亡和不良孕产史。

8. 孕妇血小板减少担心胎儿的血小板也少,若经阴道分娩受挤压而引起新生儿颅内出血。

9. 前置胎盘、胎盘早剥。

10. 其他如软产道梗阻、瘢痕子宫、软产道特殊感染等。

【手术用物准备】

1. **布类及一次性用物**　剖宫产大盆、剖腹长口、手术衣、手套、手术刀片、剖宫产套针、1 号丝线、一次性吸引管、电刀笔、2-0 可吸收缝线、4-0 可吸收缝线、1-0 可吸收缝线等。

2. **手术器械**　取胎器械。

3. **手术设备**　能量设备、负压吸引设备。

【手术体位】

仰卧位。

【手术步骤及配合】

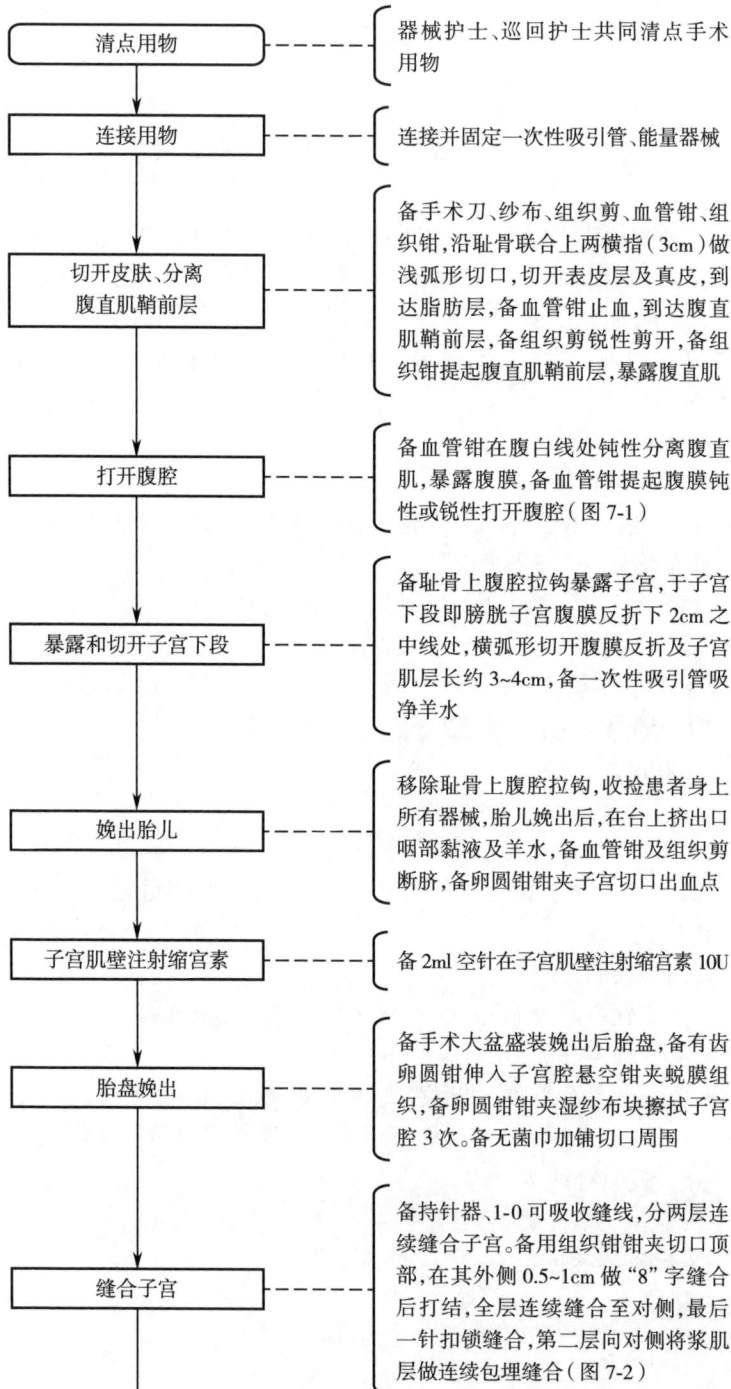

| 清点用物 | ┤ 器械护士、巡回护士共同清点手术用物 |

| 连接用物 | ┤ 连接并固定一次性吸引管、能量器械 |

| 切开皮肤、分离腹直肌鞘前层 | ┤ 备手术刀、纱布、组织剪、血管钳、组织钳,沿耻骨联合上两横指(3cm)做浅弧形切口,切开表皮层及真皮,到达脂肪层,备血管钳止血,到达腹直肌鞘前层,备组织剪锐性剪开,备组织钳提起腹直肌鞘前层,暴露腹直肌 |

| 打开腹腔 | ┤ 备血管钳在腹白线处钝性分离腹直肌,暴露腹膜,备血管钳提起腹膜钝性或锐性打开腹腔(图7-1) |

| 暴露和切开子宫下段 | ┤ 备耻骨上腹腔拉钩暴露子宫,于子宫下段即膀胱子宫腹膜反折下2cm之中线处,横弧形切开腹膜反折及子宫肌层长约3~4cm,备一次性吸引管吸净羊水 |

| 娩出胎儿 | ┤ 移除耻骨上腹腔拉钩,收捡患者身上所有器械,胎儿娩出后,在台上挤出口咽部黏液及羊水,备血管钳及组织剪断脐,备卵圆钳钳夹子宫切口出血点 |

| 子宫肌壁注射缩宫素 | ┤ 备2ml空针在子宫肌壁注射缩宫素10U |

| 胎盘娩出 | ┤ 备手术大盆盛装娩出后胎盘,备有齿卵圆钳伸入子宫腔悬空钳夹蜕膜组织,备卵圆钳钳夹湿纱布块擦拭子宫腔3次。备无菌巾加铺切口周围 |

| 缝合子宫 | ┤ 备持针器、1-0可吸收缝线,分两层连续缝合子宫。备用组织钳钳夹切口顶部,在其外侧0.5~1cm做"8"字缝合后打结,全层连续缝合至对侧,最后一针扣锁缝合,第二层向对侧将浆肌层做连续包埋缝合(图7-2) |

```
                          ┌──────────────┐
                          │   检查术野    │ ┄┄┄┄ 备长平镊、湿纱布检查术野及双侧附
                          └──────────────┘       件有无异常,出血处电凝止血或小圆
                                 │                针 1 号丝线缝合止血
                                 ▼
                          ┌──────────────┐
                          │   清点用物    │ ┄┄┄┄ 器械护士、巡回护士共同清点手术用物
                          └──────────────┘
                                 │
                                 ▼
                          ┌──────────────┐       备 2-0 可吸收缝线连续缝合腹膜。备
                          │     关腹      │ ┄┄┄┄ 无菌生理盐水冲洗术野,电凝止血或
                          └──────────────┘       小圆针 1 号丝线止血。备 2-0 可吸收
                                 │                缝线间断缝合腹直肌。备 2-0 可吸收
                                 │                缝线连续缝合腹直肌鞘前层。备 2-0
                                 │                可吸收缝线间断缝合脂肪
                                 ▼
                          ┌──────────────┐       器械护士、巡回护士共同清点手术用
                          │   手术结束    │ ┄┄┄┄ 物。备 4-0 可吸收缝线皮内缝合皮肤,
                          └──────────────┘       切口覆盖敷料。适当约束患者、保护
                                                 患者隐私并保暖
```

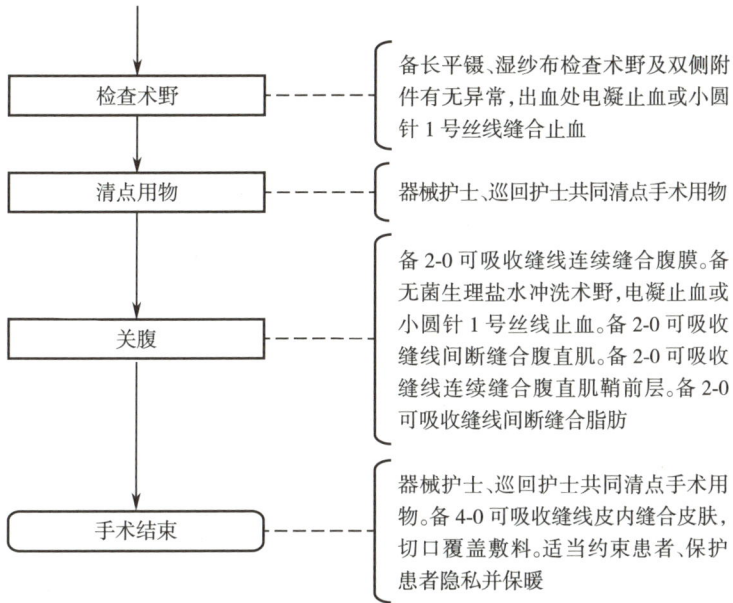

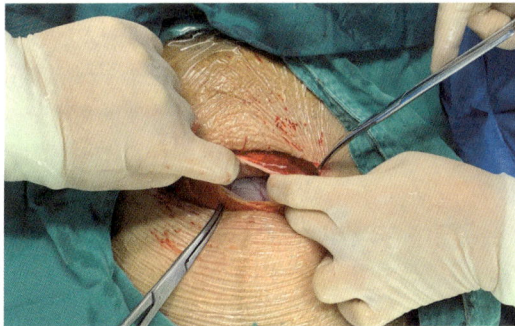

图 7-1 打开腹腔

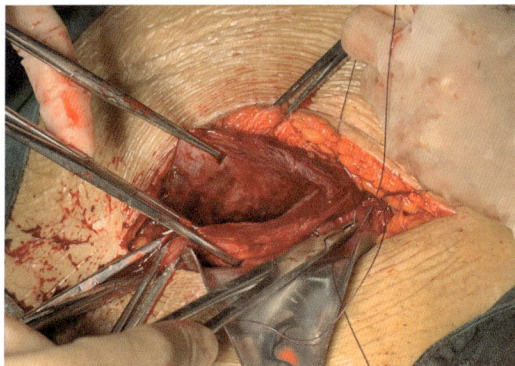

图 7-2 缝合子宫

【关键点】

1. 预防感染,胎儿娩出前尽量吸净羊水,羊水外溢后及时加铺无菌巾,保持无菌台清洁干燥。

2. 子宫内膜异位症是子宫内膜组织出现在子宫体以外的部位,在人猿实验中证实剖宫产术后腹壁切口出现异位症,可能是手术时将子宫内膜带至切口直接种植所致。因此,在剖宫产术中严格采用隔离技术。

3. 切开子宫下段后,用两指向外支撑切口吸除羊水及切口边缘血染,这样可以减少切口出血及降低羊水栓塞的风险。

(严东梅　王国玉)

## 第二节　经腹子宫双切口剖宫产术手术配合

妊娠 28 周以后,胎盘位置低于胎先露部,附着在子宫下段、下缘达到或覆盖子宫颈内口称前置胎盘。按照胎盘下缘与子宫颈内口的关系,将前置胎盘分为四种类型,完全性前置胎盘或称中央性前置胎盘、部分性前置胎盘、边缘性前置胎盘和低置胎盘。随着凶险性前置胎盘发病率的不断增加,对其研究也越来越深入,目前更多学者建议:既往有剖宫产史,本次妊娠为前置胎盘,且胎盘附着于原子宫切口瘢痕部位者称凶险性前置胎盘。针对凶险性前置胎盘的手术处理包括保留子宫的手术方式和不保留子宫的手术方式,保留子宫的手术处理包括子宫双切口剖宫产术式(图 7-3)、子宫下段波浪式加压缝合重建术、子宫颈提拉止血法。此处具体介绍子宫双切口剖宫产术手术配合。

【手术适应证】

胎盘主要附着于子宫前壁下段的凶险性前置胎盘患者。

【手术用物准备】

1. **布类及一次性用物**　剖宫产大盆、剖腹单、手术衣、手套、手术刀片、剖宫产套针、1 号丝线、一次性吸引管、电刀笔、血浆管、红导尿管、长纱布、方纱布、2-0 可吸收缝线、4-0 可吸收缝线、1-0 可吸收缝线、宫腔球囊等。

2. **手术器械**　取胎器械、双切口器械。

3. **手术设备**　能量设备、负压吸引设备、自体血液回输装置。

【手术体位】

仰卧位。

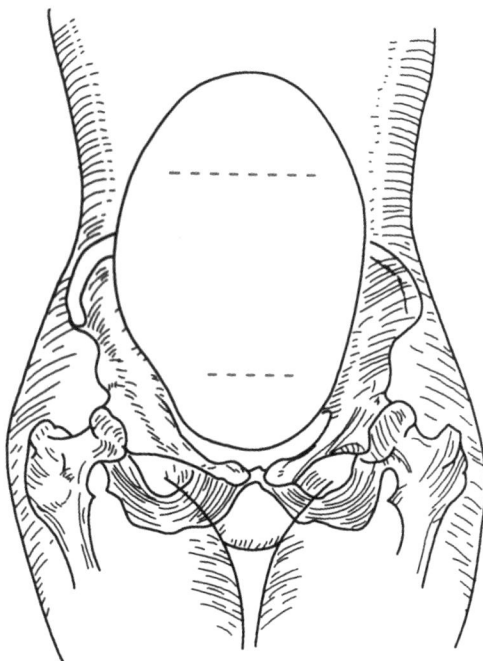

图 7-3　双切口剖宫产示意图

【手术步骤及配合】

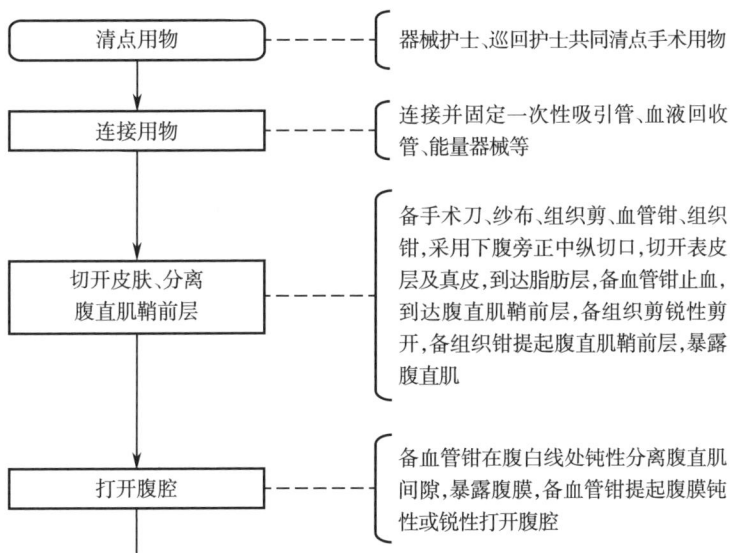

| 清点用物 | ----- | 器械护士、巡回护士共同清点手术用物 |
|---|---|---|
| 连接用物 | ----- | 连接并固定一次性吸引管、血液回收管、能量器械等 |
| 切开皮肤、分离腹直肌鞘前层 | ----- | 备手术刀、纱布、组织剪、血管钳、组织钳,采用下腹旁正中纵切口,切开表皮层及真皮,到达脂肪层,备血管钳止血,到达腹直肌鞘前层,备组织剪锐性剪开,备组织钳提起腹直肌鞘前层,暴露腹直肌 |
| 打开腹腔 | ----- | 备血管钳在腹白线处钝性分离腹直肌间隙,暴露腹膜,备血管钳提起腹膜钝性或锐性打开腹腔 |

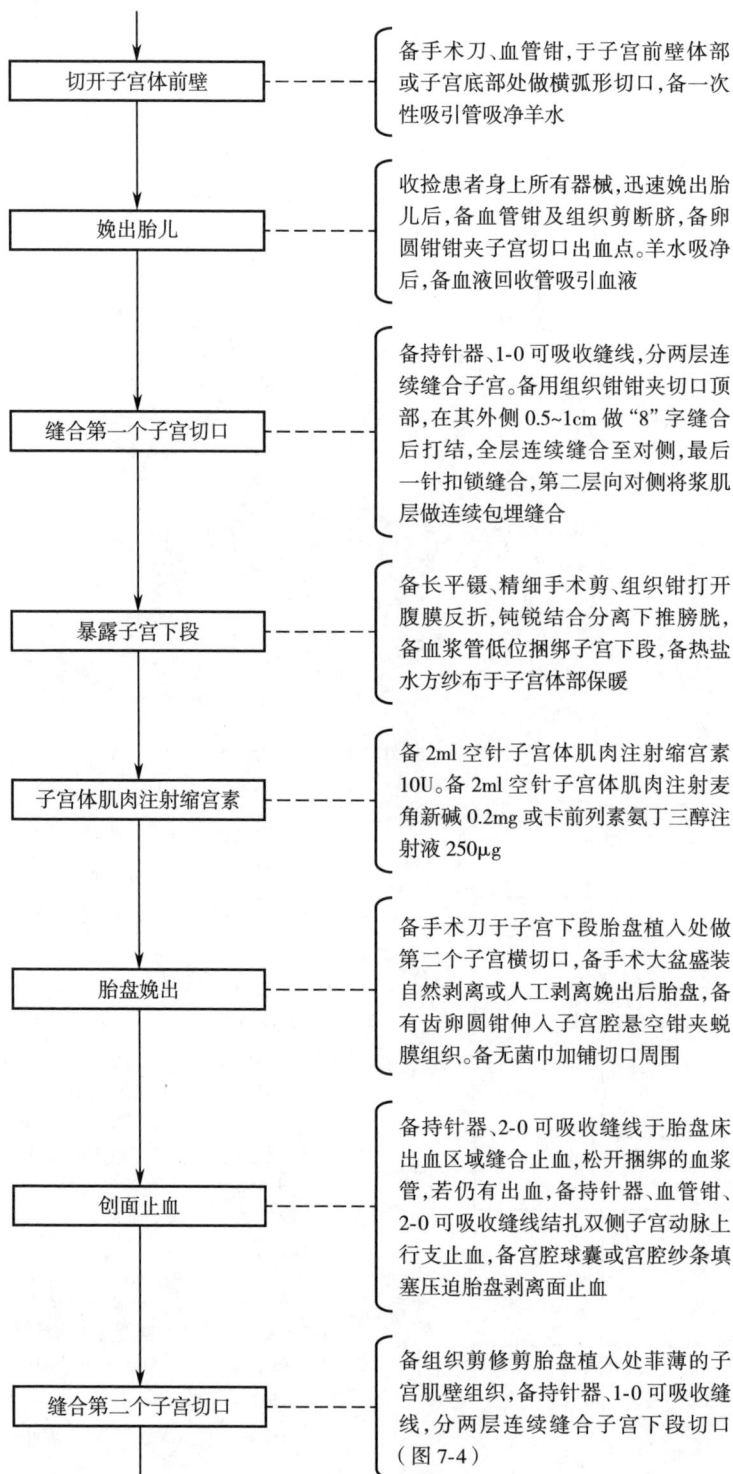

| | |
|---|---|
| 切开子宫体前壁 | 备手术刀、血管钳,于子宫前壁体部或子宫底部处做横弧形切口,备一次性吸引管吸净羊水 |
| 娩出胎儿 | 收捡患者身上所有器械,迅速娩出胎儿后,备血管钳及组织剪断脐,备卵圆钳钳夹子宫切口出血点。羊水吸净后,备血液回收管吸引血液 |
| 缝合第一个子宫切口 | 备持针器、1-0可吸收缝线,分两层连续缝合子宫。备用组织钳钳夹切口顶部,在其外侧0.5~1cm做"8"字缝合后打结,全层连续缝合至对侧,最后一针扣锁缝合,第二层向对侧将浆肌层做连续包埋缝合 |
| 暴露子宫下段 | 备长平镊、精细手术剪、组织钳打开腹膜反折,钝锐结合分离下推膀胱,备血浆管低位捆绑子宫下段,备热盐水方纱布于子宫体部保暖 |
| 子宫体肌肉注射缩宫素 | 备2ml空针子宫体肌肉注射缩宫素10U。备2ml空针子宫体肌肉注射麦角新碱0.2mg或卡前列素氨丁三醇注射液250μg |
| 胎盘娩出 | 备手术刀于子宫下段胎盘植入处做第二个子宫横切口,备手术大盆盛装自然剥离或人工剥离娩出后胎盘,备有齿卵圆钳伸入子宫腔悬空钳夹蜕膜组织。备无菌巾加铺切口周围 |
| 创面止血 | 备持针器、2-0可吸收缝线于胎盘床出血区域缝合止血,松开捆绑的血浆管,若仍有出血,备持针器、血管钳、2-0可吸收缝线结扎双侧子宫动脉上行支止血,备宫腔球囊或宫腔纱条填塞压迫胎盘剥离面止血 |
| 缝合第二个子宫切口 | 备组织剪修剪胎盘植入处菲薄的子宫肌壁组织,备持针器、1-0可吸收缝线,分两层连续缝合子宫下段切口(图7-4) |

检查术野 ----- 备长平镊、湿纱布检查术野及双侧附件有无异常，出血处电凝止血或小圆针 1 号丝线缝合止血

清点用物 ----- 器械护士、巡回护士共同清点手术用物

关腹 ----- 备 2-0 可吸收缝线连续缝合腹膜。备无菌生理盐水冲洗术野。备 2-0 可吸收缝线间断缝合腹直肌。备 2-0 可吸收缝线间断或连续缝合腹直肌鞘前层。备 2-0 可吸收缝线间断缝合脂肪

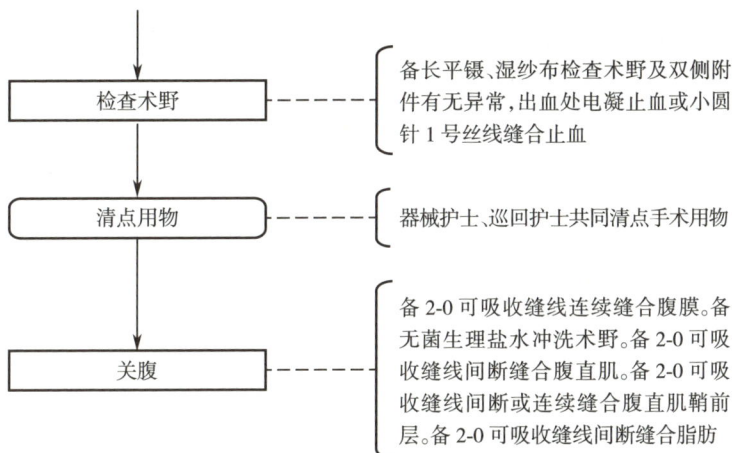

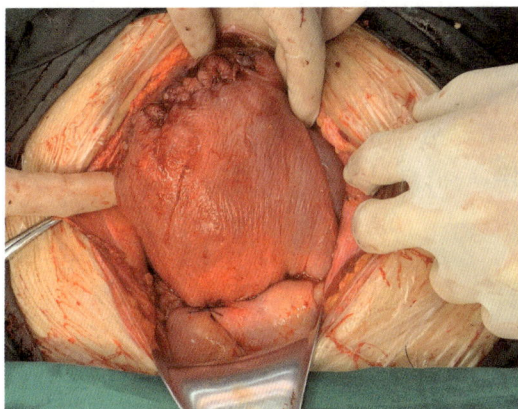

图 7-4 双切口剖宫产缝合后外观

【关键点】

1. 子宫收缩药的使用时机与普通剖宫产使用时机不一致，应根据术中情况，来确定是否使用子宫收缩药。

2. 术中回收式自体输血是一项利用自体血液回输的装置，通过抗凝、过滤、洗涤、浓缩等步骤，对手术的出血进行回收处理，再回输至患者体内的操作。在回收过程中应避免将羊水、胎儿皮脂、胎儿血液等混入其中而引起羊水栓塞、血栓、同种免疫作用等并发症。

（严东梅　王国玉）

# 第八章 妇科门诊手术配合

## 第一节 人工流产术负压吸引术手术配合

患者因避孕失败或因医学原因等不能继续妊娠,选择到院要求终止妊娠。医生根据不同孕期、适应证等选择不同的终止妊娠的方法。10周以内的人工流产方法包括人工手术流产和药物流产,其中人工手术流产是指采用手术或结合药物的人工方法终止妊娠,主要为人工流产负压吸引术。该手术第一代为盲视吸刮,没有图像,多凭借经验和手感。第二代为超导可视,即超声引导下手术操作,平面成像间接可视。第三代为宫腔可视,是无须膨宫的直视吸刮。第二代和第三代手术各有优劣势,可根据实际情况选择宫腔可视或超导可视。比如超导可视可以看到子宫外部的整体情况,包括子宫的曲度、肌层厚薄等,子宫内外情况结合形成一个更完整的三维立体的子宫形态;而宫腔可视技术则可立体、高清直视子宫腔内部结构。本节以第三代宫腔可视技术为例。

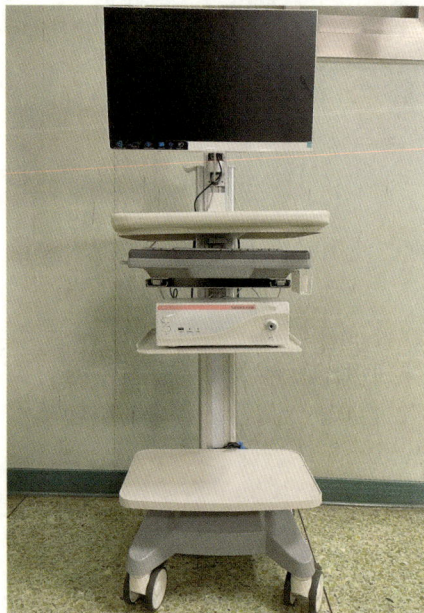

图 8-1 宫腔观察吸引手术系统

【手术适应证】

1. 妊娠在10周内,胚芽约小于4.0cm。

2. 因医学原因不宜继续妊娠者。

3. 无手术禁忌证。

【手术用物准备】

1. **布类及一次性用物** 单脚套、洞巾、中单、治疗巾、钡线纱布、钡线纱球、大棉签、5ml注射器、无菌手套、一次性可视吸引管、一次性吸引管等。

2. **手术器械** 窥阴器、子宫颈钳、子宫探针、子宫敷料钳、有齿卵圆钳、刮匙、4~10.5号子宫颈扩张器、6~8号吸引管、小药杯、弯盘。

3. **手术设备** 人工流产负压吸引器、宫腔观察吸引手术系统(图8-1)。

【手术体位】

膀胱截石位。

【手术步骤及配合】

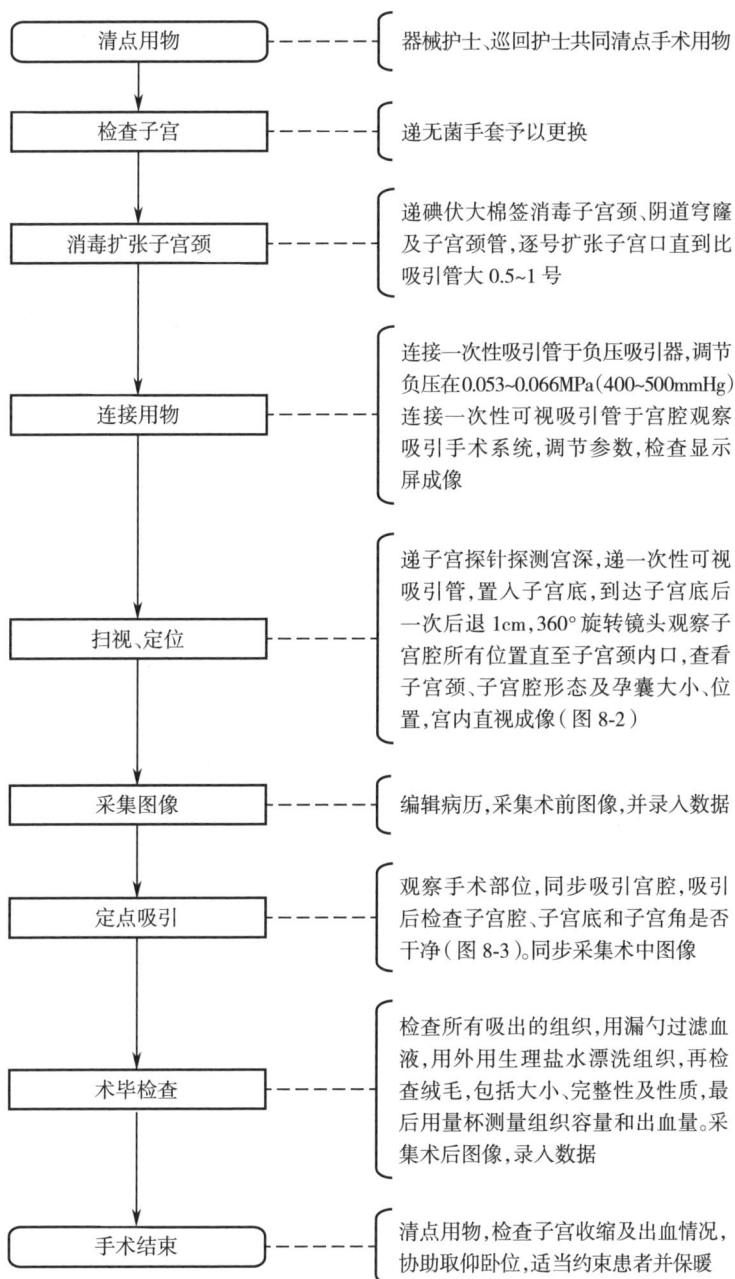

清点用物 ----- 器械护士、巡回护士共同清点手术用物

检查子宫 ----- 递无菌手套予以更换

消毒扩张子宫颈 ----- 递碘伏大棉签消毒子宫颈、阴道穹窿及子宫颈管，逐号扩张子宫口直到比吸引管大 0.5~1 号

连接用物 ----- 连接一次性吸引管于负压吸引器，调节负压在0.053~0.066MPa（400~500mmHg）连接一次性可视吸引管于宫腔观察吸引手术系统，调节参数，检查显示屏成像

扫视、定位 ----- 递子宫探针探测宫深，递一次性可视吸引管，置入子宫底，到达子宫底后一次后退 1cm，360°旋转镜头观察子宫腔所有位置直至子宫颈内口，查看子宫颈、子宫腔形态及孕囊大小、位置，宫内直视成像（图 8-2）

采集图像 ----- 编辑病历，采集术前图像，并录入数据

定点吸引 ----- 观察手术部位，同步吸引宫腔，吸引后检查子宫腔、子宫底和子宫角是否干净（图 8-3）。同步采集术中图像

术毕检查 ----- 检查所有吸出的组织，用漏勺过滤血液，用外用生理盐水漂洗组织，再检查绒毛，包括大小、完整性及性质，最后用量杯测量组织容量和出血量。采集术后图像，录入数据

手术结束 ----- 清点用物，检查子宫收缩及出血情况，协助取仰卧位，适当约束患者并保暖

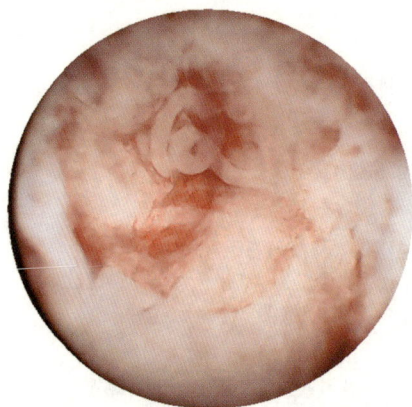

图 8-2　观察子宫腔，定位孕囊

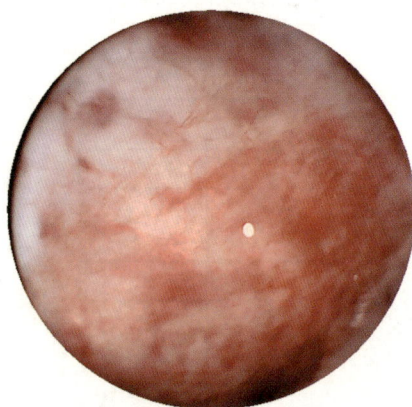

图 8-3　术毕检查宫内情况

【关键点】

1. 术前须进行"流产后关爱"（post-abortion care, PAC）服务咨询，分析本次避孕失败原因，选择适宜的高效避孕措施，有再生育要求的指导做好计划妊娠。

2. 术前详细询问现病史、既往史、月经生育史及避孕情况，注意筛查高危因素，并在病历作高危标识符号。高危手术由高年资有经验医生、护士共同完成，做好应急准备。

3. 人工流产负压吸引器须设有安全阀和负压储备装置，不得使用只有一级负压的电动吸引器，以防止发生意外。

4. 进出子宫颈口不可带负压，吸引时先吸着床部位以减少出血。

5. 术毕若未见绒毛，或绒毛有异常，警惕异位妊娠、残角子宫妊娠及滋养细胞疾病等，送病理组织学检查并进一步处理。

（谢　利）

## 第二节　葡萄胎清宫术手术配合

葡萄胎是以胚胎发育出现异常，绒毛水肿增大伴滋养细胞增生的异常妊娠，病理组织学为最重要的诊断依据。葡萄胎在我国发生率为（0.81~2）/1 000 次妊娠。葡萄胎分为完全性葡萄胎、部分性葡萄胎和侵蚀性葡萄胎，主要临床表现为停经后不规则出血、子宫的大小大于停经月份且质软，超声检查常常提示为宫内不均质密集状或短条状回声，描述为"落雪状""落雪斑"，或因水泡大小不等描述为"蜂窝状",人绒毛膜促性腺激素（human chorionic gonadotropin, hCG）检查滴度也高于正常妊娠值。葡萄胎一经确诊,应及时行清宫手术。

【手术适应证】

葡萄胎妊娠。

【手术用物准备】

1. **布类及一次性用物** 单脚套、洞巾、中单、治疗巾、钡线纱布、钡线纱球、大棉签、5ml注射器、无菌手套、一次性可视吸引管、一次性吸引管等。

2. **手术器械** 窥阴器、子宫颈钳、子宫探针、子宫敷料钳、有齿卵圆钳、刮匙、4~10.5号子宫颈扩张器、6~8号吸引管,小药杯及弯盘。

3. **手术设备** 人工流产负压吸引器、宫腔观察吸引手术系统。

【手术体位】

膀胱截石位。

【手术步骤及配合】

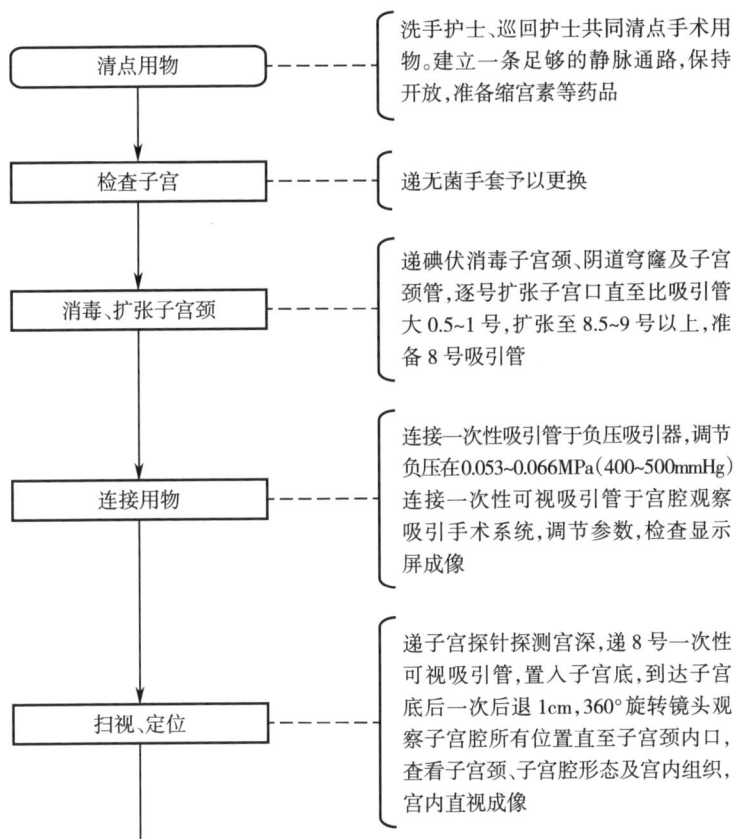

| 清点用物 | 洗手护士、巡回护士共同清点手术用物。建立一条足够的静脉通路,保持开放,准备缩宫素等药品 |
|---|---|
| 检查子宫 | 递无菌手套予以更换 |
| 消毒、扩张子宫颈 | 递碘伏消毒子宫颈、阴道穹窿及子宫颈管,逐号扩张子宫口直至比吸引管大0.5~1号,扩张至8.5~9号以上,准备8号吸引管 |
| 连接用物 | 连接一次性吸引管于负压吸引器,调节负压在0.053~0.066MPa（400~500mmHg）连接一次性可视吸引管于宫腔观察吸引手术系统,调节参数,检查显示屏成像 |
| 扫视、定位 | 递子宫探针探测宫深,递8号一次性可视吸引管,置入子宫底,到达子宫底后一次后退1cm,360°旋转镜头观察子宫腔所有位置直至子宫颈内口,查看子宫颈、子宫腔形态及宫内组织,宫内直视成像 |

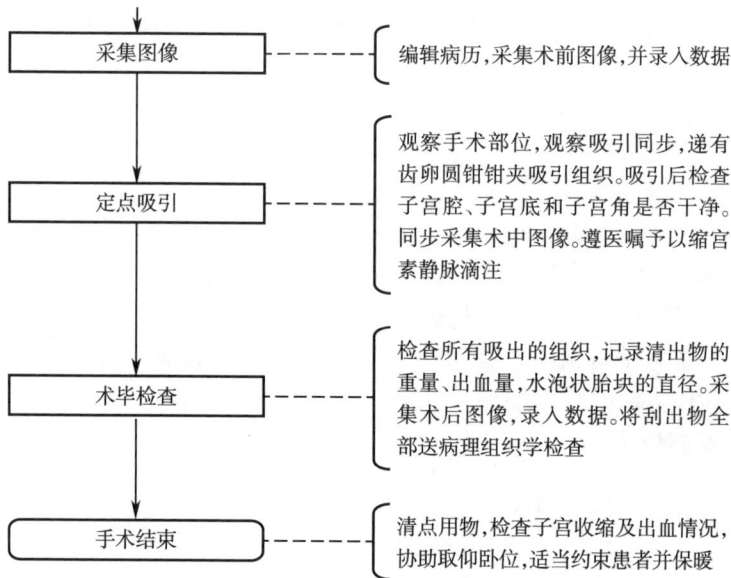

```
┌─────────────────┐
│     采集图像      │------  编辑病历,采集术前图像,并录入数据
└─────────────────┘
         │
         ↓
┌─────────────────┐        观察手术部位,观察吸引同步,递有
│     定点吸引      │------  齿卵圆钳钳夹吸引组织。吸引后检查
└─────────────────┘        子宫腔、子宫底和子宫角是否干净。
                           同步采集术中图像。遵医嘱予以缩宫
                           素静脉滴注
         │
         ↓
┌─────────────────┐        检查所有吸出的组织,记录清出物的
│     术毕检查      │------  重量、出血量,水泡状胎块的直径。采
└─────────────────┘        集术后图像,录入数据。将刮出物全
                           部送病理组织学检查
         │
         ↓
┌─────────────────┐
│     手术结束      │------  清点用物,检查子宫收缩及出血情况,
└─────────────────┘        协助取仰卧位,适当约束患者并保暖
```

## 【关键点】

1. 术前筛查既往史、生育史,尤其关注超声报告提示和 hCG 值,若 hCG 值大于 200 000U/L,需要检查盆腔增强 CT,警惕子宫肌层是否浸润,以做更充分术前准备以备抢救,如建立足够静脉通道,进行交叉配血试验和准备促进子宫收缩药品、物品甚至扩大手术范围。

2. 准备大号吸引管,以防组织可能堵塞而影响手术操作。

3. 术中使用缩宫素等子宫收缩药需要在已扩宫,开始吸宫后使用,避免子宫口未开而将滋养细胞挤压至静脉系统扩散。

4. 密切配合手术,警惕术中穿孔、大出血,积极抢救。

5. 葡萄胎每次清宫的刮出物必须全部送病理组织学检查。

6. 根据 2018 年 WHO 指南推荐,缩宫素必须 2~8℃储存和运输,高温条件下会降低缩宫素预防产后出血的疗效。

（谢　利）

## 第三节　诊断性刮宫术手术配合

诊断性刮宫术,简称诊刮术,是门诊妇产科常用手术,多用于各种子宫内膜病变、异常阴道出血的诊断和治疗。旨在刮取子宫颈及子宫内膜或子宫腔

内容物,送病理组织学检查,是进一步明确诊断、指导后续治疗或手术范围的重要方法。根据子宫颈、宫内病变需要诊断或治疗,分为诊断性刮宫术、分段诊刮术。根据实际情况可首选宫腔可视技术辅助,可以高清直视宫内情况,观察手术同步,根据是否进行负压吸引,可分为普通诊刮和采用负压吸引的吸刮术式。

【手术适应证】

1. 不规则阴道流血,比如月经紊乱、绝经后出血等。

2. 子宫内膜病变,如子宫内膜增厚、子宫内膜不均、子宫内膜息肉、子宫内膜增生药物治疗后复查、乳腺癌患者术后药物治疗后。

3. 子宫颈管病变。

【手术用物准备】

1. **布类及一次性用物** 单脚套、洞巾、中单、治疗巾、钡线纱布、钡线纱球、大棉签、5ml 注射器、无菌手套、一次性可视吸引管、一次性吸引管、一次性内膜采集器等。

2. **手术器械** 窥阴器、子宫颈钳、子宫探针、子宫敷料钳、有齿卵圆钳、刮匙、4~10.5 号子宫颈扩张器、6~8 号吸引管、小药杯、弯盘。

3. **手术设备** 人工流产负压吸引器、宫腔观察吸引手术系统。

【手术体位】

膀胱截石位。

【手术步骤及配合】

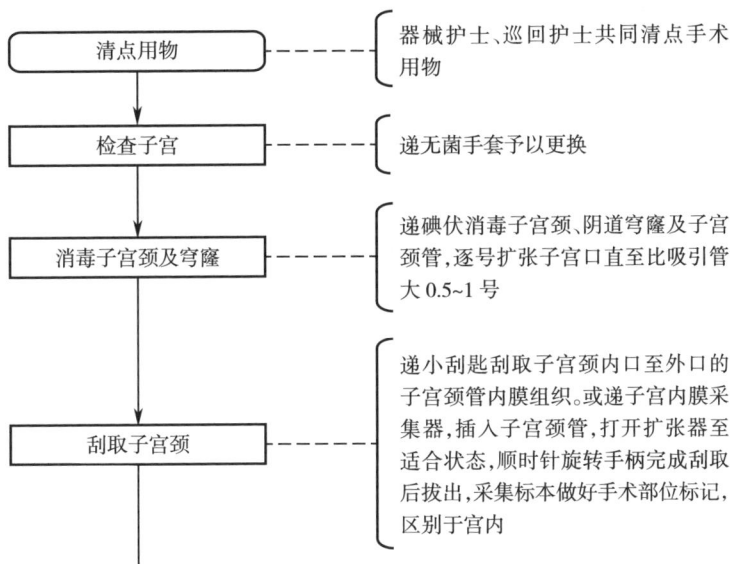

| 手术步骤 | 配合 |
|---|---|
| 清点用物 | 器械护士、巡回护士共同清点手术用物 |
| 检查子宫 | 递无菌手套予以更换 |
| 消毒子宫颈及穹窿 | 递碘伏消毒子宫颈、阴道穹窿及子宫颈管,逐号扩张子宫口直至比吸引管大 0.5~1 号 |
| 刮取子宫颈 | 递小刮匙刮取子宫颈内口至外口的子宫颈管内膜组织。或递子宫内膜采集器,插入子宫颈管,打开扩张器至适合状态,顺时针旋转手柄完成刮取后拔出,采集标本做好手术部位标记,区别于宫内 |

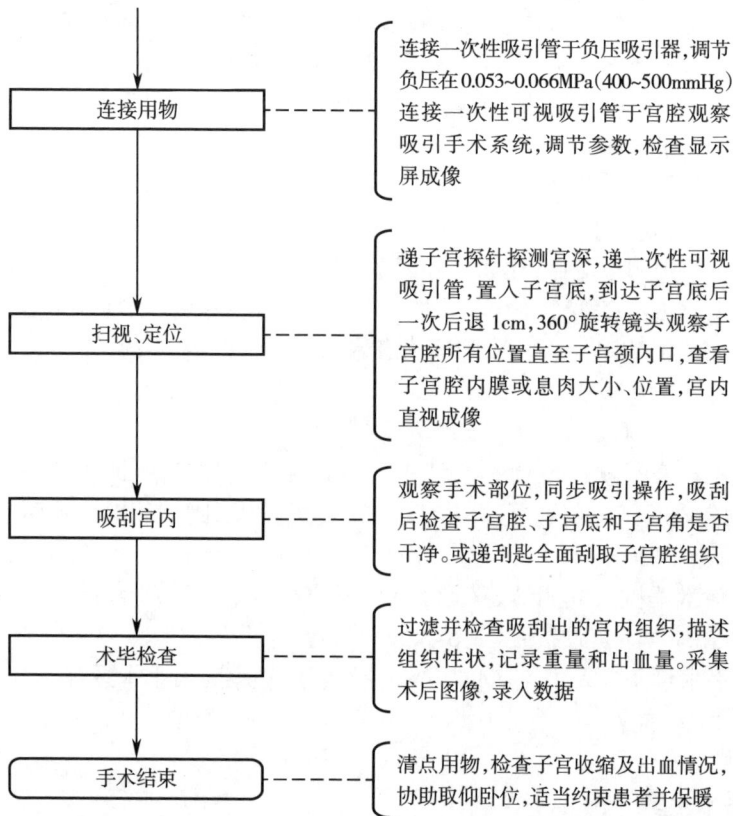

| | |
|---|---|
| 连接用物 | 连接一次性吸引管于负压吸引器,调节负压在0.053~0.066MPa(400~500mmHg)<br>连接一次性可视吸引管于宫腔观察吸引手术系统,调节参数,检查显示屏成像 |
| 扫视、定位 | 递子宫探针探测宫深,递一次性可视吸引管,置入子宫底,到达子宫底后一次后退1cm,360°旋转镜头观察子宫腔所有位置直至子宫颈内口,查看子宫腔内膜或息肉大小、位置,宫内直视成像 |
| 吸刮宫内 | 观察手术部位,同步吸引操作,吸刮后检查子宫腔、子宫底和子宫角是否干净。或递刮匙全面刮取子宫腔组织 |
| 术毕检查 | 过滤并检查吸刮出的宫内组织,描述组织性状,记录重量和出血量。采集术后图像,录入数据 |
| 手术结束 | 清点用物,检查子宫收缩及出血情况,协助取仰卧位,适当约束患者并保暖 |

【关键点】

1. 手术根据子宫颈、宫内病变需要诊断或治疗,选择不同部位。

2. 子宫内膜回声不均、内膜厚度超过0.3mm,准备一次性吸引管进行负压吸刮。

3. 密切观察患者生命体征,注意钳夹子宫颈或扩张子宫颈时引起迷走神经兴奋而诱发心脑综合征的发生。

4. 分段诊刮手术,应注意先刮取子宫颈再刮取宫内,更换刮匙,做好标本标识,手术结束立即将子宫颈管、子宫内膜组织分别装瓶,避免混淆。

(姚永华　谢　利)

## 第四节　宫内节育器具放置手术配合

宫内节育器具是一种安全、高效、长期、可逆的避孕工具,具有避孕、治疗特发性月经过多、痛经等作用。医生可根据患者避孕需求、子宫形态、妇科相关疾病等,建议患者安置不同宫内节育器具。目前常见的宫内节育器具包括含铜宫内节育器及含药宫内节育器,主要有 TCu 宫内节育器、含铜圆形宫内节育器、左炔诺孕酮宫内节育系统以及含吲哚美辛硅橡胶的无支架固定式宫内节育器等(图 8-4)。

【手术适应证】

1. 需避孕无禁忌证的育龄妇女。

2. 左炔诺孕酮宫内节育系统特别适用于特发性月经过多、子宫腺肌病、痛经的妇女。

3. 含吲哚美辛硅橡胶的无支架固定式宫内节育器特别适用于子宫过大、月经量多、痛经的妇女。

【手术用物准备】

1. **布类及一次性用物**　单脚套、洞巾、中单、治疗巾、钡线纱布、钡线纱球、大棉签、5ml 注射器、无菌手套、宫内节育器具及放置管、一次性无菌保护套。

2. **手术器械**　窥阴器、子宫颈钳、子宫探针、子宫敷料钳、有齿卵圆钳、4~6.5 号子宫颈扩张器、线剪。

3. **手术设备**　超导可视系统(图 8-5)。

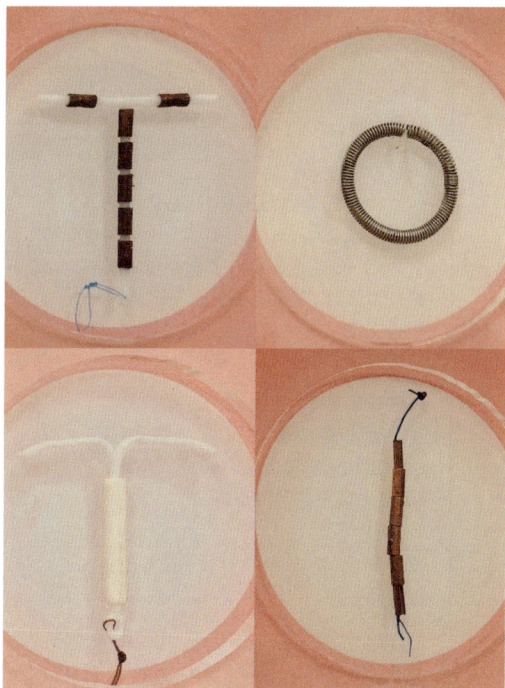

图 8-4　常见宫内节育器

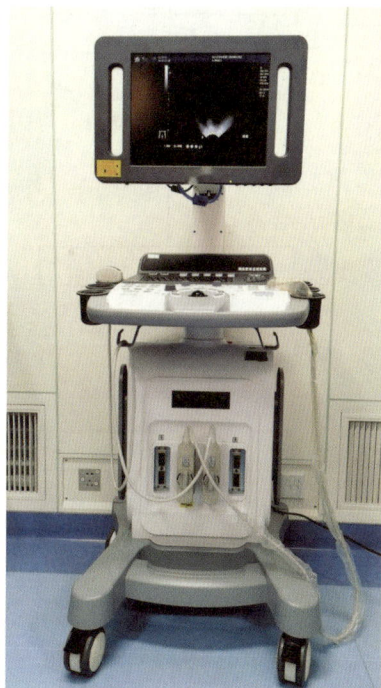

图 8-5　超导可视系统

【手术体位】

膀胱截石位。

【手术步骤及配合】

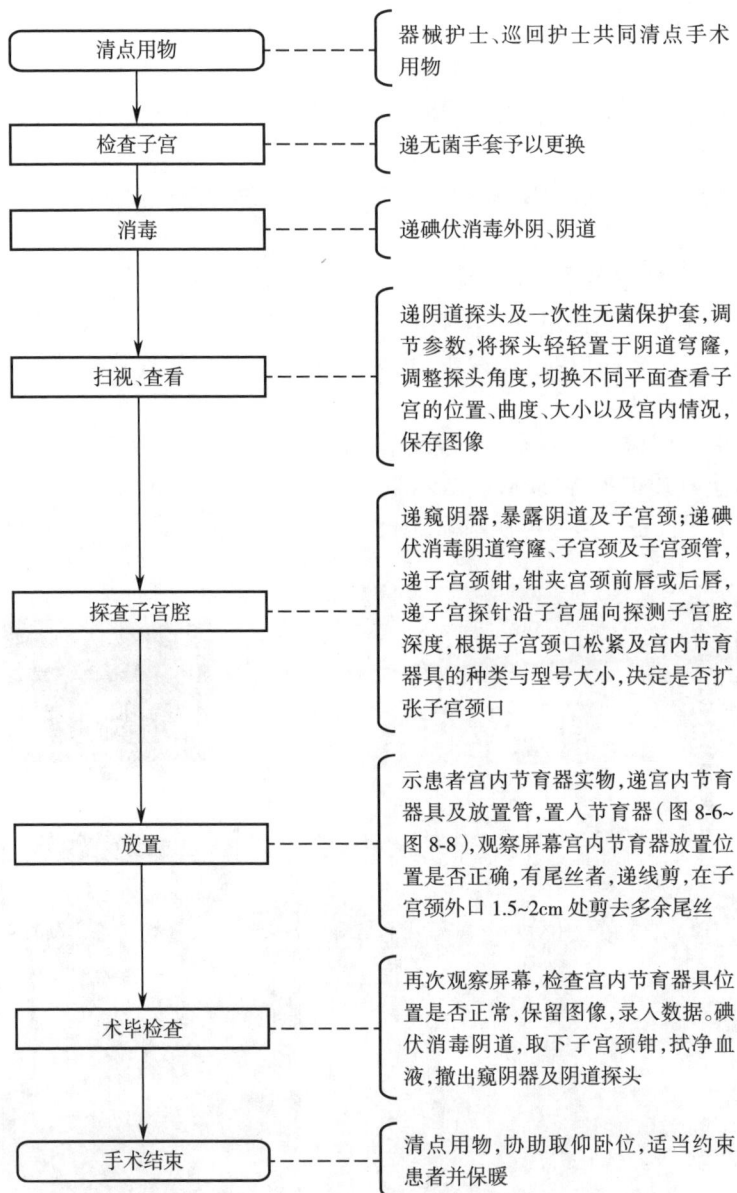

| 清点用物 | ----- | 器械护士、巡回护士共同清点手术用物 |

| 检查子宫 | ----- | 递无菌手套予以更换 |

| 消毒 | ----- | 递碘伏消毒外阴、阴道 |

| 扫视、查看 | ----- | 递阴道探头及一次性无菌保护套,调节参数,将探头轻轻置于阴道穹窿,调整探头角度,切换不同平面查看子宫的位置、曲度、大小以及宫内情况,保存图像 |

| 探查子宫腔 | ----- | 递窥阴器,暴露阴道及子宫颈;递碘伏消毒阴道穹窿、子宫颈及子宫颈管,递子宫颈钳,钳夹宫颈前唇或后唇,递子宫探针沿子宫屈向探测子宫腔深度,根据子宫颈口松紧及宫内节育器具的种类与型号大小,决定是否扩张子宫颈口 |

| 放置 | ----- | 示患者宫内节育器实物,递宫内节育器具及放置管,置入节育器(图8-6~图8-8),观察屏幕宫内节育器放置位置是否正确,有尾丝者,递线剪,在子宫颈外口1.5~2cm处剪去多余尾丝 |

| 术毕检查 | ----- | 再次观察屏幕,检查宫内节育器具位置是否正常,保留图像,录入数据。碘伏消毒阴道,取下子宫颈钳,拭净血液,撤出窥阴器及阴道探头 |

| 手术结束 | ----- | 清点用物,协助取仰卧位,适当约束患者并保暖 |

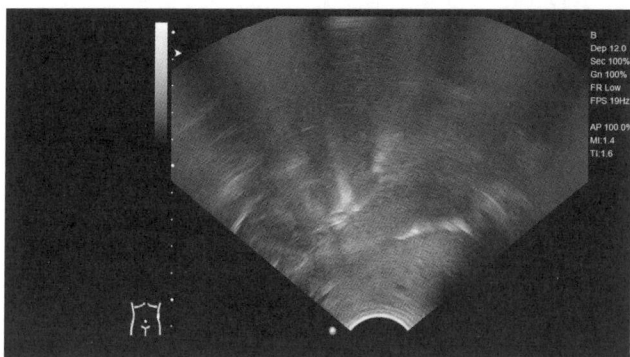

图 8-6　超导可视下放置左炔诺孕酮宫内节育系统

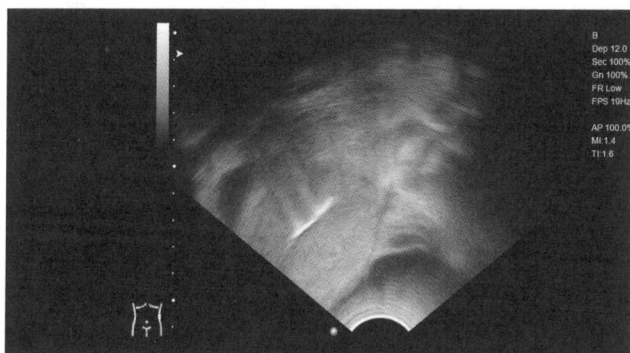

图 8-7　超导可视下放置 TCu 宫内节育器

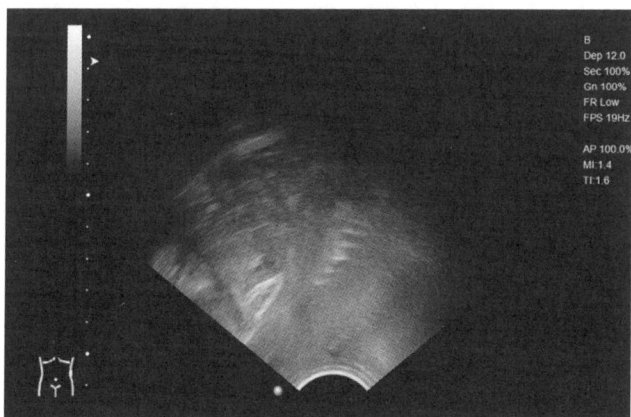

图 8-8　超导可视下放置含吲哚美辛硅橡胶的无支架固定式宫内节育器

【关键点】

1. 含铜宫内节育器可用于紧急避孕,不受月经周期限制,需在无保护性交后 5 天内放置。

2. 根据不同情况选择适宜的宫内节育器,如子宫腔≤10cm 可选择 TCu 宫内节育器、左炔诺孕酮宫内节育系统;如子宫腔 <5.5cm 或≥9cm,子宫颈内口过松、有裂伤,可选择含吲哚美辛硅橡胶的无支架固定式宫内节育器。

3. 操作时应动作轻柔,避免造成子宫穿孔。观察患者血压、脉搏、有无腹痛等症状。

4. 由于宫内节育器有脱落的风险,在放置宫内节育器后 1 个月、2 个月、3 个月、半年、1 年、2 年行超声检查。建议避免过重的体力劳动和过多的下蹲等幅度较大的动作,子宫较大者,适当延迟增加腹压的动作限期。

5. 放置 TCu 宫内节育器后最初的几天可能有出血或血性分泌物以及阴道分泌物增多,部分人有经期延长、经血量增多等表现,一般可在放置 2~3 个月后消失,使用期限为 9 年。

6. 放置左炔诺孕酮宫内节育系统后 6 个月内可出现不规则出血和点滴出血,但随后症状可逐渐缓解甚至消失。在放置左炔诺孕酮宫内节育系统 1 年后会出现闭经,该现象为"药物性月经暂停",不影响卵巢功能,不等同于绝经,取出节育系统后月经即可恢复。左炔诺孕酮宫内节育系统的使用年限为 5 年。

7. 放置含吲哚美辛硅橡胶的无支架固定式宫内节育器后应避免使用阴道棉条,最初几周可能有少量出血、阴道分泌物增多,使用期限为 10 年。

（文　思　谢　利）

# 第五节　宫内节育器取出手术配合

宫内节育器具由于具有长期、高效、可逆的优点,被广大妇女选择使用,目前我国育龄妇女常用的有宫内节育器(intrauterine device, IUD)及宫内节育缓释器具(intrauterine system, IUS)。当患者因无须避孕、宫内节育器到期或出现并发症等情况,选择到院要求取出宫内节育器时,医生根据所安的 IUD 种类、年限等选择适宜的取出方法。该手术第一代为盲视宫内节育器取出术,第二代为超导可视下宫内节育器取出术。根据情况可首选超导可视技术,若宫内节育器出现异常,可使用宫腔可视技术或宫腔镜下高清辅助取器。本节以超导可视宫内节育器取出术为例。

【手术适应证】

1. 有计划妊娠、不需要避孕者。

2. 确诊节育环嵌顿或异位者。

3. 带节育器妊娠者。

4. IUD 到期需更换者。

5. 绝经半年以上者。

【手术用物准备】

1. **布类及一次性用物** 单脚套、洞巾、中单、治疗巾、钡线纱布、钡线纱球、大棉签、5ml空针、无菌手套、一次性无菌保护套等。

2. **手术器械** 窥阴器、子宫颈钳、子宫探针、子宫敷料钳、有齿卵圆钳、4~6.5号子宫颈扩张器、取环钩、取环钳、小药杯、弯盘。

3. **手术设备** 超导可视系统。

【手术体位】

膀胱截石位。

【手术步骤及配合】

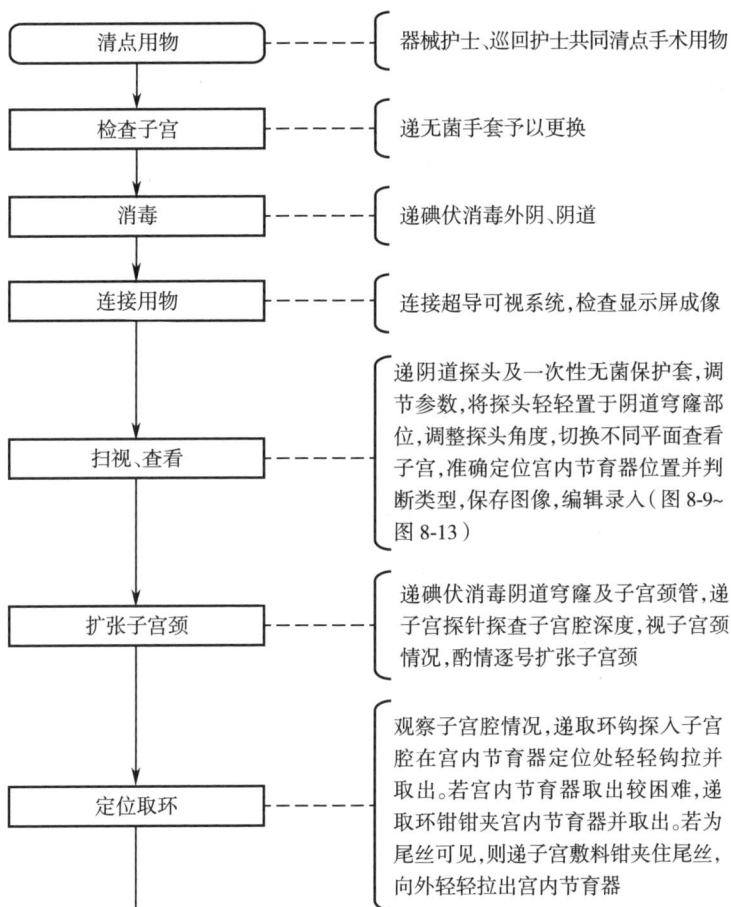

```
┌─────────────┐        ┌
│   清点用物   │ ------- 器械护士、巡回护士共同清点手术用物
└─────────────┘        └
       ↓
┌─────────────┐        ┌
│   检查子宫   │ ------- 递无菌手套予以更换
└─────────────┘        └
       ↓
┌─────────────┐        ┌
│     消毒     │ ------- 递碘伏消毒外阴、阴道
└─────────────┘        └
       ↓
┌─────────────┐        ┌
│   连接用物   │ ------- 连接超导可视系统,检查显示屏成像
└─────────────┘        └
       ↓
┌─────────────┐        ┌ 递阴道探头及一次性无菌保护套,调
│  扫视、查看  │        │ 节参数,将探头轻轻置于阴道穹窿部
│             │ ------- │ 位,调整探头角度,切换不同平面查看
│             │        │ 子宫,准确定位宫内节育器位置并判
│             │        │ 断类型,保存图像,编辑录入(图8-9~
│             │        └ 图8-13)
└─────────────┘
       ↓
┌─────────────┐        ┌ 递碘伏消毒阴道穹窿及子宫颈管,递
│  扩张子宫颈  │ ------- │ 子宫探针探查子宫腔深度,视子宫颈
│             │        └ 情况,酌情逐号扩张子宫颈
└─────────────┘
       ↓
┌─────────────┐        ┌ 观察子宫腔情况,递取环钩探入子宫
│   定位取环   │        │ 腔在宫内节育器定位处轻轻钩拉并
│             │ ------- │ 取出。若宫内节育器取出较困难,递
│             │        │ 取环钳钳夹宫内节育器并取出。若为
│             │        │ 尾丝可见,则递子宫敷料钳夹住尾丝,
│             │        └ 向外轻轻拉出宫内节育器
└─────────────┘
       ↓
```

术毕检查 ----- 检查完整性并确认,并记录类型。保存图像,编辑录入

手术结束 ----- 清点用物,协助取仰卧位,适当约束患者并保暖。术后将宫内节育器示以患者

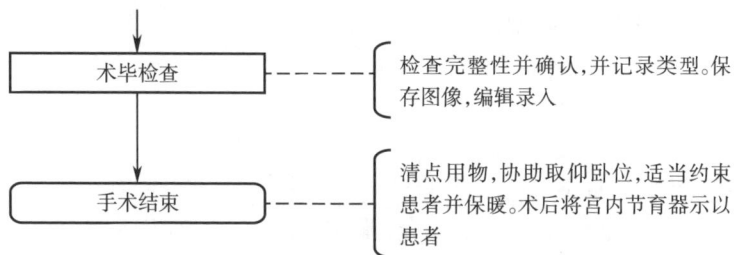

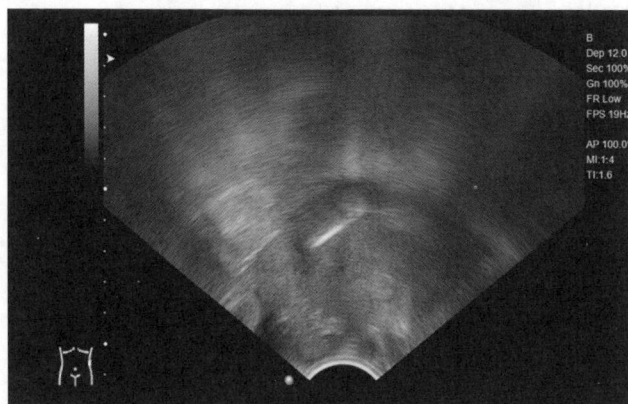

图8-9   超导可视下圆形含铜含吲哚美辛IUD

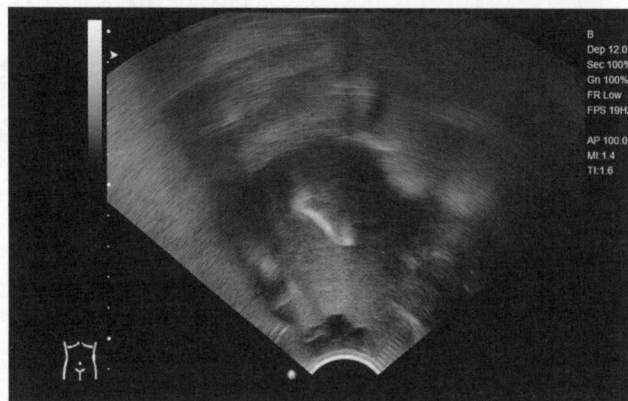

图8-10   超导可视下宫形含铜含吲哚美辛IUD

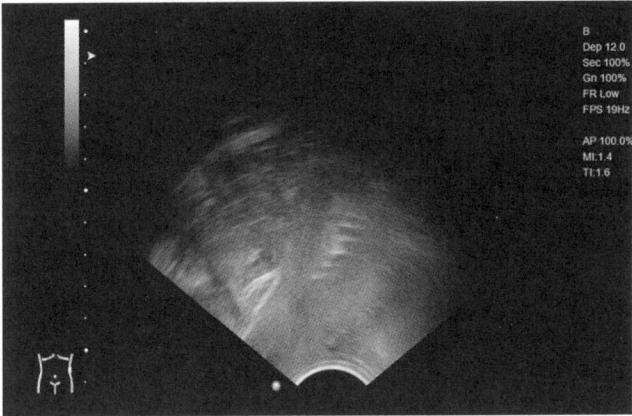

图 8-11　超导可视下含吲哚美辛硅橡胶的无支架固定式 IUD

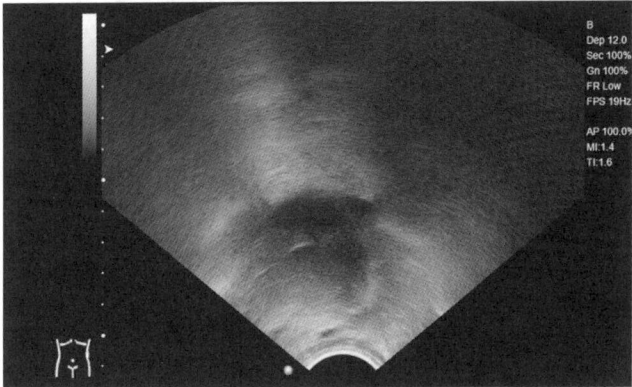

图 8-12　超导可视下含左炔诺孕酮 IUS

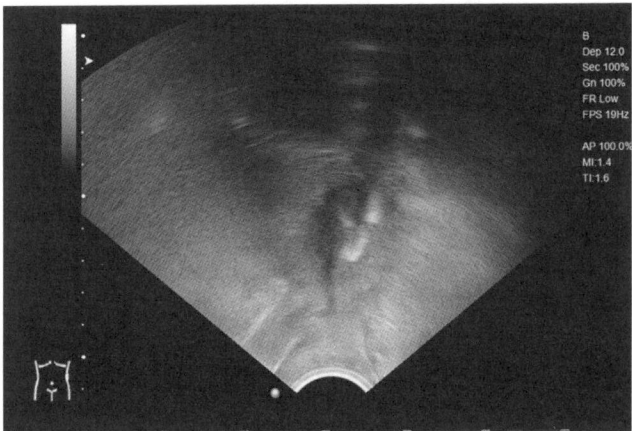

图 8-13　超导可视下 TCu

【关键点】

1. 绝经时间较长可能取器困难者,应在条件充分准备情况下安排实施手术,比如提前使用雌激素药膏涂抹阴道、使用一次性海藻棒等。

2. 有院外取器失败经历者,再次要求取器时,需间隔 1 周以上,必须排除有子宫颈隧道及子宫腔穿孔的可能后再安排实施手术,并在病历做高危标识符号。必要时术中使用宫腔可视技术直视查看宫内情况。

3. 术毕仔细检查宫内节育器完整性,如节育环铜套有无缺失、变形、断裂,环是否完整,并准确记录,必要时可在术后行盆腔腹部 X 光或 CT 复查。

(陈梅　谢利)

# 第六节　皮下埋植剂置入术手术配合

皮下埋植剂置入是一种高效、安全、长期、可逆的避孕方式。皮下埋植剂是一种含单方孕激素的单根或多根硅胶囊(棒),通常埋植于非惯用手臂上臂内侧。埋植剂置入后,药物以缓慢、恒定的速度释放,以达到长期避孕的目的,主要适用于短时间内无生育需求的育龄妇女。现临床常用的皮下埋植剂已逐渐从多根减少成单根,更加方便植入和取出。

【手术适应证】

1. 有避孕需求的育龄期妇女。

2. 特别适用于不能或不适安置宫内节育器,比如多次安置宫内节育器失败者,宫内节育器反复脱落或带器妊娠者。

3. 特别适用于生殖器官畸形者。

4. 特别适用于对服用含雌激素避孕药有禁忌证,或对服用口服避孕药依从性低,不能按时服用者。

5. 无禁忌证,如需要排除妊娠或可疑妊娠,不明原因阴道出血、有血栓或栓塞性疾病史者,长期服用巴比妥类、利福平等药物。

【手术用物准备】

1. **布类及一次性用物**　洞巾、治疗巾、钡线小纱布、钡线大纱布、纱球、5ml 注射器、无菌手套、切口敷贴、记号笔、皮下埋植剂及置入器等。

2. **手术器械**　子宫敷料钳、卵圆钳、有齿弯止血钳、组织钳、小药杯、弯盘。

3. **手术设备**　手术灯。

【手术体位】

平卧位,术侧手臂弯曲外展外旋(图 8-14)。

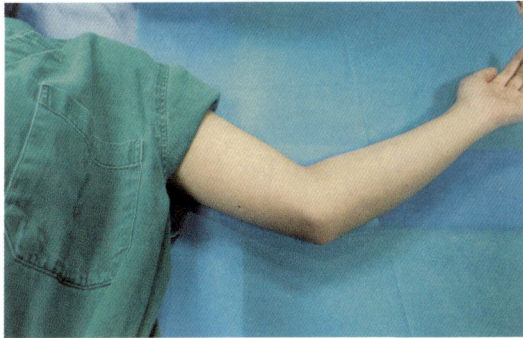

图 8-14 手术体位

## 【手术步骤及配合】

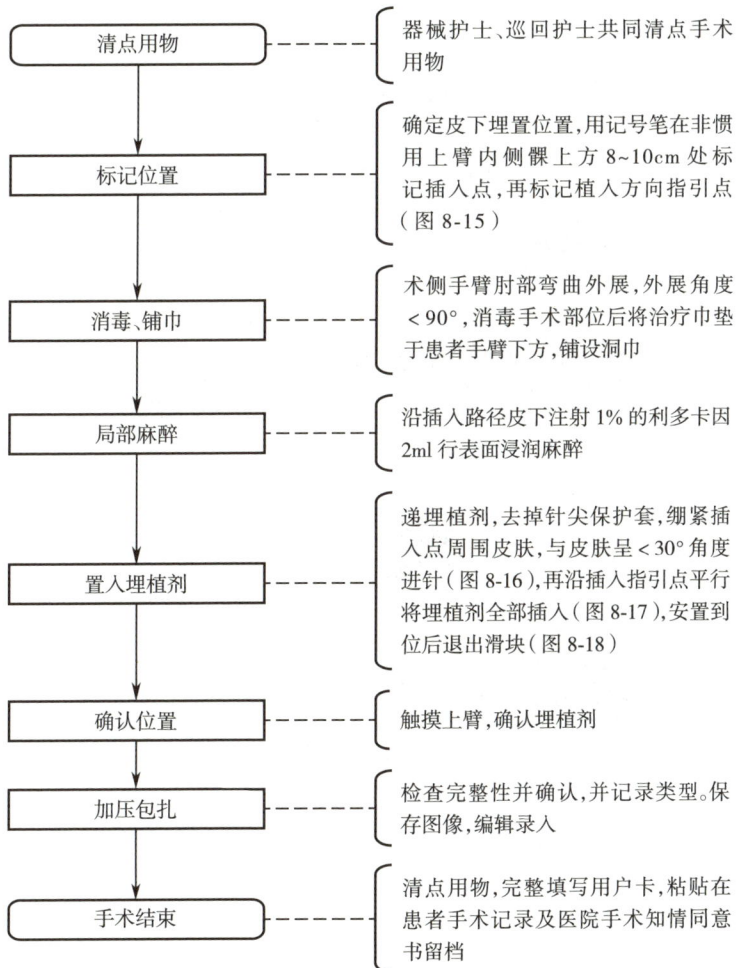

```
清点用物 ----- 器械护士、巡回护士共同清点手术
               用物

标记位置 ----- 确定皮下埋置位置,用记号笔在非惯
               用上臂内侧髁上方 8~10cm 处标
               记插入点,再标记植入方向指引点
               (图 8-15)

消毒、铺巾 ----- 术侧手臂肘部弯曲外展,外展角度
                 <90°,消毒手术部位后将治疗巾垫
                 于患者手臂下方,铺设洞巾

局部麻醉 ----- 沿插入路径皮下注射 1% 的利多卡因
               2ml 行表面浸润麻醉

置入埋植剂 ----- 递埋植剂,去掉针尖保护套,绷紧插
                 入点周围皮肤,与皮肤呈 <30° 角度
                 进针(图 8-16),再沿插入指引点平行
                 将埋植剂全部插入(图 8-17),安置到
                 位后退出滑块(图 8-18)

确认位置 ----- 触摸上臂,确认埋植剂

加压包扎 ----- 检查完整性并确认,并记录类型。保
               存图像,编辑录入

手术结束 ----- 清点用物,完整填写用户卡,粘贴在
               患者手术记录及医院手术知情同意
               书留档
```

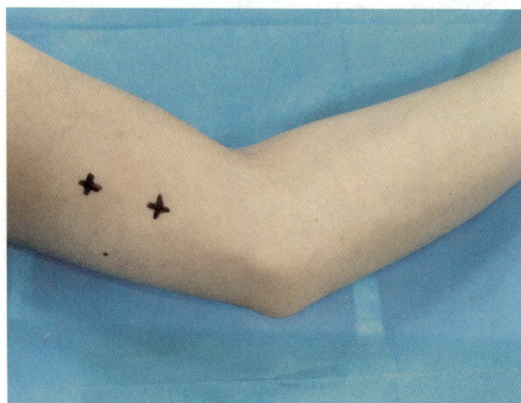

图 8-15　标记置入部位

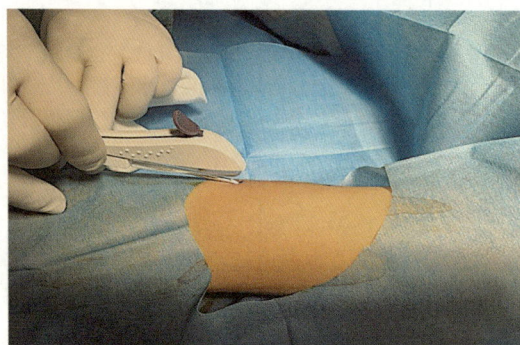

图 8-16　沿穿刺点进针

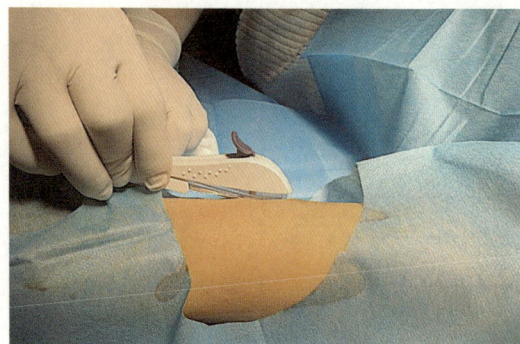

图 8-17　置入埋植剂

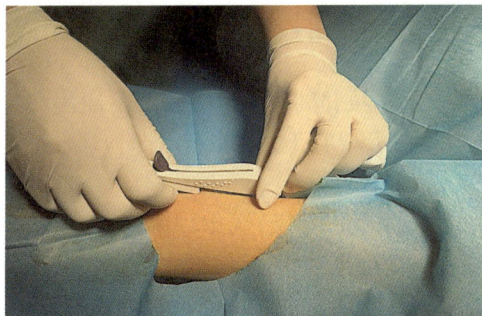

图 8-18　退出滑块

【关键点】

1. 术前应完善术前检查,排除相关禁忌证,如尚未确诊的阴道出血暂不适用,防止安放后药物引起的月经紊乱掩盖疾病、延误治疗。

2. 术前应告知患者置入后可能出现月经模式改变,随安放时间延长逐渐缓解。

3. 皮下埋植时间通常为月经期第 1~5 天,人流后即可埋植、非母乳喂养者产后即可埋植,母乳喂养者产后 6 周以后埋植。

4. 目前临床常见的单根皮下埋植剂效期为 3 年,对体重较重的妇女,可考虑提早替换埋植剂。

5. 手术过程中进针后予以立即放平,以防止安置深度适宜,确认埋植剂安放到位后方可退出滑块。

（袁　梅　谢　利）

## 第七节　宫颈 LEEP 手术配合

宫颈环形电切术（loop electrosurgical excision procedure, LEEP）是诊断和治疗子宫颈上皮内瘤变（cervical intraepithelial neoplasia, CIN）、宫颈癌前病变和宫颈原位癌的一种手术方式。宫颈 LEEP 通过高频电刀环将宫颈转化区和病灶区域完全切除,达到诊断和治疗的效果。切除范围视病变程度、范围、宫颈转化区类型和患者保留生育功能的要求而设定,手术创面通过电凝止血,相比宫颈冷刀锥切具有风险小、创面小、恢复快、费用低等优点。

【手术适应证】

1. 宫颈高级别鳞状上皮内病变、CIN Ⅱ、CIN Ⅲ。

2. 宫颈息肉蒂部较粗或位置较深,不易完全摘除或者估计有复发可能者。

3. 病理提示微灶浸润癌（ⅠA1 期）或者宫颈原位腺癌年轻需要保留生育能力。

4. 细胞学提示宫颈高级别鳞状上皮内病变，阴道镜检查与液基薄层细胞学检查（thin-prep cytologic test，TCT）结果不相符。

【手术用物准备】

1. **布类及一次性用物**　单脚套、洞巾、中单、治疗巾、钡线纱布、钡线纱球、大棉签、5ml 空针注射器、无菌手套、一次性无菌吸引管保护套等。

2. **手术器械**　窥阴器、子宫颈钳、子宫敷料钳、有齿卵圆钳、电刀环、电刀笔、电凝头、小药杯、弯盘。

3. **手术设备**　高频电刀手术系统（图 8-19）、烟雾负压吸引系统（图 8-20）。

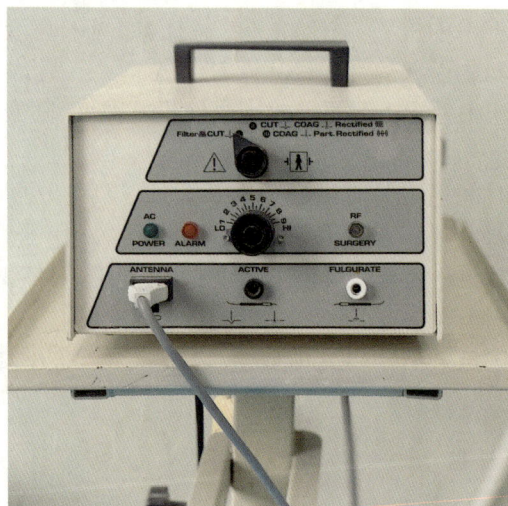

图 8-19　高频电刀手术系统

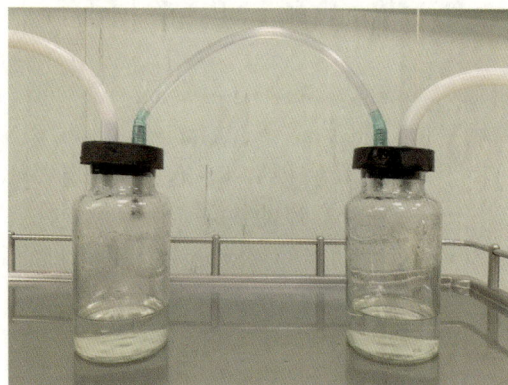

图 8-20　烟雾负压吸引系统

【手术体位】

膀胱截石位。

【手术步骤及配合】

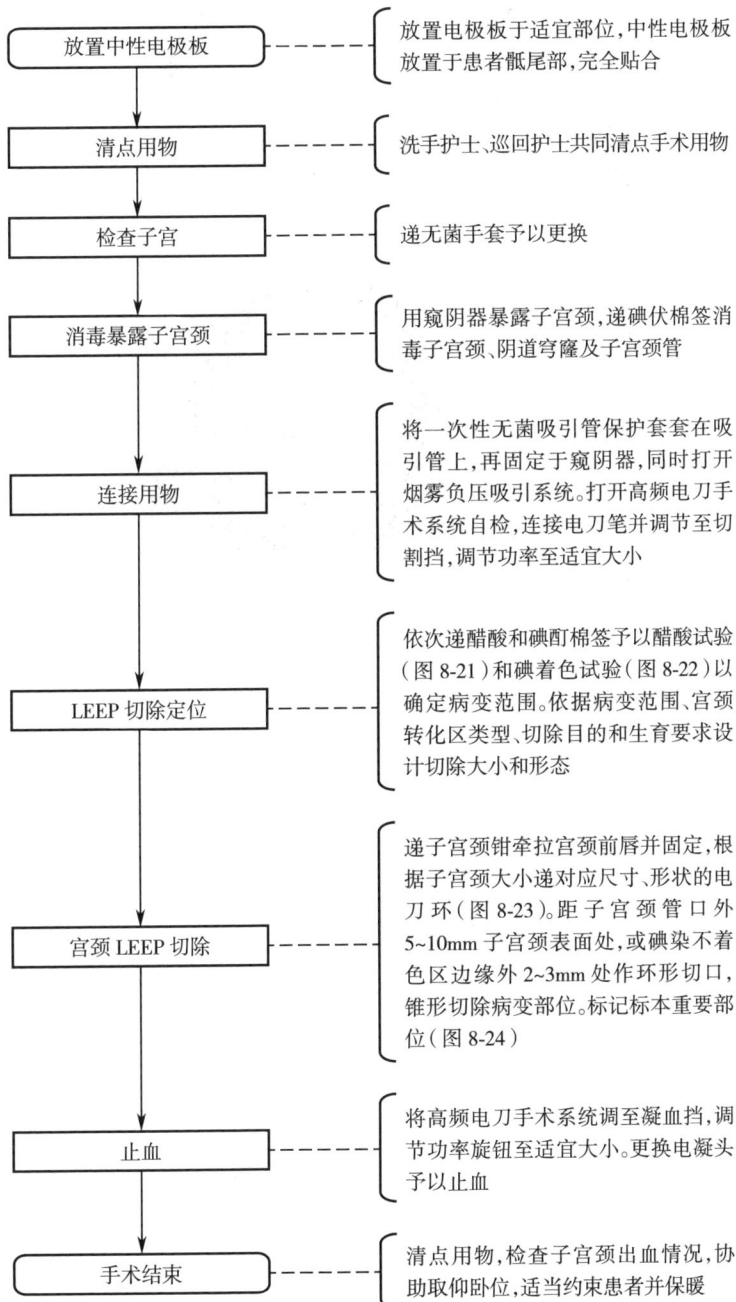

| 放置中性电极板 | ------ | 放置电极板于适宜部位,中性电极板放置于患者骶尾部,完全贴合 |

↓

| 清点用物 | ------ | 洗手护士、巡回护士共同清点手术用物 |

↓

| 检查子宫 | ------ | 递无菌手套予以更换 |

↓

| 消毒暴露子宫颈 | ------ | 用窥阴器暴露子宫颈,递碘伏棉签消毒子宫颈、阴道穹隆及子宫颈管 |

↓

| 连接用物 | ------ | 将一次性无菌吸引管保护套套在吸引管上,再固定于窥阴器,同时打开烟雾负压吸引系统。打开高频电刀手术系统自检,连接电刀笔并调节至切割挡,调节功率至适宜大小 |

↓

| LEEP 切除定位 | ------ | 依次递醋酸和碘酊棉签予以醋酸试验(图 8-21)和碘着色试验(图 8-22)以确定病变范围。依据病变范围、宫颈转化区类型、切除目的和生育要求设计切除大小和形态 |

↓

| 宫颈 LEEP 切除 | ------ | 递子宫颈钳牵拉宫颈前唇并固定,根据子宫颈大小递对应尺寸、形状的电刀环(图 8-23)。距子宫颈管口外 5~10mm 子宫颈表面处,或碘染不着色区边缘外 2~3mm 处作环形切口,锥形切除病变部位。标记标本重要部位(图 8-24) |

↓

| 止血 | ------ | 将高频电刀手术系统调至凝血挡,调节功率旋钮至适宜大小。更换电凝头予以止血 |

↓

| 手术结束 | ------ | 清点用物,检查子宫颈出血情况,协助取仰卧位,适当约束患者并保暖 |

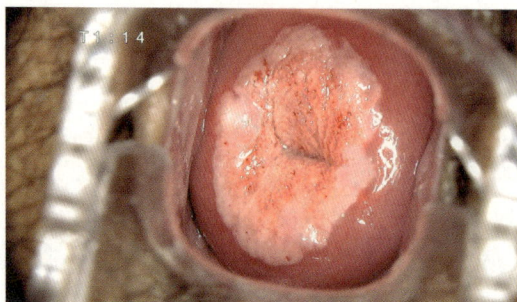

图 8-21　子宫颈醋酸试验

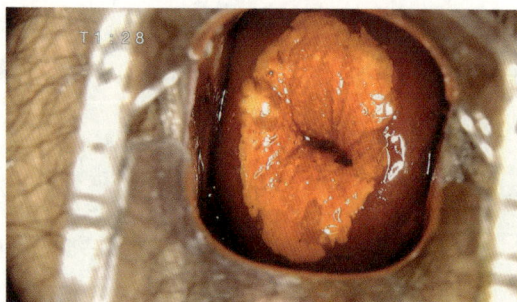

图 8-22　子宫颈碘着色试验

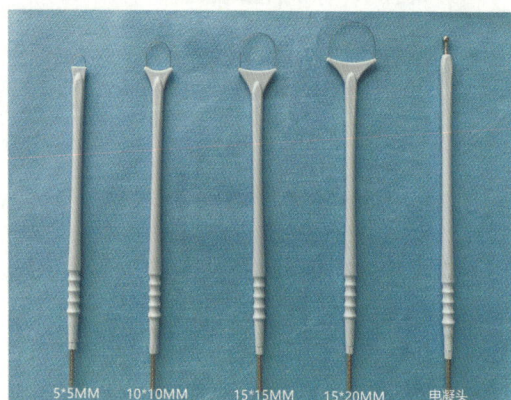

图 8-23　不同型号电刀环

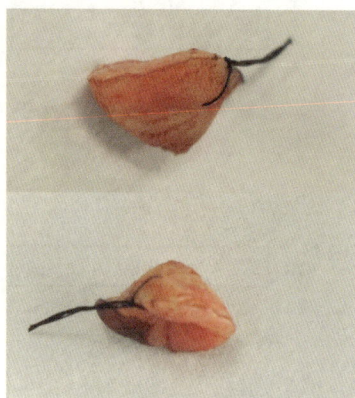

图 8-24　术后切除标本

【关键点】

1. 术前详细询问现病史、既往史、月经生育史及同房史，注意筛查高危因素，并在病历做高危标识符号。

2. 术前正确连接电极板、脚踏板。依据电极板类型放置于不同部位，如一次性电极板放置于肌肉丰富且无毛的部位,可重复使用的中性极板放置于患者骶尾部,避免潮湿有水。

3. 注意电外科安全,防止电灼伤。选择大小适宜的功率,若感觉功率变小,应寻找有无连接不好等原因或积极联系设备科,使用备用机,忌术中随意调大功率。术中密切观察患者骶尾部电极板有无发烫等情况,情况异常立即停止使用,

4. 当止血效果欠佳时,可考虑更换电刀笔插孔,使用电灼火花模式加强止血效果。

5. 术毕,和医生再次核查后严格按照无瘤技术原则收集标本并装瓶。

(王琴　谢利)

## 第八节　双球囊宫腔置入术的手术配合

妊娠合并瘢痕子宫或近瘢痕子宫,妊娠合并子宫动静脉瘘、子宫峡部妊娠、宫颈妊娠等属于高风险妊娠,需要及时终止妊娠,行人工流产术以防止子宫破裂、大出血等严重并发症的发生。但因为子宫瘢痕处肌层薄、血流丰富、血管异常等原因发生术中大出血情况较普通妊娠行人工流产术概率高,此类手术属于高危手术,存在较大风险。双球囊(图 8-25)宫腔置入术是将无菌生理盐水适量注入宫腔球囊和阴道球囊,分别固定于子宫颈内外口,有效压迫宫腔,促进子宫收缩而达到快速止血,保留女性生育能力,进一步保障女性生命安全。

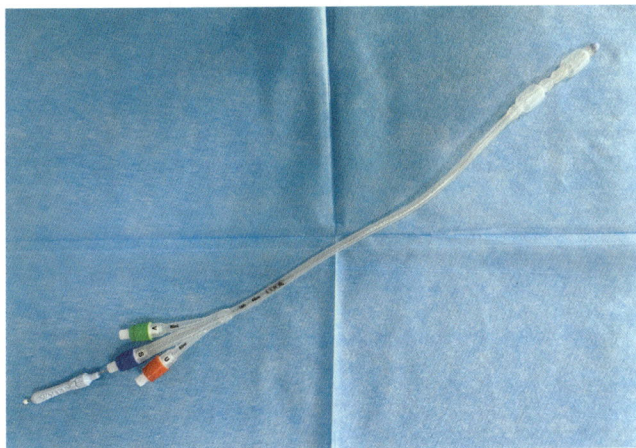

图 8-25　双球囊

【手术适应证】

1. 因子宫收缩不良而行人工流产手术或清宫手术时,或术后发生大出血,经填塞纱布、给予缩宫素、按摩子宫等措施无效时。

2. 特别是如剖宫产切口部妊娠、子宫峡部妊娠、宫颈妊娠、继发性宫颈妊娠、妊娠合并动静脉瘘等。

【手术用物准备】

1. **布类及一次性用物** 中单、治疗巾、钡线纱布、钡线纱球、50ml 注射器、5ml 注射器、一次性双球囊硅胶导管、无菌生理盐水、宽胶布、导尿管等。

2. **手术器械** 窥阴器、子宫颈钳、子宫探针、子宫敷料钳、有齿卵圆钳、刮匙、4~10.5 号子宫颈扩张器、6~8 号吸引管、小药杯、弯盘。

3. **手术设备** 超声系统。

【手术体位】

膀胱截石位。

【手术步骤及配合】

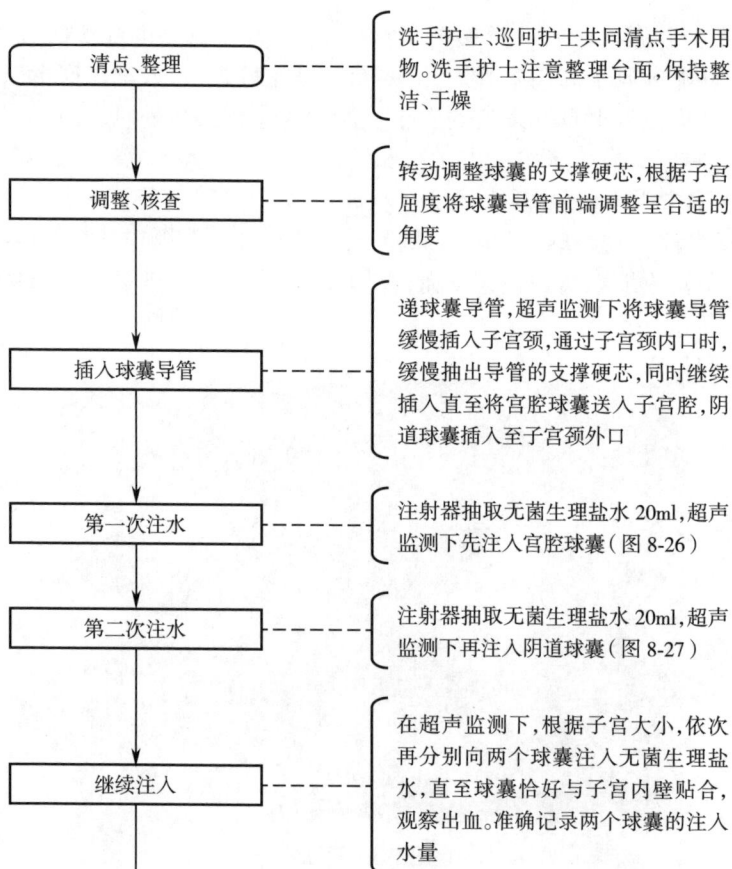

| 清点、整理 | ----- | 洗手护士、巡回护士共同清点手术用物。洗手护士注意整理台面,保持整洁、干燥 |
| --- | --- | --- |
| 调整、核查 | ----- | 转动调整球囊的支撑硬芯,根据子宫屈度将球囊导管前端调整呈合适的角度 |
| 插入球囊导管 | ----- | 递球囊导管,超声监测下将球囊导管缓慢插入子宫颈,通过子宫颈内口时,缓慢抽出导管的支撑硬芯,同时继续插入直至将宫腔球囊送入子宫腔,阴道球囊插入至子宫颈外口 |
| 第一次注水 | ----- | 注射器抽取无菌生理盐水 20ml,超声监测下先注入宫腔球囊(图 8-26) |
| 第二次注水 | ----- | 注射器抽取无菌生理盐水 20ml,超声监测下再注入阴道球囊(图 8-27) |
| 继续注入 | ----- | 在超声监测下,根据子宫大小,依次再分别向两个球囊注入无菌生理盐水,直至球囊恰好与子宫内壁贴合,观察出血。准确记录两个球囊的注入水量 |

```
        │
        ▼
┌─────────────────┐        ┌ 注入适量无菌生理盐水后,将球囊轻
│    调整球囊      │--------│ 轻后拉,确保第一个球囊位于子宫腔
└─────────────────┘        │ 内,第二个球囊位于阴道内,并且位
        │                  └ 置固定
        ▼
┌─────────────────┐        ┌ 用宽胶布将导管贴于患者大腿内存,
│    固定导管      │--------│ 固定,防止意外脱落(图 8-28)。留置
└─────────────────┘        └ 导尿管
        │
        ▼
╭─────────────────╮        ┌ 清点用物,检查子宫收缩及出血情况,
│    手术结束      │--------│ 协助取仰卧位,适当约束患者并保暖。
╰─────────────────╯        └ 准确记录球囊注入量
```

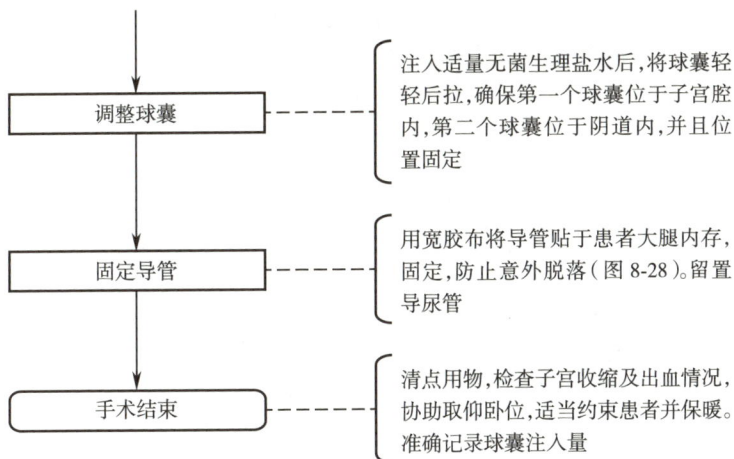

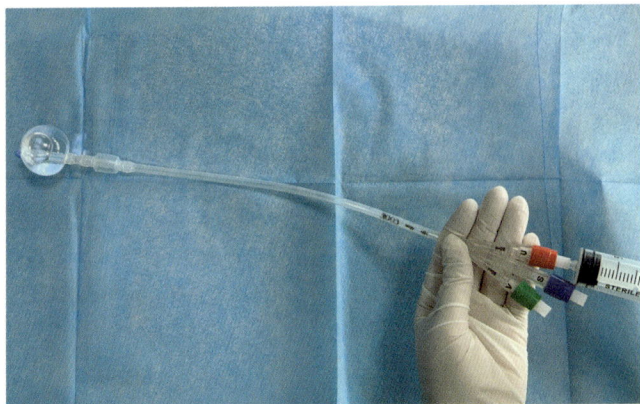

图 8-26　注入生理盐水于宫腔球囊

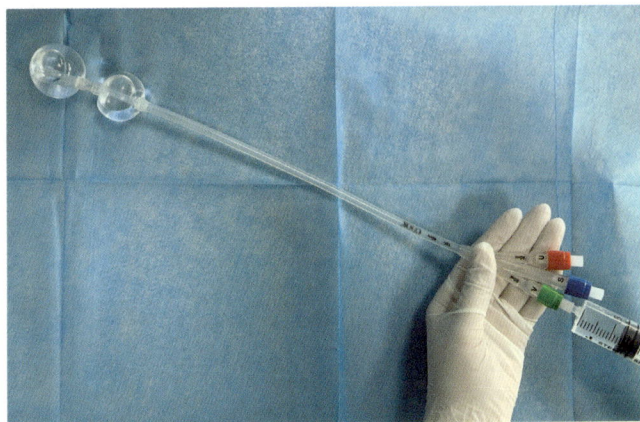

图 8-27　注入生理盐水于阴道球囊

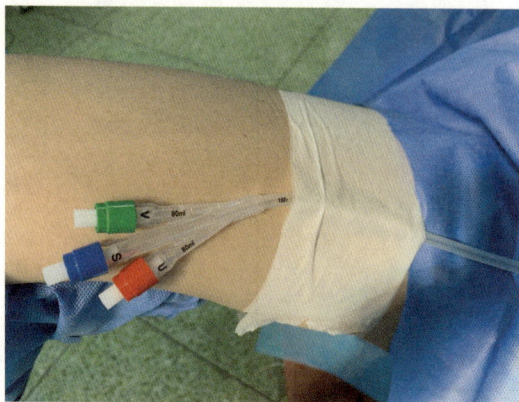

图 8-28　双球囊固定于大腿内侧

【关键点】

1. 大出血时,洗手护士应及时整理台面,保持干燥、整洁,加强督促各级人员落实无菌技术。

2. 推注前查看说明书,明确球囊的最大容量。禁止使用空气或其他气体充盈,只能推注无菌生理盐水。

3. 推注无菌生理盐水顺序为先宫内球囊,再阴道球囊。

4. 推注无菌生理盐水实际量应根据子宫大小,以超声监测下球囊恰好贴合子宫内壁为佳,不宜过松,也不可过紧。准确记录两个球囊的注水量。

5. 置入过程中密切观察患者心率、血压变化及腹痛等自主感受,速度缓慢,避免过度刺激、裂伤等。

6. 置入成功后继续观察子宫出血情况,若仍然有活动性出血,则需立即介入治疗,甚至行子宫切除手术。

7. 置入过程中和置入成功后均应注意固定导管,用宽胶带包扎,防止导管意外脱落。

8. 安置时间一般不超过 24 小时,取球囊时应分次抽液减压,逐步释放,同步记录水量,同时密切观察阴道出血情况。

（谢　利）

# 第九章　机器人控制系统辅助下妇科腹腔镜手术的配合

机器人控制系统是一种高级、智能的手术外科操作平台,由手术医生操作系统(图 9-1)、床旁机械臂系统(图 9-2)、视频处理系统(图 9-3)组成。其设

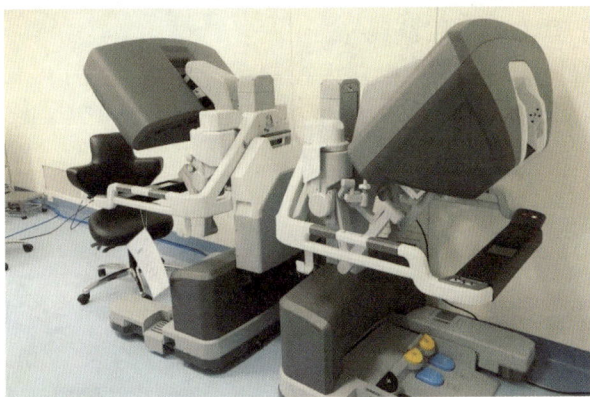

图 9-1　手术医生操作系统

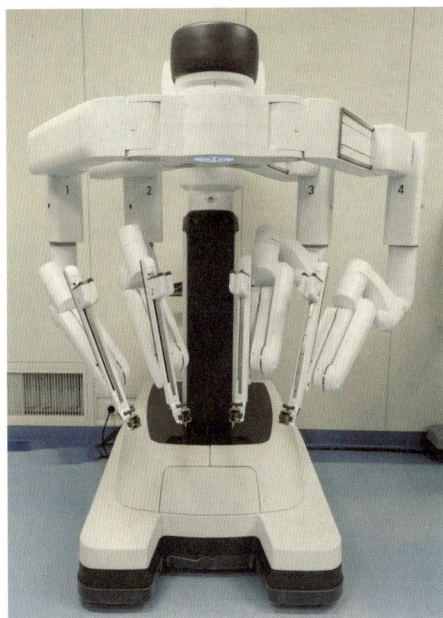

图 9-2　床旁机械臂系统

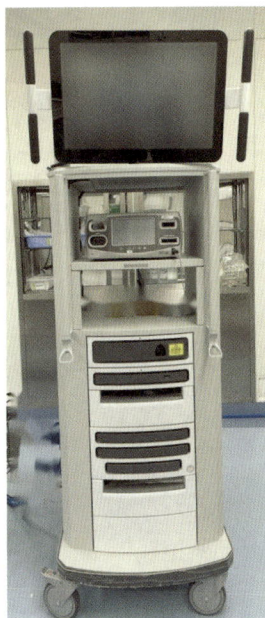

图 9-3　视频处理系统

计理念是通过微创的方法实施复杂的手术,是高级的腹腔镜系统。近年来,机器人手术系统在临床妇科多孔或单孔腹腔镜手术中同样得到了应用,成为新一代的妇科微创手术技术。

【手术适应证】

同各类妇科腹腔镜手术适应证。

【手术用物准备】

1. **布类及一次性用物**　手术盆、手术衣、剖口单、治疗巾、刀片、注射器、无菌手套、机械臂无菌套、单极剪刀保护套、穿刺器组件、一次性吸引管、导尿管、尿袋、敷贴、纱布、纱球、缝线等。

2. **手术器械**　气腹针、机器人控制系统专用镜(图 9-4)、穿刺鞘、单孔套管穿刺器、圆头双极(图 9-5)或尖头双极、单极剪刀(图 9-6)、持针器(图 9-7)等。

3. **手术设备**　机器人控制系统。

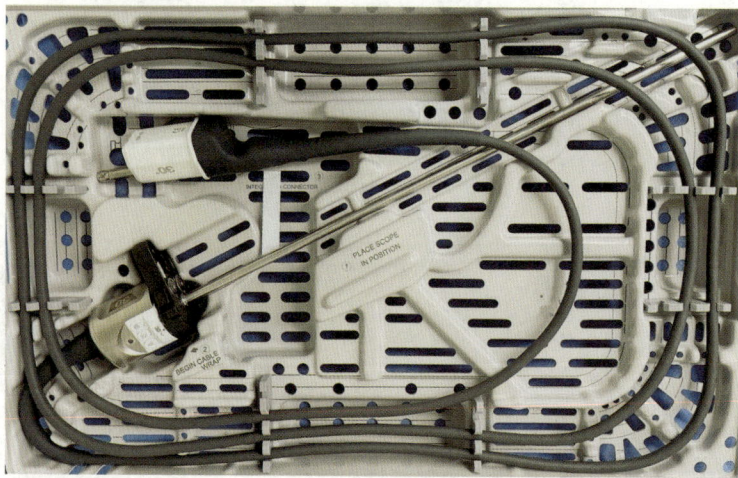

图9-4　机器人控制系统专用镜

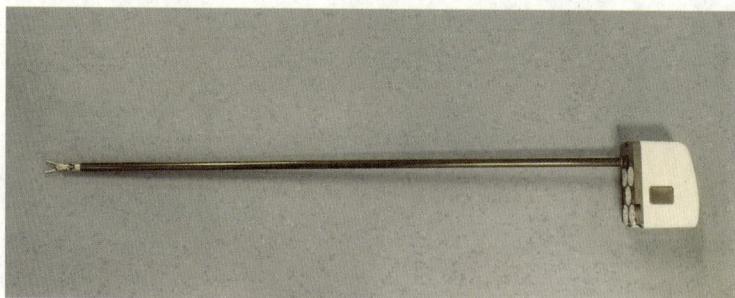

图9-5　圆头双极

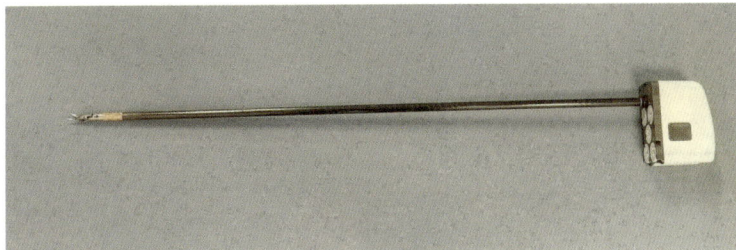

图 9-6　单极剪刀

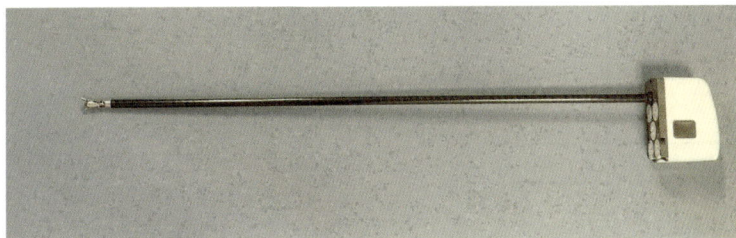

图 9-7　持针器

【手术体位】

平卧位或人字分腿式仰卧位。

【手术步骤及配合】

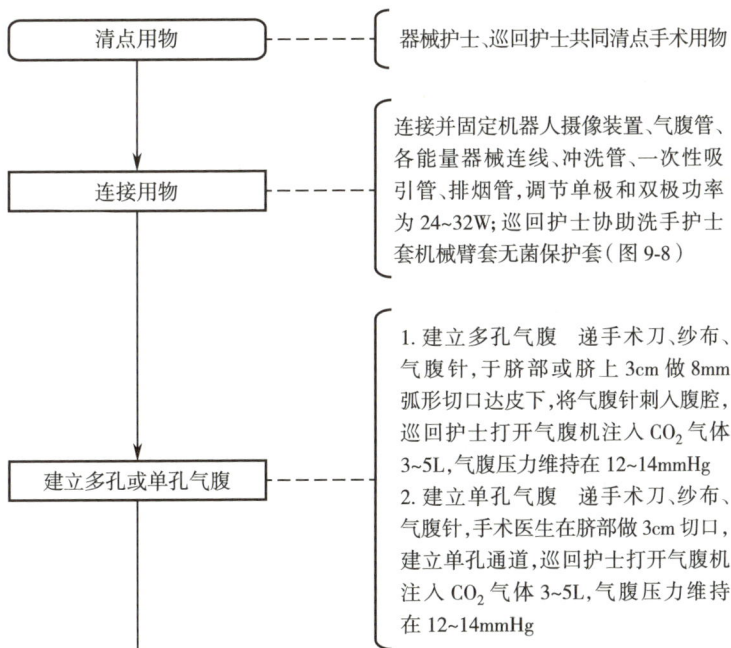

| 清点用物 | 器械护士、巡回护士共同清点手术用物 |

| 连接用物 | 连接并固定机器人摄像装置、气腹管、各能量器械连线、冲洗管、一次性吸引管、排烟管,调节单极和双极功率为 24~32W;巡回护士协助洗手护士套机械臂套无菌保护套(图 9-8) |

| 建立多孔或单孔气腹 | 1. 建立多孔气腹　递手术刀、纱布、气腹针,于脐部或脐上 3cm 做 8mm 弧形切口达皮下,将气腹针刺入腹腔,巡回护士打开气腹机注入 $CO_2$ 气体 3~5L,气腹压力维持在 12~14mmHg<br>2. 建立单孔气腹　递手术刀、纱布、气腹针,手术医生在脐部做 3cm 切口,建立单孔通道,巡回护士打开气腹机注入 $CO_2$ 气体 3~5L,气腹压力维持在 12~14mmHg |

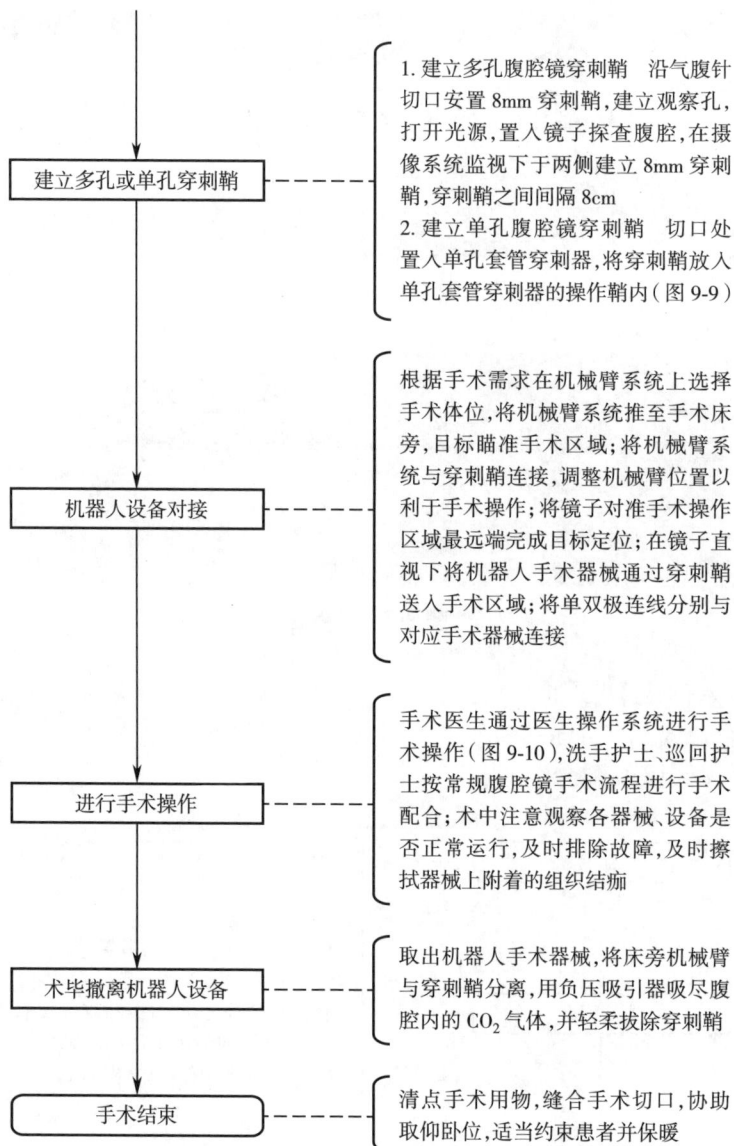

建立多孔或单孔穿刺鞘 ----- 1. 建立多孔腹腔镜穿刺鞘  沿气腹针切口安置 8mm 穿刺鞘,建立观察孔,打开光源,置入镜子探查腹腔,在摄像系统监视下于两侧建立 8mm 穿刺鞘,穿刺鞘之间间隔 8cm
2. 建立单孔腹腔镜穿刺鞘  切口处置入单孔套管穿刺器,将穿刺鞘放入单孔套管穿刺器的操作鞘内(图 9-9)

机器人设备对接 ----- 根据手术需求在机械臂系统上选择手术体位,将机械臂系统推至手术床旁,目标瞄准手术区域;将机械臂系统与穿刺鞘连接,调整机械臂位置以利于手术操作;将镜子对准手术操作区域最远端完成目标定位;在镜子直视下将机器人手术器械通过穿刺鞘送入手术区域;将单双极连线分别与对应手术器械连接

进行手术操作 ----- 手术医生通过医生操作系统进行手术操作(图 9-10),洗手护士、巡回护士按常规腹腔镜手术流程进行手术配合;术中注意观察各器械、设备是否正常运行,及时排除故障,及时擦拭器械上附着的组织结痂

术毕撤离机器人设备 ----- 取出机器人手术器械,将床旁机械臂与穿刺鞘分离,用负压吸引器吸尽腹腔内的 $CO_2$ 气体,并轻柔拔除穿刺鞘

手术结束 ----- 清点手术用物,缝合手术切口,协助取仰卧位,适当约束患者并保暖

【关键点】

1. 使用机器人控制系统前,应掌握其操作流程和术中故障处理方法。

2. **洗手护士配合关键点**    连接机械臂与穿刺鞘后,应将机械臂调整至最佳活动位置,确保机械臂未压迫患者身体(机械臂距患者身体约 10cm);若术中机械臂之间、手术器械之间发生碰撞,应及时调整机械臂位置;密切关注手术进程,准确、快速地传递、更换和清洁手术器械;手术过程中从穿刺鞘向腹腔置入手术器械时,应在镜子直视下置入器械,避免误伤腹腔其他脏器组织；关注显示屏上各类信号，及时解决出现的问题或故障；若需紧急转开腹手术，应及时撤下机械臂手术器械，取出镜子，分离机械臂与粗卡的连接。

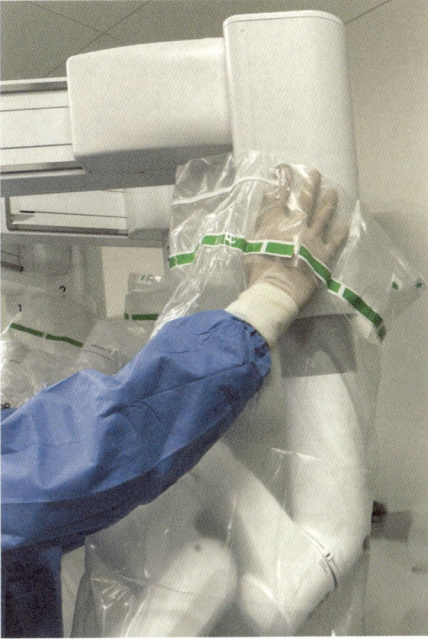

图 9-8　套机械臂无菌保护套

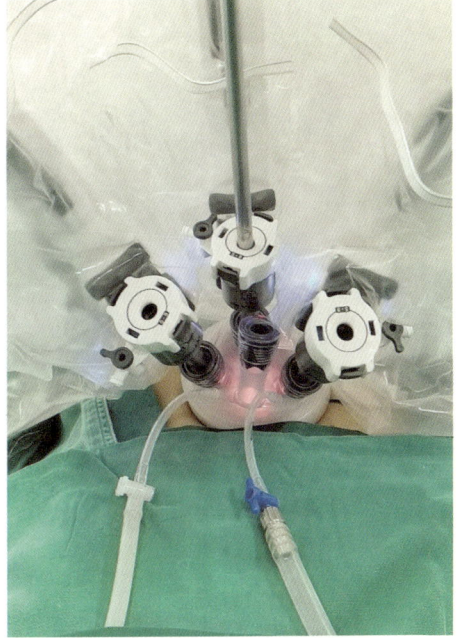

图 9-9　建立单孔穿刺鞘

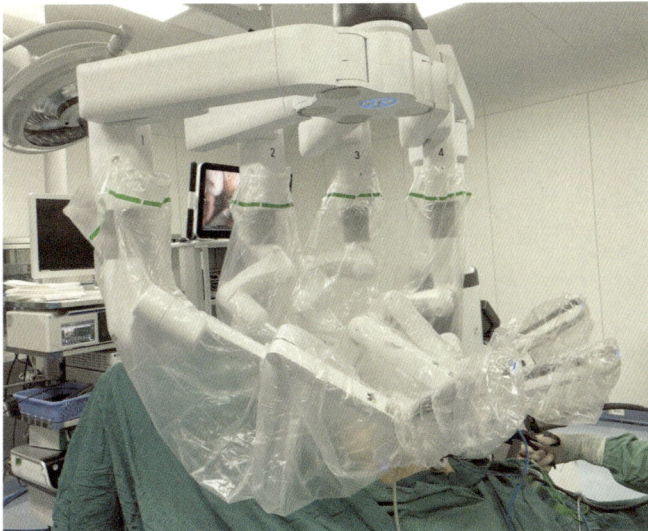

图 9-10　机器人控制系统下腹腔镜手术术中

3. **巡回护士配合关键点**　准确连接、设置各能量器械，根据术中情况及时调节能量器械参数；限制手术间人数，关注周围环境，避免他人污染机械臂无菌保护套；关注手术情况，若需紧急转开腹手术，应及时撤离床旁机械臂系统，保障物品供应。

（胡世泉　张佩嘉）

# 第十章 妇科高强度聚焦超声消融治疗的配合

高强度聚焦超声消融（high intensity focused ultrasound ablation, HIFUA）治疗是在医学影像引导下,将体外低强度超声波聚焦于体内目标区域,从而形成高能量的焦点,使在短时间内焦点区域的组织发生凝固性坏死,而焦点外的组织无明显损伤,通过控制焦点的组合运动实施对整块靶组织的适形消融治疗,是一种非侵入性的消融治疗技术。由于 HIFUA 是一种物理治疗,只要在焦点部位能够形成一定的温度,就可对肿瘤细胞造成杀伤作用,因此 HIFUA 可用于治疗不同类型的实体肿瘤,因其具有无创和保留器官功能的优点,HIFUA 在妇科疾病的治疗中已越来越多地得以运用。

【治疗适应证】

聚焦超声消融治疗在妇科领域主要应用于子宫肌瘤、子宫腺肌病、腹壁子宫内膜异位、剖宫产切口部妊娠和胎盘植入者。

【治疗用物准备】

1. **一次性用物** 一次性导尿包、静脉输液用品、注射器、一次性床罩,聚焦超声消融治疗增强定位组件(图 10-1)、75% 医用乙醇。

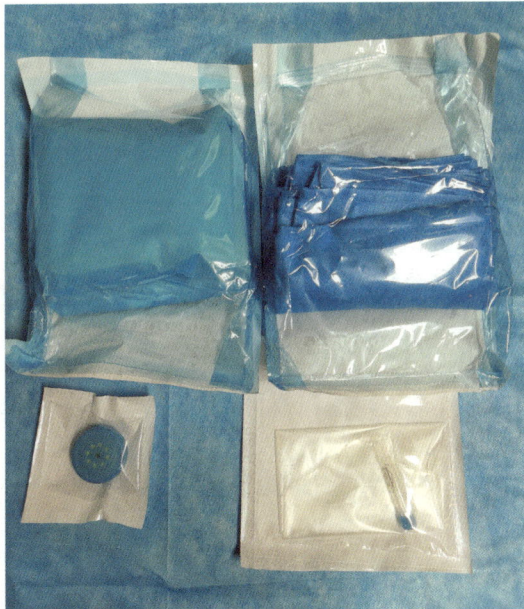

图 10-1 聚焦超声消融治疗增强定位组件

2. **药物准备**  生理盐水 500ml/ 袋、平衡液 500ml/ 袋、缩宫素 10U/ 支、格拉司琼注射液 3mg/ 支、地塞米松注射液 5mg/ 支、注射用六氟化硫微泡 59mg/ 支。

3. **治疗设备**  聚焦超声肿瘤治疗系统（图 10-2），该系统包括医生操作系统（图 10-3）、超声治疗床（图 10-4）和水电柜（图 10-5），另需配备冷喷仪、负压吸引器。

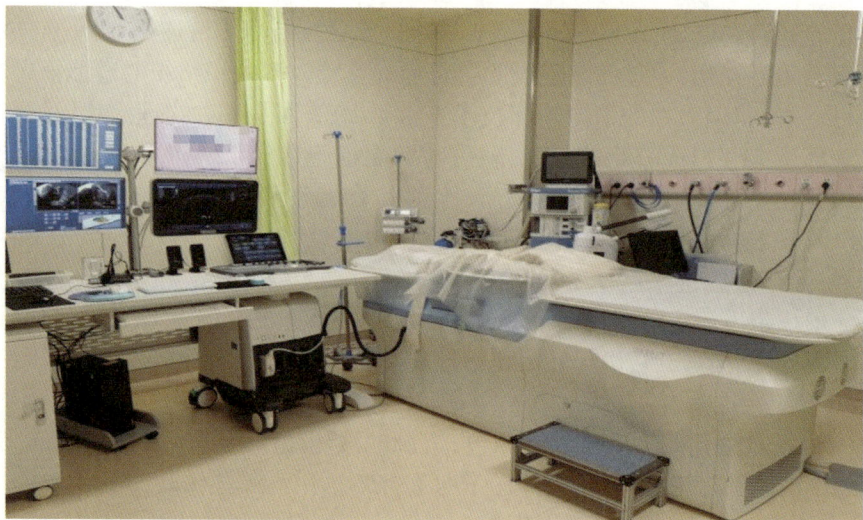

图10-2  聚焦超声肿瘤治疗系统

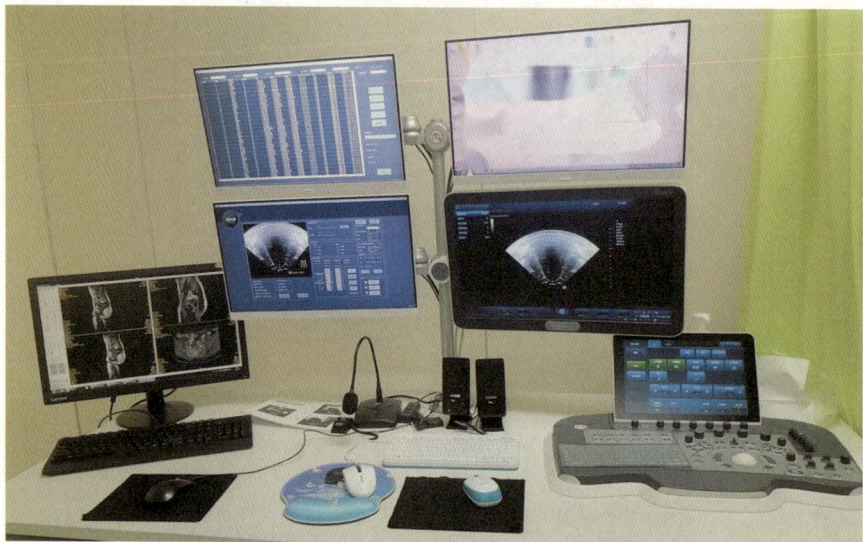

图10-3  医生操作系统

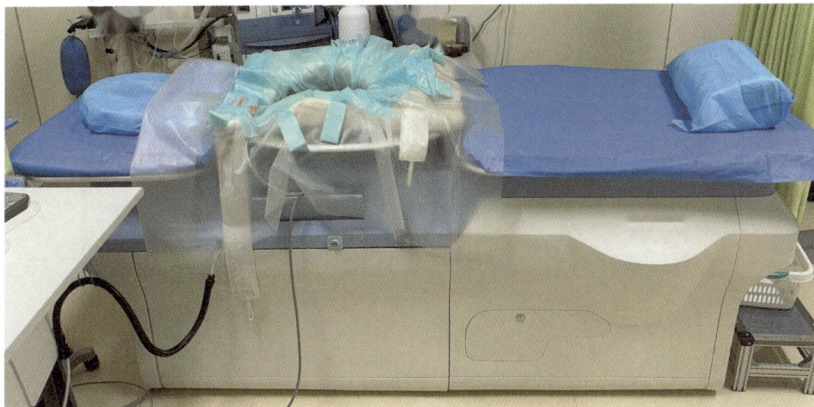

图10-4　超声治疗床

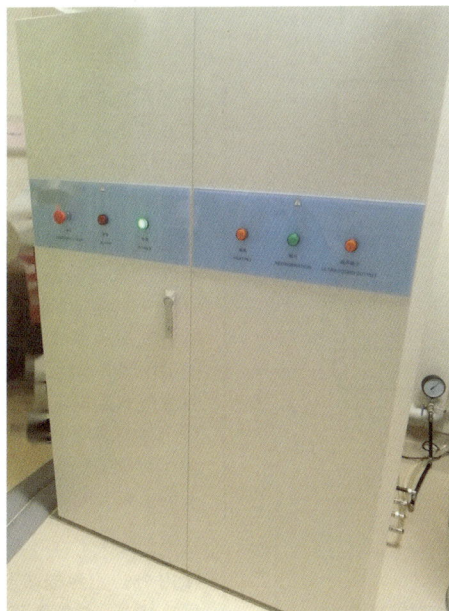

图10-5　水电柜

【治疗体位】

俯卧位（图10-6）。

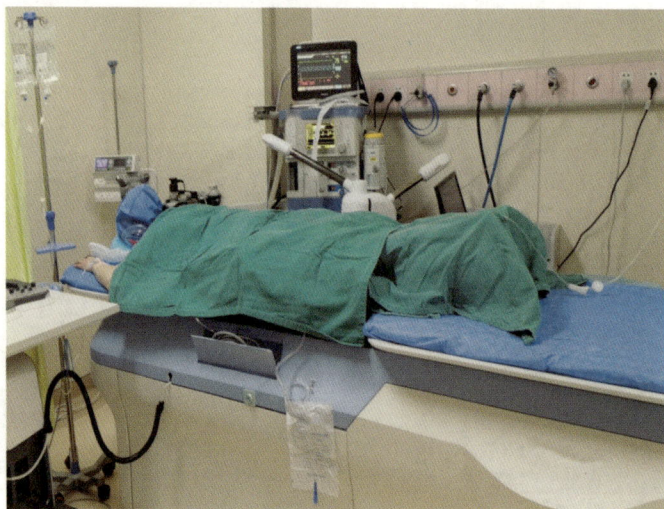

图 10-6　聚焦超声消融治疗俯卧位

【治疗步骤及配合流程】

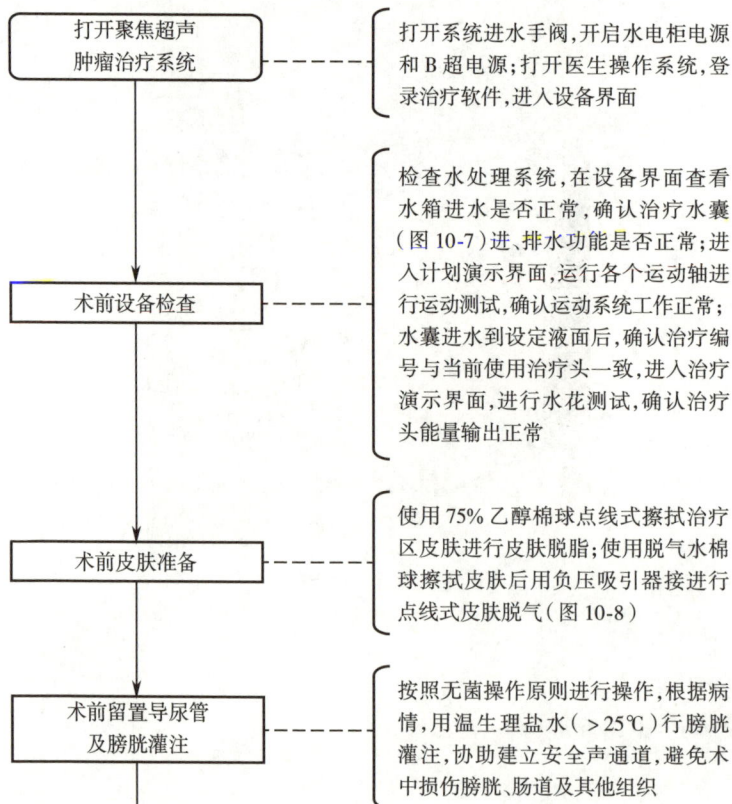

| 打开聚焦超声<br>肿瘤治疗系统 | 打开系统进水手阀,开启水电柜电源和 B 超电源;打开医生操作系统,登录治疗软件,进入设备界面 |
| --- | --- |
| 术前设备检查 | 检查水处理系统,在设备界面查看水箱进水是否正常,确认治疗水囊(图 10-7)进、排水功能是否正常;进入计划演示界面,运行各个运动轴进行运动测试,确认运动系统工作正常;水囊进水到设定液面后,确认治疗编号与当前使用治疗头一致,进入治疗演示界面,进行水花测试,确认治疗头能量输出正常 |
| 术前皮肤准备 | 使用 75% 乙醇棉球点线式擦拭治疗区皮肤进行皮肤脱脂;使用脱气水棉球擦拭皮肤后用负压吸引器接进行点线式皮肤脱气(图 10-8) |
| 术前留置导尿管<br>及膀胱灌注 | 按照无菌操作原则进行操作,根据病情,用温生理盐水(＞25℃)行膀胱灌注,协助建立安全声通道,避免术中损伤膀胱、肠道及其他组织 |

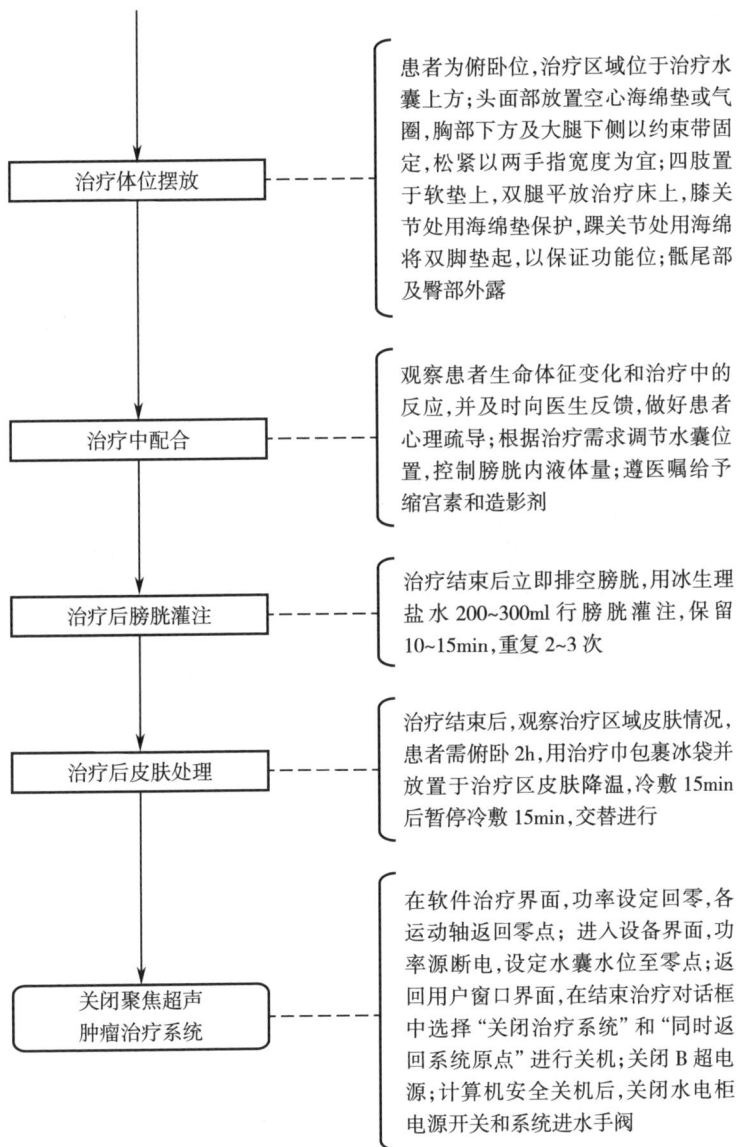

治疗体位摆放 ----- 患者为俯卧位,治疗区域位于治疗水囊上方;头面部放置空心海绵垫或气圈,胸部下方及大腿下侧以约束带固定,松紧以两手指宽度为宜;四肢置于软垫上,双腿平放治疗床上,膝关节处用海绵垫保护,踝关节处用海绵将双脚垫起,以保证功能位;骶尾部及臀部外露

治疗中配合 ----- 观察患者生命体征变化和治疗中的反应,并及时向医生反馈,做好患者心理疏导;根据治疗需求调节水囊位置,控制膀胱内液体量;遵医嘱给予缩宫素和造影剂

治疗后膀胱灌注 ----- 治疗结束后立即排空膀胱,用冰生理盐水 200~300ml 行膀胱灌注,保留10~15min,重复 2~3 次

治疗后皮肤处理 ----- 治疗结束后,观察治疗区域皮肤情况,患者需俯卧 2h,用治疗巾包裹冰袋并放置于治疗区皮肤降温,冷敷 15min后暂停冷敷 15min,交替进行

关闭聚焦超声肿瘤治疗系统 ----- 在软件治疗界面,功率设定回零,各运动轴返回零点;进入设备界面,功率源断电,设定水囊水位至零点;返回用户窗口界面,在结束治疗对话框中选择"关闭治疗系统"和"同时返回系统原点"进行关机;关闭 B 超电源;计算机安全关机后,关闭水电柜电源开关和系统进水手阀

【关键点】

1. 术前皮肤准备时脱脂、脱气各 2 遍,皮肤准备范围应超过治疗区边缘 8cm;负压吸引器压力为 0.01~0.04MPa,负压吸引每点停留时间为 3~8 秒,两次负压吸引范围重叠 1/3~2/3。

2. 留置导尿管时确保无气体进入膀胱,术中尿量 50ml/h。

3. 俯卧位时应最大限度保证患者的舒适与安全,保证呼吸通畅,避免血管、神经、皮肤和软组织的擦伤和压伤,约束带固定时松紧以可容纳两手指宽度为宜,利用沙袋、软垫等协助肢体处于功能位。

4. 治疗中注意患者对治疗区域疼痛和皮肤灼热感的主诉,及时采取措施缓解不适。

5. 治疗结束后,继续保持俯卧位,治疗区皮肤在低温脱气水中浸泡 10~20 分钟。

6. 治疗结束后重点观察患者皮肤有无红肿、水疱和压痕。

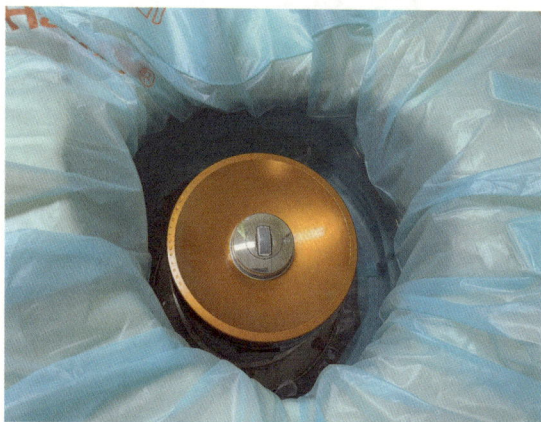

图 10-7　治疗水囊

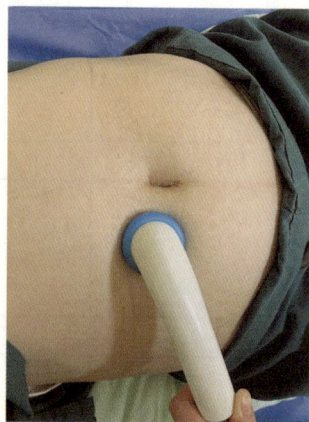

图 10-8　皮肤脱气

（付　娜　张佩嘉）

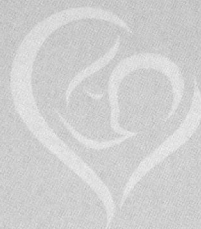

# 参考文献

［1］刘新民.妇产科手术学［M］.3版.北京：人民卫生出版社，2003.

［2］史常旭.现代妇产科手术与技巧［M］.2版.北京：人民军医出版社，2008.

［3］谢幸，孔北华，段涛.妇产科学［M］.9版.北京：人民卫生出版社，2018.

［4］谢玲玲，林荣春，林仲秋.《FIGO 2021癌症报告》：外阴癌诊治指南解读［J］.中国实用妇科与产科杂志，2022，38（1）：85-91.

［5］尹慧芳，曾飞，薛敏，等.机器人辅助腹腔镜下阴道骶骨固定术治疗盆腔器官脱垂的疗效［J］.中南大学学报：医学版，2020，45（6）：709-714.

［6］中国研究型医院学会妇产科专业委员会.复发性宫颈癌盆腔廓清术中国专家共识［J］.中国妇产科临床杂志，2023，24（6）：668-672.